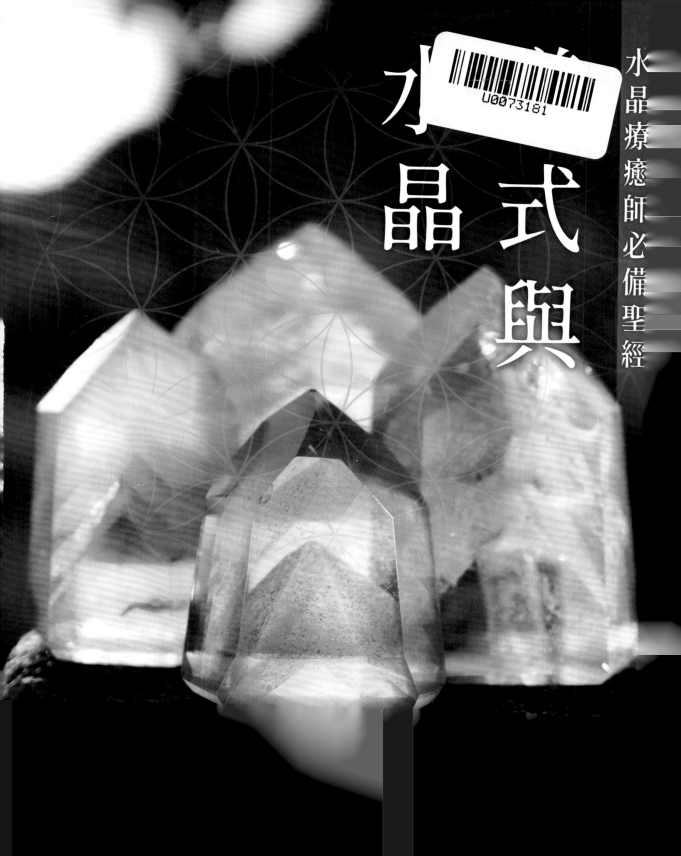

水晶療癒師必備聖經

水晶式與晶

U0073181

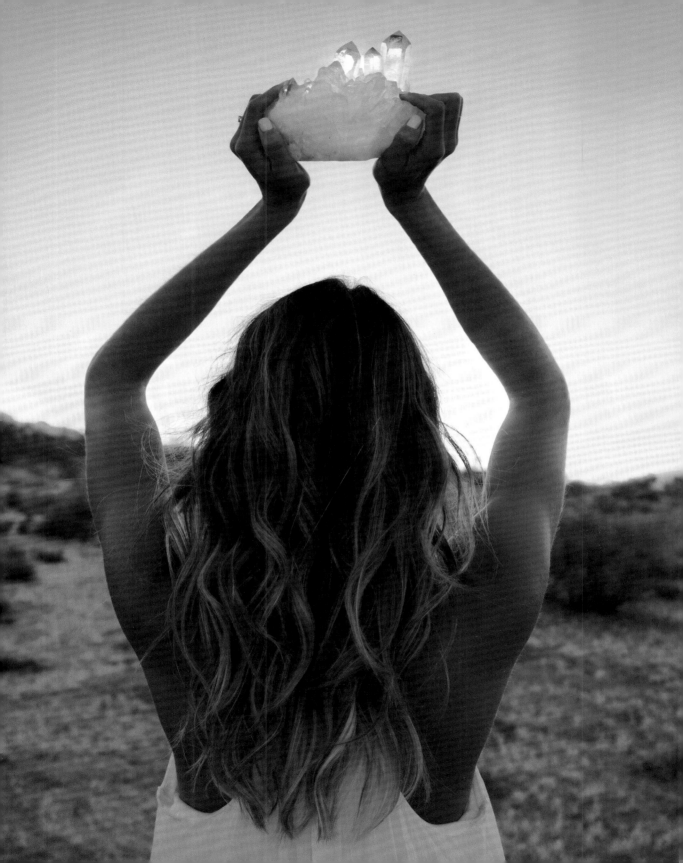

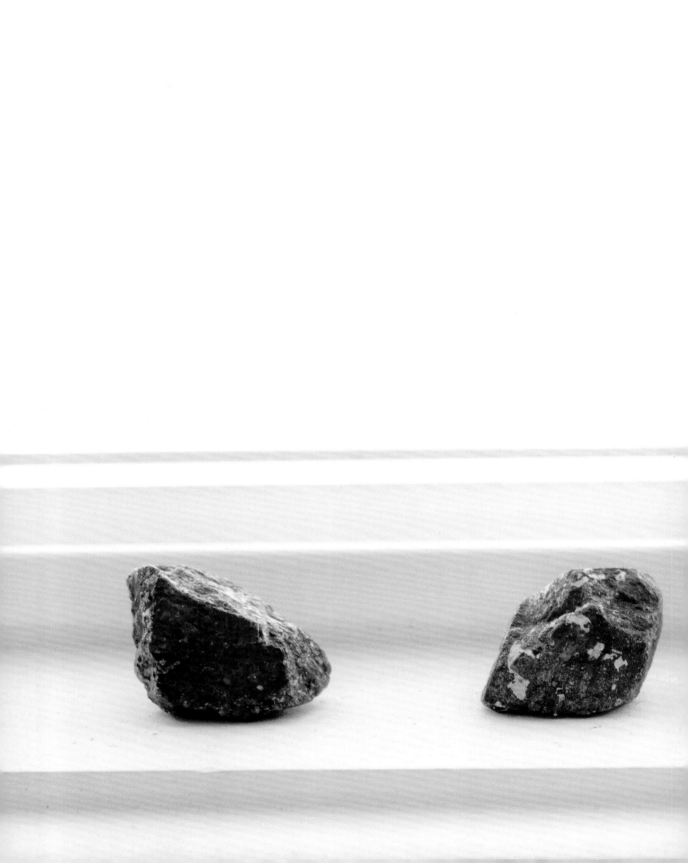

獻給所有的水晶愛好者、靈性追尋者、開拓者、有遠見者、
光工作者，以及對靈性好奇的人。
這是專為你們撰寫的書。

本書受到
喇嘛次仁旺都仁波切（Lama Tsering Wangdu Rinpoche）
印度教精神領袖阿瑪·斯里·卡魯納馬伊（Amma Sri Karunamayi）
聖若望（John of God）
的祝福

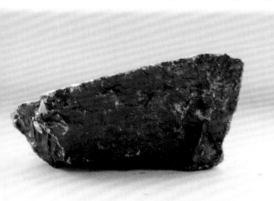
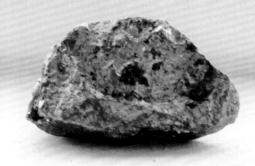

目錄

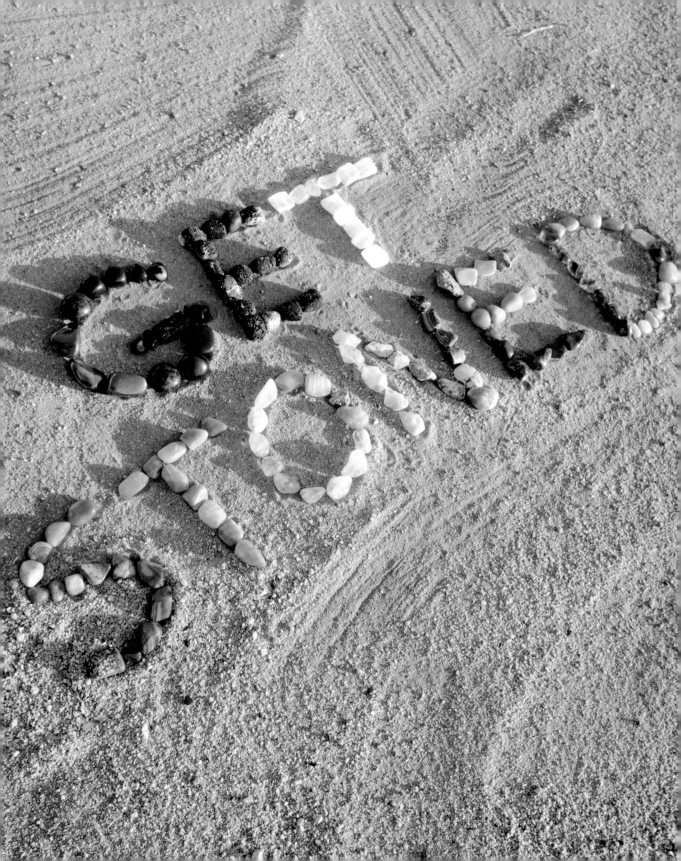

引言

如何使用本書

《儀式與水晶：水晶療癒師必備聖經》專為你所設計。在本書中，我們將提供實用的方法，讓你能夠開發自己的最高潛能。怎麼做？當然是用水晶！

每個章節都提供一系列簡單的儀式，你可以用來轉化自己的生活。這些儀式反映出對大地部分最神奇餽贈的多年研究和實務經驗，這是最適合我們的處方。一旦你熟悉了這些礦石，可能會想設計一些自己的儀式。請永遠相信自己的直覺和內在指引，記住，沒有人比你更了解你自己。

可將這想成是一本水晶食譜，你可粗略翻閱，或是從頭讀到尾。先快速瀏覽章節的標題，如果有哪個標題吸引你的注意，請記下來，這或許是你的高我正在對你大喊，要你研究這個儀式，也或許是你的好奇心在催促你深入閱讀。

我和提咪都非常興奮能和你分享我們部分的冒險。從展開我們的事業 Energy Muse 初期，我們就有不同的角色。我負責水晶方面的專業知識和創意，而提咪則負責生產和營運。儘管整本書是由我的文字在引導你，但可以共同進行這樣的旅程是我們一生的榮幸。我們希望這將鼓勵你更深入探索自己的人生，或許能因此找到方法活出自己的最高潛能。

現在是時候開始聊聊水晶了！

海瑟・阿斯奇諾西

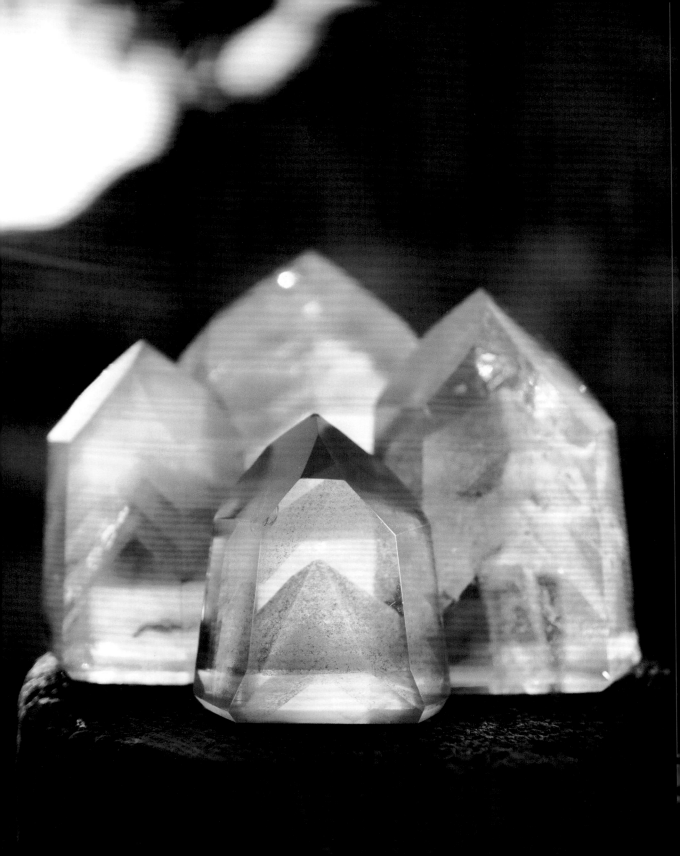

第 1 章

我的水晶頓悟時刻

「變得像水晶一樣清澈透明就是一種全新的超能力。」

水晶專家兼整體治療師
——海瑟·阿斯奇諾西

我使用水晶已經超過25年了。在這段期間，我見到許多人的人生徹底轉變。我目睹有人的財務和健康狀況獲得改善。我見證了新的戀情、創傷的療癒，以及負面信念系統的釋放。我觀察到有女性在多年的掙扎後懷孕。

水晶是大地的工具，就像美麗的花園或光彩奪目的海灘，水晶可以激勵你放慢節奏，並憶起自己的本質。在這繁忙的世界中，我們有時可能會忘記已經存在我們內在的所有美妙事物，運用水晶可以幫助你憶起這一切。

在我展開水晶之旅以前，我自以為擁有一切。以傳統的標準來看，確實是如此。我在南加州一個海灘小鎮長大。那是充滿自由精神的環境，我的父母周圍有各式各樣的朋友，我從小就受到廣泛的思考方式所薰陶。我的祖母會為我解讀茶占，而且每年我都會獲得一次的占星解讀。我的母親會用鼠尾草淨化我們的房子，而且會遵循不同的月相而行。但即使身處如此開放的團體，我依舊沒有接觸過水晶。

大學畢業後，我考取了房地產執照，有很長一段時間，生活都過得很輕鬆。我有家人、好友、海邊的房子、錢、沒有牽絆，我已擁有所需的一切。直到某一天，我偶然發現了一間剛在街上開業、不起眼的店。我從窗戶窺探，對我看到的奇怪物品感到困惑。我猶豫是否要走進去，但好奇心（我總是不虞匱乏的東西）佔了上風。從我踏進店裡的那一刻起，感覺彷彿走進了另一個世界——一個充滿魔法、色彩、智慧，尤其是**祕密**的世界。

貨架上擺滿了肥皂、油和石頭——很多很多的石頭。我指著其中一顆石頭說：「這是我見過最美麗的東西。」

老闆娘聽見我說的話，她說：「這是來自巴西的紫水晶，它散發出寧靜的能量。可以拿起來，握在手中，感受它的振動。」

我完全不知道她在說什麼。水晶？能量？振動？她的意思是什麼？她八成看見了我臉上困惑的表情，因為在我知道發生什麼事之前，她已經走了過來，將水晶擺在我手中，並用我的手指包覆水晶冰涼的表面。

她說：「感受看看。」

所以我照做了。我將水晶握在手中，感受水晶帶給我的感覺。接著我又拿起了另一顆，接著是另一顆，並待到這家店關門為止。

從那天開始，我開始過著雙面人生。我白天是成功的房地產經紀人，但我所有的閒暇時間都在那間有石頭的小店裡度過。我內在發生了一些深刻的變化。彷彿是水晶的能量將我拉進了它們的世界，我為它們著迷。我有時希望能對我的「真實生活」按下暫停鍵，這樣我就有更多時間可以陪伴這些不可思議的石頭。

我必須更了解每一個水晶，就像我剛交新朋友一樣。我會問：「你來自哪裡？巴西？祕魯？馬達加斯加？」老闆娘告訴我，每個水晶都是獨特的，而且會散發出振動的能量，可作為覺醒、轉變且轉化人生的工具。但一顆石頭如何能做到這些？而且如果這是真的，為何沒有更多的人在談論這古老的祕密？儘管我內在的懷疑論者提出質疑，

但我內在好奇的研究者最終還是勝出了。我買了一些水晶，擺在我的房子四周。

一開始，我只是盯著它們看。但後來我開始每晚握著紫水晶入睡，彷彿裡面存有我肉眼看不見的小小能量世界。我成了人體海綿，開始尋找任何我所能找到關於水晶的資訊。我買了當時為數不多的幾本書之一，一口氣從頭讀到尾。隔天，我打電話給作者，詢問她是否願意和我多聊聊關於水晶的事。在一週之內，我登上了飛往夏威夷大島的飛機。我的水晶之旅正式啟程。

很快地，我為了與水晶合作而耗盡了一切。我賣房地產賺得的錢都投入在跑遍全球和薩滿、療癒師、能量工作者及風水大師會面。當我的朋友邀我晚上一起出去時，我的標準藉口變成「抱歉，我不行，我已經和我的水晶有約。」沒錯，我的朋友以為我瘋了，但我知道水晶正引領我走上神奇的旅程，而且我終於感覺自己充滿活力。

儘管我的水晶之旅讓人感到自由自在、充滿力量，並讓人意識到自己的渺小，但也始終充滿挑戰。早在水晶成為主流之前（現在你可以在美國平價百貨 Target 購買水晶！）我就開始涉足水晶世界。從「女巫」到「怪人」，我都被叫過（25 年後，人們仍持續這麼叫我，但現在我年紀更長也更有智慧，我將這些話視為讚美）。

靈性道途膽小者勿試，因為有些時候

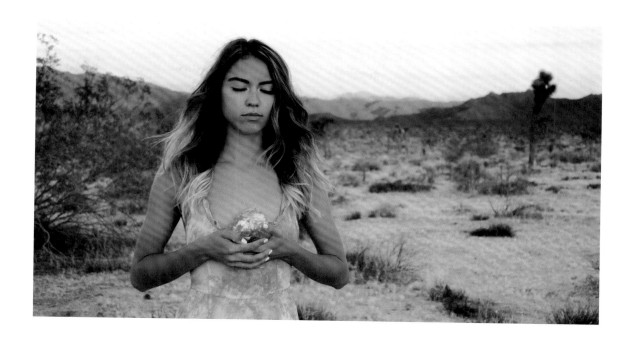

你必須面對隨之而來的內在掙扎，這還算是比較可以輕鬆避免的狀況，而有些時候可能很孤獨。早期我發現自己經常前往偏僻的地方，在貝里斯（Belize）的叢林裡與療癒師和巫醫會面，或是徒步前往峇里島中部的靜修中心。但即使是在最孤獨的日子裡，我還是可以感受到大地能量，以及圍繞著我的活力植物和古老礦石的安慰。

別人大多是透過口頭方式與我分享關於水晶和相關的療癒資訊。我曾體驗過在身上排列的水晶陣，以及沙漠中的藥輪，而現在是時候分享我所學到的一切了。早在水晶變得流行之前，我就開始用水晶和熱石為人們按摩。我偷偷在我賣掉的房子裡放了水晶來平衡這間房子的能量。我送水晶給朋友，並請他們向我回報任何可能發生的改變或突破。我最大的喜悅很快成了看著別人因我分享的祕密而成功。

這表示我必須做決定：我是否該踏入這個未知領或，全心投入水晶療癒祕密儀式的學習？還是我該安全地待在房地產這個瘋狂但成功的世界？畢竟我還有帳單要付，而我存下的錢很快就會花光。

我選擇了水晶，又或者說是它們選擇了我。我走上了孤獨者、冒險者和真理探索者的道路。我花了無數的時間在水晶上，而我開始認為它們是「智慧的守護者」。我的生活永遠改變了。

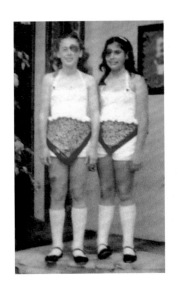 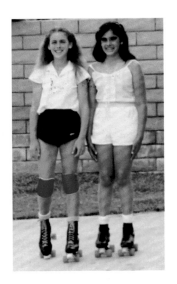 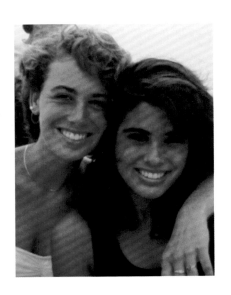

這很酷，讓人自由自在，但這也很艱難。

在我的朋友們買了房子並建立家庭時，我買了水晶。人們無法理解我，而有時連我也無法理解我自己。我怎麼會變成這樣？我的父母撫養我長大，送我去上大學，為我打下穩固的基礎，而這並不是為了讓我最終成為一名水晶能量治療師。曾有一位明智的女性告訴我：「你現在進行的並不是一個輕鬆的旅程，但最終會是最值得的旅程。」而她說得沒錯。

或許我最大的獎勵來自於我最要好的兒時玩伴提咪。在我展開水晶之旅時，提咪正在服飾產業中逐步往上爬。她是極為出色的銷售人員，我為我最好朋友的成功感到無比自豪。當她建議我們合作時，我簡直喜出望外。我們是天生的團隊，她有生產技術，而我則擁有水晶的祕密。我們的水晶能量公司：Energy Muse 就此誕生。

我們的事業從提供帶有意圖的水晶飾品，逐漸發展成提升全球對水晶益處的意識，揭開它們「古怪」名聲的神祕面紗，並說明如何將它們運用在簡單的日常儀式中。我們花了幾十年的時間和全世界的水晶礦工發展關係，以便找到來源符合道德標準，而且持有最高振動能量的水晶。每天我們都能努力幫助人們透過開發最純淨的能量，即大地之母的能量，來憶起個人的力量。

「愛就蘊含在大地之中。」

水晶學家
——梅洛蒂（MELODY）

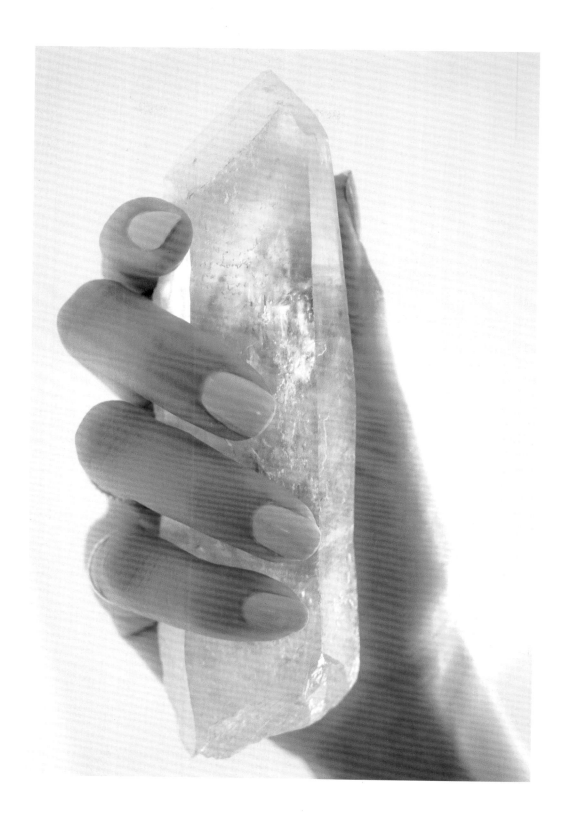

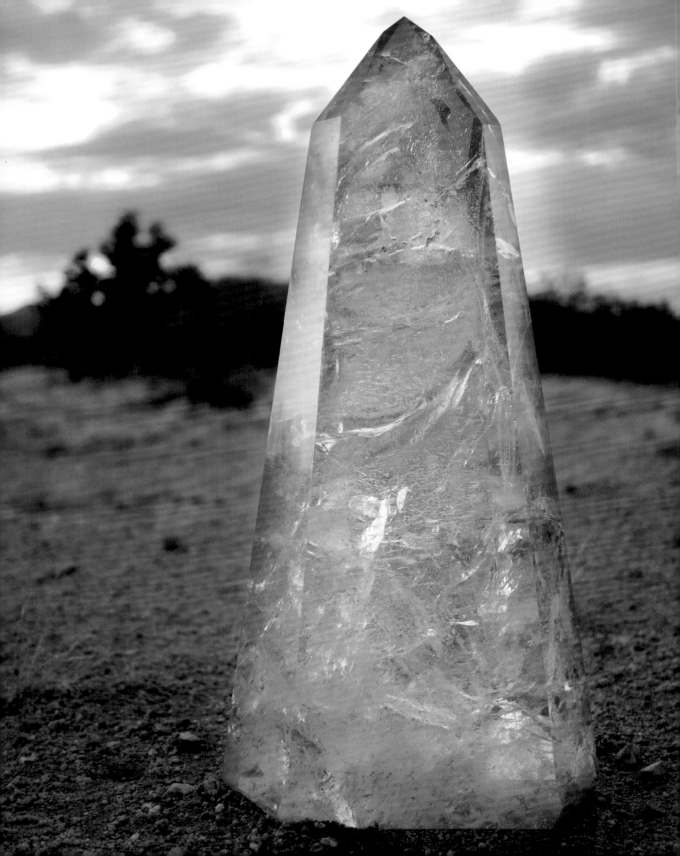

水晶速成班

使用水晶所需知道的一切

「我發現當我送自己禮物時——時間的禮物、自我原諒的禮物、放手的禮物——
我就會成長茁壯。對我來說，水晶代表了這一切——既美麗又充滿能量的物品，
在在提醒了我記得向後退一步、感謝這個世界、感謝我的身體。
我手中或頸間的水晶為我重新校準、將我與古老的力量連結，
並提醒我值得美麗的時刻和事物，每個水晶都是那麼獨特而閃亮。」

作家兼電影工作者
——莉娜·丹恩

請瀏覽一下第9頁的所有水晶，記下讓你最印象深刻的水晶。將最吸引你的三個水晶圈起來。請勿過度思考，只要挑選當下你最愛的三個礦石即可。

挑好三個礦石後，便可閱讀下一頁每個礦石的意義。

看吧！其實這一點也不難，你只是需要正式地透過水晶的力量協助你。

你所選擇的水晶往往和你當下的生活完全相關。是你的直覺在告訴你，你的靈魂需要什麼。水晶竟然可以如此準確，這不是很瘋狂嗎？其實準確的是**你**。回想一下，挑選礦石的可是**你**！你的靈魂深處有聲音在告訴你，你需要什麼才能想起自己是誰。

水晶究竟能為你做什麼？

我們都感受到連結的需求，但究竟要和什麼連結？馬雅人會仰望星辰，和時間、季節及生命循環連結。許多印第安酋長敘說著風、四方、兩隻腳的生物、四隻腳的動物、植物和岩石民族、游泳者、爬行者，以及大靈的故事，展現我們的世界是彼此相互連結的。薩滿原住民教導植物的療癒特性，以及如何使用它們來治療我們在地球上的許多疾病。聖賢分享他們充滿智慧和希望的觀點，以及信任如何創造我們之間的連結。

在**當今**的時代，四英寸的螢幕在分秒間將我們與資訊和他人連結，但同時也切斷了我們與大自然智慧的連結。大自然是真實的，她就在我們周圍，而且是我們真正的連接者。

那我們要如何按下重置鍵並重新連結？你的靈魂內在有一部分在說：「停下來，呼吸，並聆聽；你內在已擁有所需的一切。」這提醒了你，即使是在混亂當中，你也可以找到平靜，而水晶可幫助你做到這件事。

神祕主義者和古老的智慧守護者經常將水晶稱為「石頭民族」（stone people）。他們相信每個水晶內在都有自己的故事和靈性訊息。許多水晶深藏在地球深處數百萬年。因此，它們在自己的內壁保留了生命和地球演化的印記。它們擔任的就是迷你記錄者的角色，這就是為何它們被稱為地球的信使和智慧守護者。

水晶教我們透過沉默連結。每個水晶都有自己獨特的藍圖。運用水晶振動能量的過程類似我們運用自己能量的方式，即透過平靜。

水晶是中立的，沒有批判、意見或擔憂，可能含有古老的知識，但是百分百存在於當下的。水晶不會用好壞來詮釋狀況（我們人類才會），不會在意你信什麼宗教，也不在意你的性傾向或政治觀點。它不在意你賺多少錢、你的靈性進化程度、你的智商，或是你的種族。想像一下，如果我們也能採用同樣不加批判的能力那會有多棒！

水晶不求受到崇拜或祈禱，但它們確實有資訊等著被讀取。

水晶從一開始就一直屬於地球的一部分，因此即使它們對**你**的世界來說很陌生，但**你**對它們的世界來說並不陌生。如果我可以花25年以上的時間與水晶連結並詮釋它們的資訊，將會是這樣：作為社會的整體，人類不斷向前看。人類關注的永遠都和更大、更快、更好等目標有關。或許是時候放慢腳步，並注意到我們尋找的許多答案就在我們腳下，就位於我們共享的地球當中。

對我們而言，關係就是一切。我們仰賴關係才能生存，但支持著我們的並不只是彼此之間的關係，也包含我們和地球之間的關係。對我們有些人來說，或許是重新建立這種連結的時候了。在手中握著一顆水晶，或是將它們擺在你的環境裡，有助於你憶起自己是已在周遭存在數百萬年的更大事物的一部分。

為何水晶有效？

「水晶真的有效嗎？」經常有人這麼問我，而我的回答始終如一：「對我來說有效！」

首先，當我看著它們時，它們令我快樂。我將它們擺在屋內各處，用來提醒自己

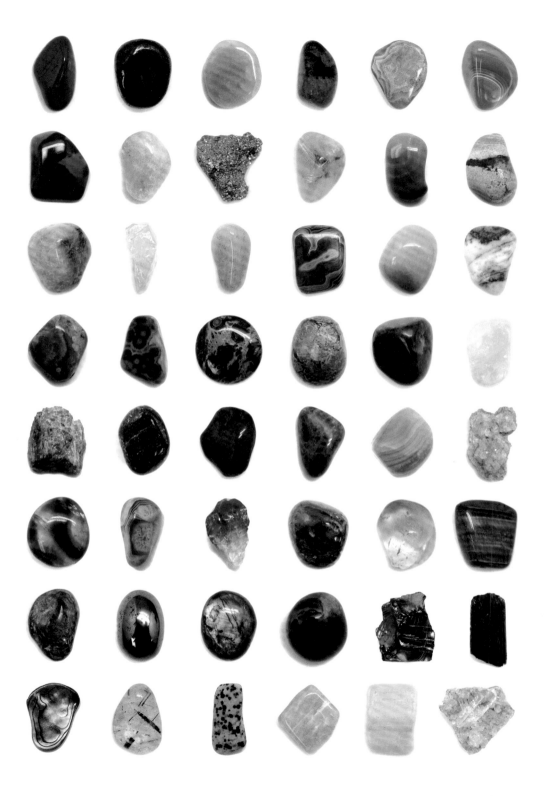

紅玉髓 創意 自信 動力	**菱錳礦** 自我價值 愛 喜悅	**薔薇輝石** 愛 力量 慷慨	**粉晶** 愛 美麗 快樂	**石榴石** 健康 熱情 能量流	**紅碧玉** 穩定 接地 療癒
圖畫碧玉 滋養 穩定 大地	**瑪瑙** 精力 療癒 內在力量	**髮晶** 指引 天使 療癒	**黃鐵礦** 豐盛 幸運 反射負面能量	**黃水晶** 快樂 光明 成功	**穆凱特石** 冒險 意志力 真正潛能
木瑪瑙 豐盛 定心 平靜	**玉** 財富 智慧 繁榮	**孔雀石** 愛 轉化 平衡	**東菱石** 幸運 樂觀 財富	**綠方解石** 繁榮 平衡 清理	**綠玉髓** 愛 同情 仁慈
海藍寶 祥和 平靜 釋放	**血石** 勇氣 自尊 能量	**矽孔雀石** 新的開始 力量 撫慰人心	**剛巴巴碧玉** 靈感 克服恐懼	**海洋碧玉** 快樂 鼓舞人心 喜悅	**流紋岩** 創意 改變 積極正向
天青石 鼓舞人心 鎮定 釋放壓力	**藍紋瑪瑙** 鎮定 心靈平靜 放鬆	**方鈉石** 和諧 溝通 療癒	**藍線石** 耐心 指引 洞見	**青金石** 啟發 覺醒 智慧	**磷灰石** 創意 靈感 抱負
虎眼石 財富 樂觀 成功	**煙晶** 接地 蛻變 釋放恐懼	**豹紋碧玉** 自我療癒 接地 穩定	**紫水晶** 靈性 直覺 平靜	**波斯瓦納瑪瑙** 平靜 寧靜 療癒	**螢石** 明晰 淨化 回春
黑碧璽 淨化 保護 吸收負面能量	**次石墨** 排毒 淨化 保護	**縞瑪瑙** 保護 阻擋負面能量	**拉長石** 較高意識 直覺	**赤鐵礦** 接地 平衡 通地氣	**古銅輝石** 保護 穩定 自尊
白水晶 清晰 顯化 聚焦	**透石膏** 淨化 療癒 保護	**月光石** 和諧 保護 生育	**大麥町碧玉** 快樂 趣味 積極正向	**髮晶** 幸運 財富 平衡	**鮑魚殼** 鎮定 撫慰人心 療癒

永遠記得感激大自然之美。我一握水晶，就感到接地，我會記得呼吸。而這並不是心理作用，這並不是我想像出來的。我的能量有了真實的轉變，而且是絕佳的轉變。

其次，自古以來，幾乎所有的古文明都以各種方式使用水晶，包括從療癒、供品，到保護性質的護身符。埃及豔后和古埃及人會使用磨碎的孔雀石和青金石來製作五顏六色的眼影和化妝品。羅馬人會將水晶嵌入他們的盔甲和盾牌中，用來為戰爭提供保護和力量。印度的阿育吠陀醫學一直使用水晶的能量來修正體內關於身體、情緒和超自然的不平衡狀況。因此，儘管我們或許無法**確切**知道水晶如何發揮作用，但我們知道我們並不是唯一相信它們的人。事實是，如果它們沒有效的話，我們不會還在提供這樣的服務。

水晶具有有序的結構，即所謂的**晶格**（crystal lattice）。它們散發的能量維持在恆定的頻率。在將水晶擺在身體散發出較低頻的部位或附近時，水晶會促使身體配合它較高的頻率運作。因此在最基本的層面上，當你情緒低落，將水晶帶入你的能量場有助於提振你的精神。

如果這還不足以說服你，可試著這麼想：是石英讓數位世界化為現實。想想你一天中使用的所有裝置：手機、平板電腦和電腦。你知道 LCD 代表液晶顯示器，而每一個這樣的裝置都必須由處理器的矽晶片所驅動？矽是來自矽酸鹽礦物的元素，而矽酸鹽礦物就是石英，可在地殼上找到。

你電腦裡的矽晶片已被編制了可儲存幾千億位元組資訊的程式。因此，是不是可以想像水晶也能轉化其他的能量？我們的意圖和想法甚至可能也會受到水晶微妙的振動所影響？

運用水晶的療癒力作為賦權、平衡和啟發的工具與你個人的信念直接相關。如果你相信水晶將在能量和振動層面為你帶來幫助，那它們當然會有幫助。但如果你心想：**因為科學還沒有證實它們有效，所以它們沒有效**，那你也是對的，它們大概對你沒有用。要讓水晶發揮效用，你必須帶著開放的心態接近它們，而且願意用它們來達成你的目標。可以這樣看待水晶：儘管科學尚未證實水晶可以影響我們的身心，但也沒有證實它們做不到。

我該如何挑選水晶？

不論你是前往當地的超自然商店還是上網瀏覽，選擇水晶的第一步都是跳脫頭腦，跟隨你的內心。很重要的是要相信自己。我們確信你知道哪種水晶適合你。怎麼說？因為你比任何人都更了解你自己。在你挑選各種水晶時，有些水晶會感覺輕盈，而有些則感覺沉重。你會被某些水晶所吸引，而且

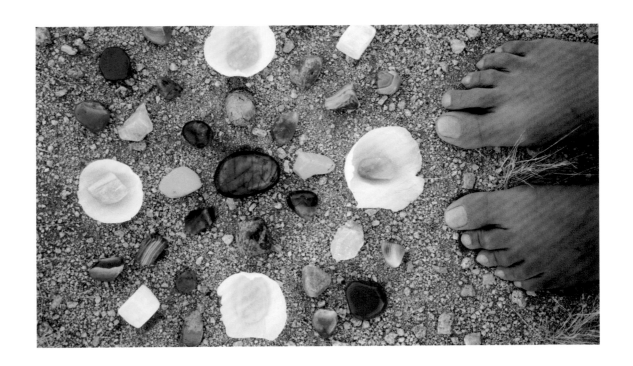

你會略過其他的水晶。可能是顏色、形狀或大小讓你為某個水晶駐足，而不是別的水晶。而這些細節都不重要，是你的直覺在和你對話。

一旦將範圍縮小至少數的水晶，你又該如何決定要挑選哪一個呢？

可進一步檢視，注意每個水晶內部的層次和內含物、缺陷和不完美處。哪一個最令你著迷？哪一個對你來說最美？哪一個最吸引你，讓你想更仔細觀察？這就是適合你的水晶。

值得留意的是，不同的水晶可能為不同人引發不同的感受。例如，某種水晶可能對某人散發出平靜的能量，但同樣的水晶卻可能為其他人帶來活力。這就是為何在接下來的儀式中，很重要的是專注在將自己的意圖與水晶調和，並和每個礦石培養出屬於自己的關係，而不是被告知這個水晶理應為你帶來什麼樣的感受。這更不是要教導你攜帶每個水晶時用它們已知的特性，而是你要如何以個人的身分去回應每個水晶。同樣地，相同的水晶可能在不同的情境下會放大不同的能量。在某種儀式中，一種水晶可能用來協助在新的道路上前進，而在另一種儀式中則可能用來釋放過去。

我取得水晶了，現在我該怎麼做？

你可以採用幾種步驟來和水晶連結。如同任何值得經營的關係一樣，你必須投入時間來熟悉彼此。你的水晶很努力想認識你，就如同你也很努力想認識它一樣。

花點時間握住水晶，觸摸它，和它的頻率調和。觀察它的顏色、形狀和大小。留意任何在你手握水晶時出現的感受。你的手可能會有刺痛或溫暖的體驗。同樣記下任何可能出現的特定情緒。是快樂、難過，還是喜悅？感受水晶的方式沒有對或錯，每個人的體驗都是獨一無二的。

如果當你握著水晶時，什麼也沒有感受到呢？那麼這次你就是感受不到任何東西。就這麼簡單。試著不要評斷這樣的經驗，只要與它**同在**。有時可能需要花一點時間才能和某個水晶共振，但也有些時候，同一個水晶會讓你手臂上的汗毛豎起。

我們建議不論發生什麼事，請對水晶敞開心房，將它們視為來自大地之母的禮物。當你運作它們的能量時，請開放心胸接受出現在你面前的事物。和它們一同坐下、呼吸、連結，並傾聽它們，它們正耐心地等候著你！

問：我有水晶已經兩天了，為何它還不發揮效用？

答：減肥會在兩天內成功嗎？健康飲食法會在兩天內生效嗎？就如同所有新的計畫，這需要時間和堅持到底才會看到成果。使用水晶也是同樣的道理。神奇的不是水晶，而是你。發揮作用的不是水晶，而是你。它是你旅途的盟友。一項協助你到達你想去的地方的工具。

問：使用水晶的五種簡單方法是什麼？

答： ♦ 放在你的口袋或錢包裡隨身攜帶。

♦ 穿戴在身上。

♦ 擺在你的聖壇或床頭櫃。

♦ 放在身上。

♦ 在冥想時握著。

意圖是什麼？

意圖就像是磁鐵，會吸引來使它們成真的事物。設定意圖是獲得幸福的有力工具。創造意圖可以從設定與你的價值觀、志向及目的一致的目標開始。

1. 決定什麼對你來說很重要。你的價值觀會帶動生活中的行動，而且如果你想找到成就感，就必須認清什麼對你來說才是真正重要的。

2. 探索生活中需要更新的領域，想想你可以如何改善你的關係、職業、社交生活、靈性、健康和團體。

3. 可具體說明你想達成的目標、**何時**想達成，以及**為什麼**。

4. 將你的意圖帶進生活。後續章節的某些儀式會要求你將這些意圖寫下來。務必用現在式來書寫，彷彿它們**正在**發生，而且**只**聲明你想要的。你也應寫下你的目標，以及你最終想要實現的結果。請投入感情！例如：「**我是財富磁鐵。財富輕鬆且不費力地流進我的生活。**」

如何設定我的水晶？

為你的水晶賦予任務和目的！和水晶合作的最重要要素之一就是設定意圖，為每個水晶「制定計畫」來表達你想要什麼。它想為你服務，但你必須告訴它該怎麼做。人生並不總是能照著計畫走，而這可能會讓你失衡。在你處於低頻振動時，你的意圖可能會化為烏有。當你重新和設定好的水晶連結時，它將幫助你憶起你的目標和無限的潛能。

設定水晶非常簡單。淨化水晶（之後將詳細說明），將水晶握在手上，閉上眼睛，深呼吸三次。想想你的信念、大地，以及什麼會讓你開心。這將讓你連結至你的最高振動能量。你的最高振動能量可能與某個宗教或靈性信仰、神祇，或是單純比你更強大的神聖力量，或是也可能和科學的連結有關，例如零點能量（zero-point energy）。你可以自行決定要怎麼稱呼它。接著在這個充滿愛與光的空間中，請求為你的水晶清除所有多餘的能量和先前的程式設定。

大聲說出或心想以下的字句：「**我祈求愛與光的最高振動能量與我的高我連結，清除所有多餘的能量及任何先前的程式設定。我命令這些水晶保有……意圖。**」為你的水晶加入三項意圖來完成以上的句子，即你希望水晶為你保留的能量。最後重複三次的「謝謝」。說三次是為了強調你所要求的已經存在這個宇宙。

水晶儀式為何有效？

假設你要為某人烤一個生日蛋糕，你很有可能會遵照食譜，使用特定的食材和步驟來製作出想要的成品。就像食譜一樣，具體的儀式可以提供你步驟，為你創造出你所需要的空間，並為你的意圖騰出空間。

可將水晶儀式想成是一場典禮，讓你可以專注在生活的某個面向，並將這個面向從平凡提升至非凡。水晶儀式讓你能夠將這樣的專注與意圖的創造力結合。

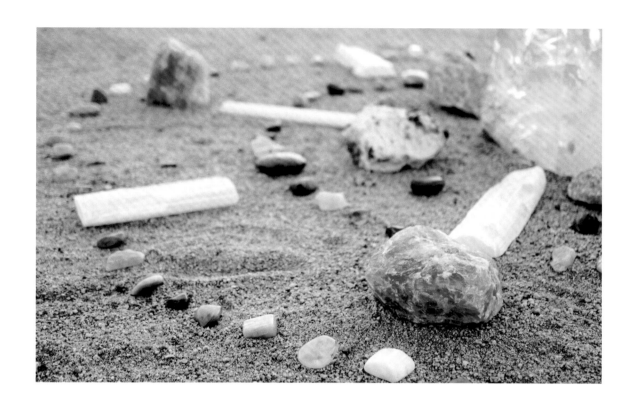

請記住，參與本書中的任何儀式都不需要奉行特定的信仰或宗教。

問：我可以同時做多種水晶儀式嗎？

答：我們建議一次先進行一種水晶儀式，之後再加入其他儀式。我們認為最好先和一種或一組水晶建立關係，花時間去了解它們。可想成是和某人剛開始一段關係，你大概會想要再更熟悉一下，然後再介紹給你的朋友們。

進行每種儀式的時機的重要性

每個人轉換至儀式意識狀態所需耗費的時間都不同，我們已經選擇了對我們來說一直都有效的時間長度，這些儀式在任何地方都可以持續11分鐘且持續40天。我們發現大多數人在不被打斷的情況下能夠專注在某處達3至9分鐘之久，而11分鐘已經有點超出極限。這是你可能會開始覺得不自在的時間。就是在這略微不適的狀態下，你最能夠了解自己！

水晶的形狀及為何有效

　　對水晶世界不熟悉的人可能以為礦石的裁切或塑形方式單純是出自美學的考量，但水晶的形狀不只是為了好看而已。儘管這不會改變水晶散發的能量種類，但水晶的裁切方式可能會影響到，甚至可能提升你對能量的體驗。從音樂的角度來思考。你可以用電唱機、耳機或透過環繞音效音箱來聽同一首歌，而且每次都會有完全不同的體驗。雖然是同一首歌，但電唱機原始的韻味、耳機的專注感，以及環繞音效飽滿的氣氛，都會帶給你不同的觀點。要知道水晶的形狀也可以根據你當下的心情而有助於增強你的體驗。需要專注？可使用水晶柱。想尋求一些穩定度？可選擇本質上接地的立方體水晶。你可使用特定的水晶和形狀來滿足你的能量需求。

滾石 TUMBLED STONES

　　滾石是展開水晶冒險的絕佳起點。只需小小的投資，這些口袋大小的水晶卻會讓你獲得大大的好處。我們發現我們有許多顧客每天會使用不同的礦石，將與他們共振的的礦石作為「日常能量處方」。滾石的大小有利於放入口袋或內衣中、擺在辦公桌上展示、放在車內，或是塞在枕頭下。

球形 SPHERES

　　水晶球讓能量得以散發至各個方向。球形的完美對稱可為環境帶來平衡、平靜和放鬆的能量。帶著水晶球一起冥想可帶來深刻的完整感，彷彿你手中握著全世界。它們將你生命的所有部分融合在一起，並將你與周遭的環境連結。

金字塔 PYRAMIDS

　　金字塔是用來展現和增強能量的最有力工具之一。許多古文明已經在使用這神聖的形狀，其中最著名的莫過於古埃及人。他們相信金字塔象徵著太陽的光線。人們認為具此神聖形狀的水晶可控制高振動能量，展現更強大的顯化能力。

平衡柱 HARMONIZERS

水晶平衡柱會磨成柱狀，以利在冥想時手持。自古埃及時期開始，這些水晶工具就被打造用來治療能量的阻塞和不平衡。左手（陰）握著一根平衡柱，右手（陽）握著另一根，可重振你的靈性活力並恢復平衡感。

立方體 CUBES

許多水晶都是以立方體形式出現。立方體的形式和海底輪有關。帶著立方體水晶冥想，有助於讓你的能量接地，並為你重新連結大地有力的能量。在房間的四個角落各擺一個立方體水晶，可密封、保護空間的能量，並讓能量接地。

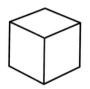

心形 HEARTS

心形水晶提醒你是被愛所圍繞的。它們是強大的盟友，有助於吸引他人的愛，以及從內在用愛滋養自己。

晶柱 POINTS

晶柱是最常使用的水晶之一，也是在運用上非常有利的形狀。具有非常強大的顯化能量，因為可將你的意圖向上導引至宇宙，有助於更快速顯化你的夢想、願望和意圖。

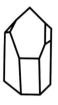

晶簇 CLUSTERS

當幾個晶柱在同一個母岩上生長時，就會形成晶簇。由於許多晶柱具有聚合的性質，晶簇會以更高的能量振動，將能量導向多個方向，因此成為任何空間必備的水晶。

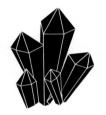

據說改掉一個習慣需要40天的時間，重點就在於持之以恆！在這40天期間，你將了解哪一天對你來說會最難維持紀律。是在第15天變得困難？還是第29天？當你開始阻礙自己成功，就會發現個人的極限在哪裡。我們鼓勵你投入每個儀式建議的具體時間，如此你便能充分運用水晶的最高潛能，以及你自己的最高潛能。

的時機。滿月則是月亮的全盛時期。這是釋放對你不再有用的事物的強大時機（想深入了解與月亮和諧共處的方法，可參考第199頁）。

現在你已經對水晶能量的世界有了基本的認識，你已經準備好開始了。在我們帶你進行水晶大冒險時，請緊緊抓牢！我們認為你顯然正在參與一段令人難忘的旅程。

用月相為你的儀式調頻

你會發現我們有許多水晶儀式會在新月或滿月期間展開。新月是月亮循環週期的開始，因此是適合展開新計畫和種下新種子

> 「科學取得巨大進步的時代終將到來，這並不是因為探索和測量儀器的進步，
> 而是因為有些人擁有目前還很少使用的強大精神力量。在幾世紀內，
> 靈性療癒的技術將獲得更多的發展和普遍的使用。」
>
> 天文學家
> ——古斯塔夫·史特柏格（GUSTAF STRÖMBERG）

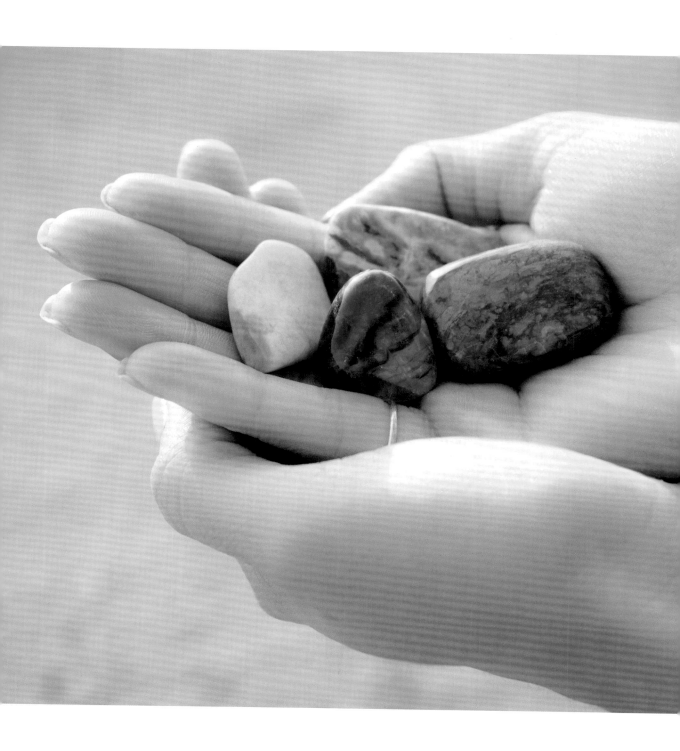

第 2 章：水晶速成班

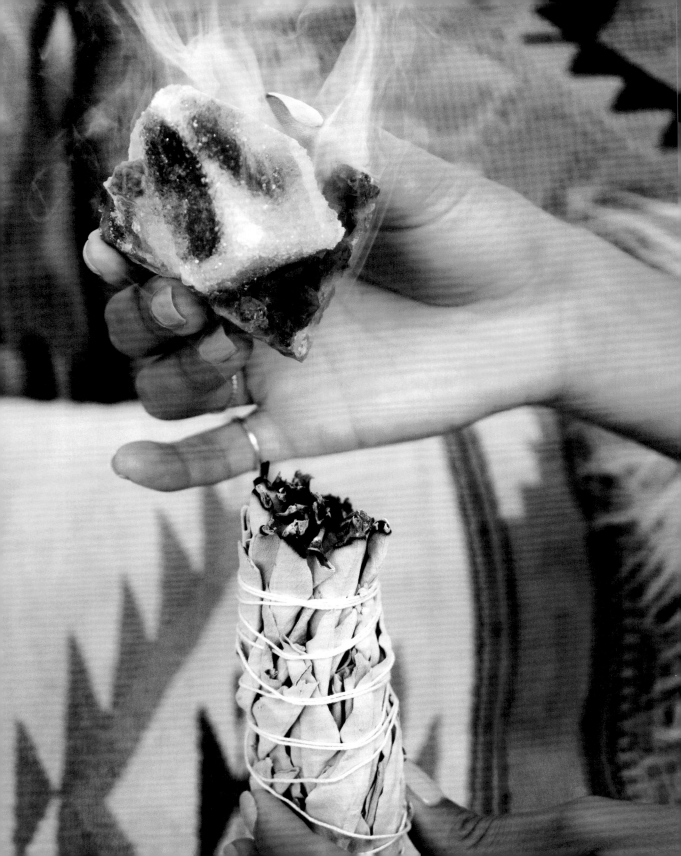

第 3 章

淨化空間

如何清理和淨化空間、水晶，還有你自己

「從靈性的觀點來說，釋放身體的廢物就相當於釋放生活中的情緒廢物。
事實上，雜物清理不只指廢物而已，也要處理在檯面下進行的其他事物。」

風水與空間淨化專家
——丹妮斯‧琳恩（DENISE LINN）

在你首度涉足水晶世界時，你很快會發現活在這新舊世界之間是極具挑戰的事。我試圖盡可能堅守我的「舊生活」，但我別無選擇的一天終究還是來臨了，是時候水晶出櫃了，而我希望你可以比我更優雅地進入這個世界！

某天早上當我醒來並進行著日常的慣例時，它就這麼出乎意料地發生了。我依北美的傳統，點燃了鼠尾草棒，煙燻整間房子。但這個特殊的早晨，我使用了陶鍋，填滿了散裝的鼠尾草。通常當我用老鷹羽毛在劈啪作響的鼠尾草上搧風，並在屋內走動時，煙最終會熄滅。但這一次，散裝的鼠尾草仍持續猛烈燃燒，白色煙霧充滿每個房間的每個空隙。煙霧警報器響起，我穿過屋子，儘快將門窗都打開。

我的鄰居看見有煙從我的房子冒出，打電話給消防局。消防車的汽笛聲越來越大聲。每個人，我的意思是這條街上的每個人都跑出來看是哪間房子燒掉了。

我的房子煙霧瀰漫，我甚至看不見在我面前的手。在消防員衝進前門時，他們想知道「那是什麼味道？煙是從哪裡來的？」

「這是虛驚一場！我只是在用鼠尾草煙燻房子。」

我的先生傑森已經以旁觀者的身分加入外面的鄰居，等著看會發生什麼事（他那時不想和我有任何瓜葛！）。

消防員一頭霧水：「你在做**什麼**？」

「嗯，你明白嗎，事情是這樣的，我正在淨化和清理我空間和水晶的負面能量。」

消防員停頓了一下。「用**煙**嗎？」

「對。」

「好吧，那它們現在大概已經非常乾淨了。」

我的鄰居們臉上都掛著同樣的表情──單純的震驚，只有傑森不是。他大概一直在想，這一天究竟什麼時候才會到來。在消防員收拾好水管並開車離開後，我試圖向鄰居解釋這個狀況，但進行得並不順利（我的鄰居始終不是很能理解我）。

就是在那一天，我發現自己終於必須水晶出櫃，並接受我內在那個追尋靈性和神祕真理的自己。

問：如果一切看起來都很好，我要如何知道屋內是否有負面能量？ 淨化是必要的嗎？

答：空間清理就類似對你的家實際地清理。每個禮拜你都會對家裡實際地清潔，讓家裡保持整潔，而以下是你肯定想清理能量的情境：

- ♦ 如果發生打架或爭執

- ♦ 如果有人生病

- ♦ 如果屋內一直有東西破掉，或是你正經歷一段不幸的時期

- ♦ 如果你在家裡舉辦大型派對或聚集了一大群人

- ♦ 如果最近有人逝世，而你正在悲痛中

- ♦ 如果空間的整體能量看似沉重且卡住

- ♦ 當你搬進新家（租屋或購屋）時

你的清理與淨化工具組

在每章的水晶儀式中，你會發現第一步包含清理你的空間、水晶，還有你自己的能量。這道程序讓你能清除任何可能隨著時間累積的多餘和陳舊的能量。不論你是要淨化個人的能量、房子的能量，還是水晶的能量，都有各種選項供你選擇。我們必備的淨化工具是鼠尾草，但還有其他的工具，像是祕魯聖木、乳香、海鹽和聲音。

藉由使用接下來頁面所列的其中一種淨化工具或組合，你將能讓水晶儀式的效果更上一層樓。

請注意：在後續的章節中，你將學到我們用來清理空間的方法。我們發現這些方法極為有效，但我們進行的方式也會不斷進化和轉變。如果你有受過清理空間的訓練，或是有完全不同的信念系統，請永遠尊重自己的做法。

鼠尾草
Sage
「淨化」

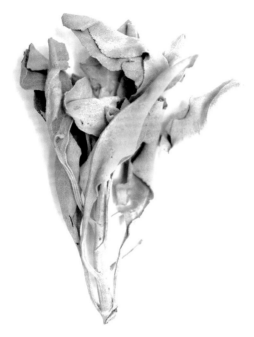

鼠尾草是自古以來就一直被人們使用的神聖植物，以淨化作用聞名。在各種儀式之前燃燒鼠尾草有助於驅逐負面能量，並為特定空間恢復平衡。

用鼠尾草煙燻如何能清除多餘的能量？

用鼠尾草「煙燻」是美洲原住民與其他原住民文化的古老習俗。這是一種淨化的「煙浴」，可以用來為人、地、物，或具負面能量或影響的空間進行清理。在煙開始消散時，多餘的能量也隨之而去。可能是較低振動的能量、負面的想法，或甚至是過去爭執的話語仍懸在空中的能量。鼠尾草也能用來淨化聖物。

用鼠尾草煙燻是提振能量的簡單方法。這就類似當你坐在靠近海洋的沙灘上，聞嗅著新鮮海風時可能會有的感受。這是因為流水和新鮮空氣是負離子的天然來源，而這實際上就是讓我們身邊充滿正面的事物。**負離子**一詞是個矛盾語，因為空氣中充滿負離子會讓你感覺更美好，這就是為何我們大多喜歡在海灘上度過一天後的感覺。

燃燒鼠尾草所產生的煙會釋放大量的負離子到空間中。最終的結果就是輕盈、平衡且高振動的能量。這就是為何鼠尾草經常被稱為「藥」。我們極力推薦在任何儀式之前將鼠尾草用在你身上和你的環境，而且永遠都要用在水晶上。

請注意，我們經常將**鼠尾草**一詞作為動詞使用，你可以鼠尾草自己、空間和水晶。有些人會說「煙燻」，但不論哪種方式，這都表示你允許讓煙包覆你想淨化的任何區域。

如何使用鼠尾草

通常會燃燒包裹在木棒上的鼠尾草，但你也能燃燒個別的乾燥鼠尾草葉。務必要準備耐熱容器，例如用鮑魚殼來盛接灰燼。在淨化過程中，你也需要羽毛來送煙。別被我的消防局故事給嚇到！只要遵照以下的步

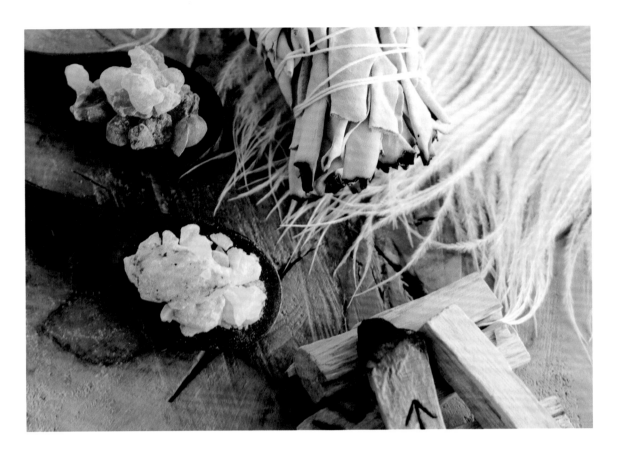

驟，你就會沒事的（還有但願你先生不會像我先生一樣嘲笑你）：

1. 請求鼠尾草的植藥之靈與你同在，並請求祂協助淨化你、你的空間和你的水晶。點燃鼠尾草時，將鼠尾草拿在鮑魚殼上方。讓鼠尾草棒著火，燃燒約30秒。接著吹熄。

2. 隨著煙從鼠尾草棒或葉片飄出時，先用羽毛將鼠尾草的煙導引至自己

的身體，為自己薰香。我們建議從頭頂開始，向下薰至雙腳。

3. 為空間薰香。打開前門和屋子裡的所有窗戶，釋放出多餘的能量。從前門開始，用鼠尾草煙燻門框外周圍。這時走回屋內，開始以順時鐘方向繞行並用鼠尾草煙燻整個空間。用羽毛將煙送至每個房間的角落和天花板上。大聲說出或默念以下的字句：「**我請**

**求鼠尾草的植物之靈清除並釋放
這個空間中所有的負面能量。」**

4. 為了清除在你之前任何碰過你水
晶的多餘能量，請讓水晶沉浸在
鼠尾草的神聖煙霧中。

5. 結束時，請用鮑魚殼或其他的耐
熱容器蓋住鼠尾草棒，將火熄滅。

祕魯聖木
Palo Santo

「芳香」

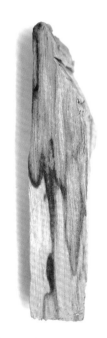

祕魯聖木是我們最愛的另一種能量淨化
工具。Palo Santo 在西班牙文裡的意思是「聖

木」。這種聖木來自南美的祕魯聖木樹。點
燃時所產生的煙據說可以提供藥用和有益健
康的療癒能量。它鎮定和放鬆的香氣無與倫
比，是世上最芳香的木材之一。由於它會賜
予有幸使用者非凡的祝福，這種木頭觸動了
無數人們的心靈。

如何使用祕魯聖木：

1. 點燃祕魯聖木條。

2. 讓聖木條著火，讓聖木燒約30
秒。接著輕輕吹熄。如有必要，
可以吹餘燼的部分，讓整個淨化
過程都能持續有煙霧。

3. 大聲說出或默念：「**我請求祕魯
聖木的植物之靈為此空間帶來祝
福。**」

4. 為了祝福自己、空間或水晶，只
要讓祕魯聖木的煙霧和濃郁的氣
味充滿整個房間。為了讓空間充
滿祝福，可從前門開始，帶著你
的祕魯聖木以順時鐘方向繞遍這
個空間。

5. 結束時，將祕魯聖木條擺在耐熱
容器中。聖木條末端的火光最終
會自行熄滅。

乳香
Frankincense
「轉化」

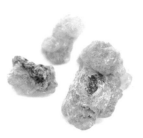

亦稱為液態黃金或**印度乳香**（Boswellia serrata），這種樹脂是從北非、印度和阿拉伯南部發現的乳香樹中提取的。乳香有助於清除空間中的負面能量、提供保護，而且可提升靈性意識。經常用於提振心情、舒緩焦慮和壓力，以及淨化。

既然乳香是一種樹脂，最好擺在燃燒的木炭上使用。每個自燃炭餅都有凹槽，是用來固定乳香的最佳位置。

如何使用乳香：

1. 使用耐火容器。這個過程會產生大量的熱，因此如果你使用的容器不夠重，碳產生的熱會留下燒焦的痕跡。
2. 將碳放入容器中，將炭餅的上下點燃。等幾分鐘，讓炭變熱。
3. 將乳香擺在炭餅上，讓煙湧出。

4. 大聲說出或默念：「**我請求乳香的植物之靈淨化並提升這個空間的能量。**」
5. 為了淨化自己或水晶，只要讓乳香的煙霧和濃郁的氣味充滿你想清除能量的任何地方。為了清除空間的能量，可從前門開始，帶著裝有乳香的容器，以順時鐘方向繞遍這個空間。
6. 讓乳香和炭餅停止燃燒並冒煙。待煙霧散去後，如果炭餅還是熱的，可隨意添加更多的乳香。請注意，即使在停止冒煙後炭餅和容器還會有一段時間是熱的，因此在拿取時請小心。

問：我剛搬新家，要採取什麼樣的淨化步驟？搬家時，何時是淨化空間的最佳時機？

答：在你搬進任何空間之前，首先要做的是將裝有鹽和水的容器擺放在每個房間的四個角落。理想上這應在你搬進去之前24至48小時進行。將所有的窗戶打開，讓新鮮空氣和陽光充滿整個空間。

站在前門，向內看著你的空間，大聲說出：「致（你完整的地址）的守護者。我的名字是 _____，我即將成為這裡的新住戶。我想自我介紹並請你協助淨化這個空間，清除舊住戶可能留在這些牆面、地板和天花板內

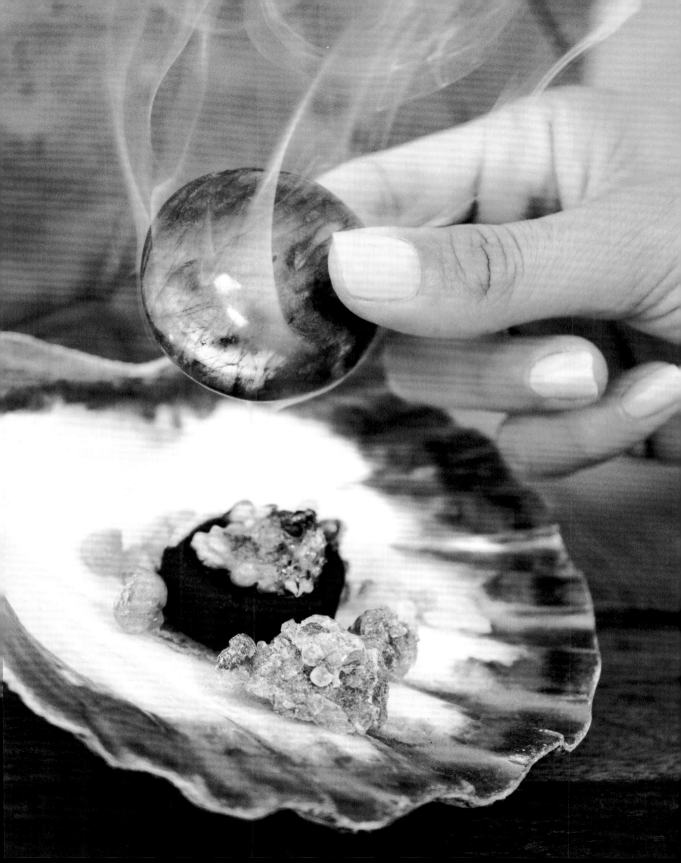

的能量。」（如果這是全新的房子，可清除工作者或曾待在這裡的人們的能量。）請進行第22頁的淨化程序。你還需要淨化地板、窗戶，並清除先前住戶的所有能量。在搬進去的那一天，在你將行李搬進新空間之前，收集所有裝鹽的容器，將內容物沖進馬桶。

風水小祕訣：在搬進新空間之前，你第一件要做的事就是帶進健康的綠色植物，用來代表健康的生活，以及一罐蜂蜜，代表帶進甜美的生活。永遠務必為新房準備全新的掃帚，你**不會**想將老舊的掃帚帶進新的空間，因為你想要有嶄新的開始，而不要將老舊的廢物和記憶都帶進新的空間裡。

海鹽
「靈性淨化劑」

自古以來，鹽一直被用於保存食物和調味，但你知道鹽也能吸收負面能量嗎？它是清理和淨化環境的最佳工具，而且也是驅逐不受歡迎靈體的強大能量工具。

如何使用海鹽：

1. 在四個小容器中倒入一比一的水和海鹽。
2. 將容器擺在任何房間的四個角落。留置至少24小時。水和海鹽的組合將吸收所有的負面能量和多餘的能量。
3. 24小時後，將容器內的內容物倒入馬桶，沖走所有吸收的能量。
4. 可視需求重複這道程序，讓你空間的能量潔淨如新。

聲音：
「淨化振動能量」

還有一項清理和淨化空間的有力方法是透過聲音。你可以用你的手鼓掌、敲鐘或打鼓。在製造聲響時，你會喚醒可能滯留在角落的陳舊能量。不論你決定使用哪種聲音，務必要在每個角落發出三次聲音。從前門開始，接著以順時鐘方向繞行屋內的每個房間。這將喚醒任何停滯的能量，並讓能量再度開始流動。若要進行快速簡單的能量淨化，可在需要更「清爽」的房間播放 om 的咒語或貝多芬的第五號交響曲。

問：我搬進了我伴侶的房子，過去他和前任一起住在這裡。我不斷地生病，而且缺乏活力。我們在這裡都不開心，而且我從進門的那一刻起就不斷感到沮喪和心情低落。當我在房子外面時，我感覺很棒，但我的心情會在回家時瞬間轉換。我該怎麼做？
答：你們必須一起瀏覽房子一遍。任何你的

伴侶和前任一起買的東西最好清理掉。很重要的是，你們必須瀏覽整棟房子，坦率地聊聊你對這個空間的感受。或許是時候改變了，例如在牆上漆新的顏色、用新的藝術品，或是幾件新家具。在你和伴侶決定好想要有哪些改變後，可進行第31頁的空間清理儀式。

風水小祕訣：如果你剛歷經離婚或非常重大的分手，據說保留床墊的伴侶需要更長時間才能走出這段關係——因為他們就睡在過去的回憶上。理想上，如果可以的話，你會希望擺脫床墊和床單。

給曾有不同人睡在床上、歷經重大分手或離婚，但不想擺脫床墊的人的小祕密：將床的一切都剝光，包括所有的床單，到只剩下赤裸的床墊。打開所有窗戶，盡可能讓房間充滿陽光。在四個玻璃瓶中裝入一比一的水和鹽，擺在床邊四個角落的地板上。收集二至三打白玫瑰的花瓣，撒在床墊表面。就這樣靜置一整天。這可淨化過去關係的能量。接下來，用鼠尾草煙燻淨化這個空間。收集所有花瓣並讓它們回歸大地。將瓶中所有的內容物倒入馬桶沖掉。

透石膏

守護智慧：
液態光

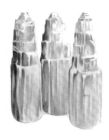

顏色：從白色到無色，從透明到半透明

產地：墨西哥、摩洛哥和美國

歷史和傳說：墨西哥奇瓦瓦州奈卡水晶洞（Naica Mine）的科學探索顯示這是地球上最壯麗的隱藏寶藏——充滿白水晶的神奇洞穴，水晶的大小就和電線桿和紅杉一樣。研究人員研究這地表以下300公尺礦井裡的透石膏（石膏的一種），進一步闡明地球生命的起源。在2004年之前，人們以為石膏只存在於地球上。後來證實火星上也有石膏風化沙丘。這對火星研究者來說是很令人興奮的消息，因為石膏暗示有水的存在。這項資訊也讓科學家相信火星上可能有生命。或許這就是為何它的能量如此超脫這個世界！

療癒特性：透石膏純淨的高振動能量就像液態光，具有清理、淨化，並為你調整至最高潛能的能力。它可以轉換你的氣場，並用有力的振動為你調整至較高的能量。低振動能量會吸引同樣層次的負面事物。提高振動對於將悲傷、恐懼、憤怒和焦慮排除在你的身心空間之外來說是必要的。透石膏也能召喚來自天使界的保護，有助於驅離身心所有負面的能量，並帶來更深層的平靜和心靈的清明。透石膏水晶將放大所有擺在它們上面的物品的能量。可與其他的水晶結合，用來增強想要的意圖。

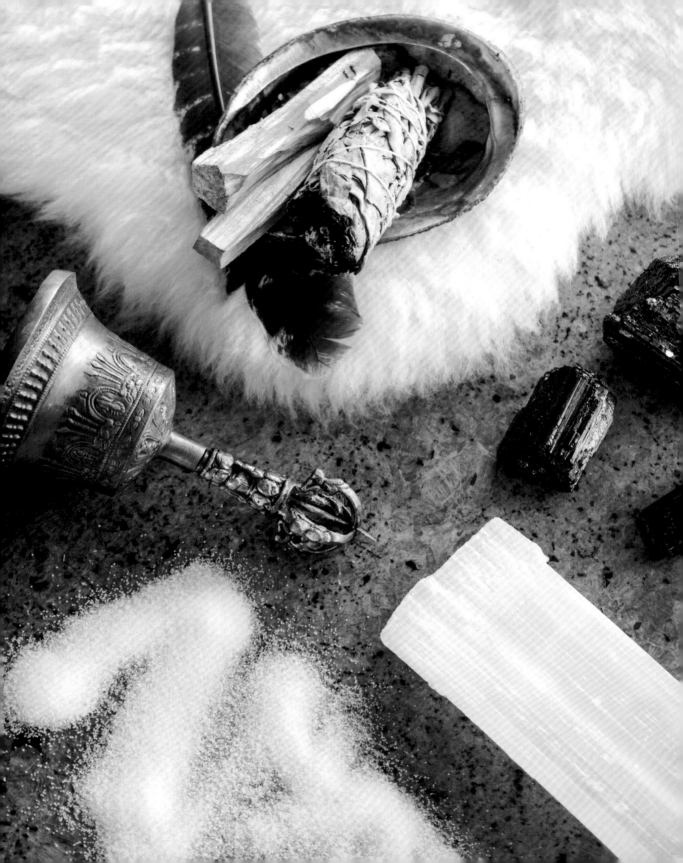

空間清理儀式

時長：最多 1 小時，視你的空間多大而定

你的外在環境是你內在環境的鏡像。清理周遭的空間同時也是在清理你的身、心、靈。空間清理是轉變生活能量最有力的方式。不到一個小時的時間，你的空間就會感覺更輕盈、愉快和令人振奮。

你將需要用到：

鼠尾草棒1根

羽毛1根

盛接灰燼的鮑魚殼或耐熱容器1個

打火機1個或火柴

將祝福帶入空間時，讓能量接地並清理的祕魯聖木條1根

用來打破停滯或卡住能量的發聲器1個（鐘、鼓、管鐘）

小的廣口玻璃瓶或碗（數量足以在每個房間都放1個）

用來吸收任何多餘能量的海鹽和喜瑪拉雅鹽

用來吸收負面和停滯能量的黑碧璽（數量足以在每個房間都放1個水晶）

擺在屋內每個房間窗台，用來淨化、清理、保護和提升環境振動能量的透石膏棒（數量足以在屋內每個房間的窗台都至少放1根）

托盤1個（大小足以容納以上的物品）

非必要：清理空間時播放音樂，例如 om 的咒語、空間清理咒，或是你最愛的活力音樂。

儀式步驟：

在白天可以打開窗戶時進行此空間清理儀式。

1. 將百葉窗拉起、打開窗戶，並將窗簾拉開，讓新鮮空氣和陽光進入空間中。
2. 打掃並清潔前門台階（或家中玄關），讓能量保持乾淨、正向且令人振奮。
3. 清潔爐台，因為這代表健康和你的財務生活。

4. 手握黑碧璽，閉上眼睛，深呼吸三次。大聲說出或心想以下的字句：「**我祈求愛與光的最高振動能量與我的高我連結，清除所有多餘的能量及任何先前的程式設定。我命令這些水晶保有吸收、淨化和清理這個環境中所有多餘能量的意圖。謝謝、謝謝、謝謝。**」

5. 手握白色的透石膏棒，閉上眼睛，深呼吸三次。大聲說出或心想以下的字句：「**我祈求愛與光的最高振動能量與我的高我連結，清除所有多餘的能量及任何先前的程式設定。我命令這些水晶保有光、純淨的愛和保護等意圖。謝謝、謝謝、謝謝。**」

6. 在寬口玻璃瓶或碗中放入一份的水、一份海鹽和一塊黑碧璽。

7. 將瓶子、透石膏水晶、鼠尾草、羽毛、鮑魚殼、打火機、祕魯聖木和發聲器放在托盤上。

8. 放下托盤，拿起鼠尾草、羽毛、鮑魚殼和打火機。

9. 從前門開始，點燃鼠尾草，並念出以下的「煙燻祈禱文」，這是《Native Healer: Initiation into an Ancient Art and Call of the Great Spirit : The Shamanic Life and Teachings of Medicine Grizzly Bear》的作者鮑比・雷克—托姆（Bobby Lake-Thom）給我的。在這項儀式開始時，只要念這段祈禱文一遍即可。

「偉大的造物主，宇宙的四大力量，以及大自然中所有與我連結的事物和善靈們。我謙卑地來到祢們面前，請求祢們的協助。據我所知，祢們從創世之初就將這種藥投入地球以幫助人類。這種藥用來淨化我們的身、心、靈、氣場和我如今身處的環境。因此，我請求祢們接受這種藥，並為我（或任何在你身旁的親友）淨化。我請求祢們清除所有的惡靈、所有不良善的力量、所有的鬼魂和已逝者，或所有的邪惡存在及負面能量。我請求祢們清除所有的恐懼、痛苦和疾病。而且不要再讓它們回來。」

10. 以順時鐘方向繞行房間，同時用羽毛將煙霧導引至整個房間的每個角落。結束後，將鼠尾草擺在托盤上的鮑魚殼中。

11. 拿起發聲器，以順時鐘方向繞行整個房間，在房間的每個角落發出三次聲音。

12. 將裝有鹽、水和黑碧璽的寬口玻璃瓶或碗擺在房間中央，或是不會受到打擾的安全處。

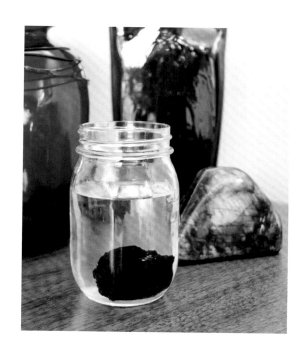
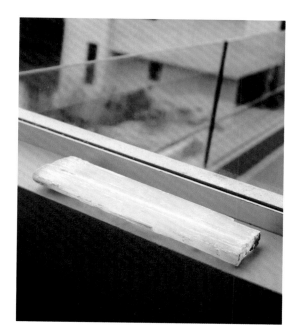

13. 在每個窗台放上透石膏棒。

14. 將整個托盤放入下一個房間，重複第8至13的步驟，略過祈禱文。

15. 在清理完所有房間後，回到前門，並將托盤放在地上。這時所有的透石膏應該已經擺在窗台，而且每個房間應該都有一罐水的混合物。

16. 點燃祕魯聖木並大聲說出：「**我希望為我的空間帶來和諧、快樂、祝福和良好的健康。**」以順時鐘方向繞行房間，並複誦你想讓空間充滿的能量。在家裡的每個房間重複這個程序。結束後，讓祕魯聖木自行熄滅。

17. 將水晶和玻璃瓶留置在空間中24小時。

18. 在這段時間後，到各個房間收集所有的瓶子。

19. 將黑碧璽從每個瓶子中取出，用水沖洗，然後擺在戶外曬日光或月光48小時，以便為水晶清理並重新充電。

20. 將所有的鹽和水倒入馬桶沖掉。清潔玻璃瓶並洗手。

21. 可視需求經常重複這項儀式。

喜馬拉雅鹽

守護智慧：
潔淨無瑕

顏色：淡橘色

產地：巴基斯坦

歷史和傳說：你知道鹽可以對抗結冰的車道，甚至讓你朋友的愛心燉肉變得能夠忍受，但你知道這神奇的礦物也能用來淨化你的空間嗎？鹽有什麼**做不到**的嗎?! 喜馬拉雅鹽又稱玫瑰鹽，和你櫥櫃裡的鹽很類似，主要都是由氯化鈉所組成的。然而，裡面含有其他的礦物雜質，例如鎂、鈣、鉀等等，為喜馬拉雅鹽賦予特殊的療癒能力。用於泡澡的喜馬拉雅鹽可舒緩壓力和放鬆肌肉，如同撫慰人心的鹽燈，而且也能用於料理。

療癒特性：用喜馬拉雅鹽為你的空間調味。它與生俱來的吸收能力可為能量進行淨化和排毒。負面能量和各種毒素會被鹽所吸收，只留下充滿光和正面能量的乾淨空間。

問：有什麼快速的方法可以讓我的身、心、靈及水晶每天保持淨化？

答：點燃一炷檀香的線香，並帶著淨化身、心、靈和水晶並排除所有多餘能量的意圖，請求愛與光的最高振動能量圍繞著你。

一旦你規律地清理和淨化自己、空間和水晶後，就會習慣成自然。你會變得非常能夠和自己協調，而且會快速察覺你的環境中有什麼不太對勁或停滯不前。在此提供的工具將協助你快速轉換能量，並讓你的儀式更有力且有效。

> 「空間清理的需求來自以下的理解：我們都深受周圍的環境所影響。在天地合一的情況下，我們就居住在神聖的空間裡。」
>
> 風水大師
> ──卡塔‧戴蒙德（Kartar Diamond）

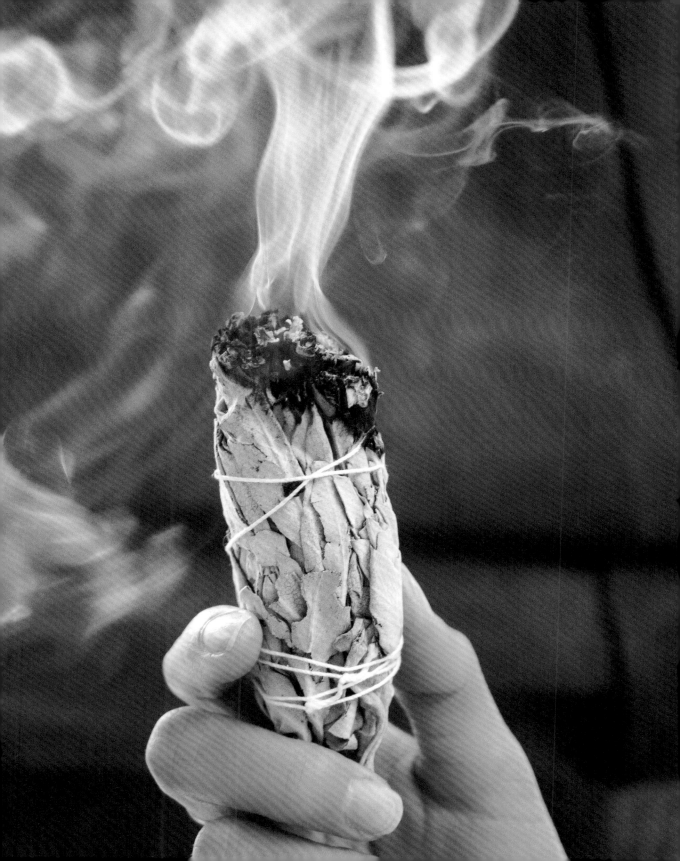

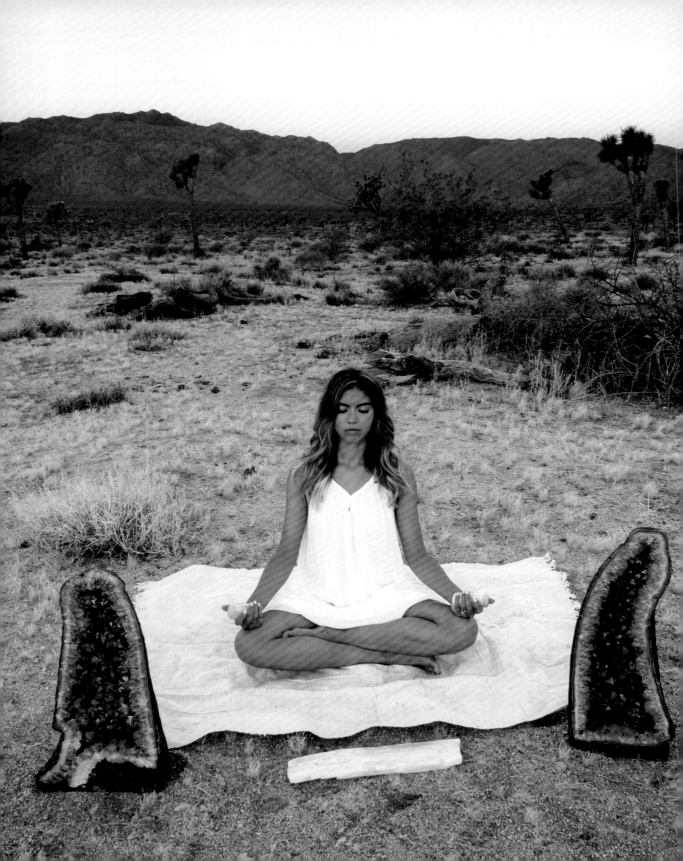

放鬆心靈

運用冥想來重新聚焦、找回重心並減少焦慮

「冥想可為你重拾自己『失落已久』的部分。」

靈性企業家、製片人兼作家
——羅素 · 西蒙斯（RUSSELL SIMMONS）

「你正處於人生的交叉路口。」他直視著我的眼睛說。

「你的意思是？」我在椅子上坐立不安。

「如果你持續走現在的路，你會一敗塗地。如果你想擁有充實的人生，是時候考慮走其他的路了。」

我有三重的 A 型人格而且即將失控的狀況有這麼明顯嗎？那如果我的生活很忙碌，每分鐘都有安排呢？這有什麼大不了的？

但他是專攻阿育吠陀（全球最古老的預防保健形式）領域的醫師。他備受推崇，而且已經幫助其他人轉化他們的生活。我以為他會給我一些幫我放鬆下來的藥草或營養計畫。

「那你建議我怎麼做？」

此時陷入一片彷彿永遠也沒有盡頭的死寂，直到他終於說：「你必須學習如何冥想。」

天蠍典型的特徵是極端主義。對我們來說，不是全有就是全無，我們只會從最高點到最低點。忠於我的天性，我決定立刻接受這全新的道路。兩週內，我飛到加拿大一個偏遠地區，在瑪哈禮希國際學院（Maharishi International Academy）進行超覺靜坐的靜修營活動。

此時請記住我那時才二十幾歲，還沒開始探索水晶，也還不具備我現在的知識。當時我對超覺靜坐唯一的了解就是披頭四做過。但是我因為販售房地產的壓力而充滿焦慮。我睡得不夠，也沒有用好的食物來滋養我的身體。而且因為也有朋友和我談過靜修的事，我將這視為宇宙要我必須前往的徵兆。

我一到就注意到一切都非常安靜。寂靜充滿了整個空間——就像我在阿育吠陀醫生

辦公室所經歷的那種一片死寂。我被帶到自己的房間，裡面有一張單人床、一個茶壺，以及可以看到我們周圍茂密森林的景色。桌上放著一張紙，上面有我的行程表：

早上 7:30	早餐
早上 9:00	超覺靜坐（Transcendental Meditation）（20分鐘）
早上 10:00	按摩
中午 12:30	午餐
下午 3:00	按摩
晚上 5:30	晚餐
晚上 7:30	超覺靜坐訓練（20分鐘）

這就是我一週的行程表。如果我不想參與其中的某一項活動，我可以選擇去散步，或是單純靜坐。聽起來像天堂，不是嗎？

好吧，事實上並不完全是如此。前三天感覺就像是折磨。我想說話。我想擺脫腦袋中喋喋不休的想法。為何我用餐時必須和陌生人坐在一起，而且還不能和他們說話？我是唯一一個有這種感受的人嗎？當我被允許可以和我的超覺靜坐老師耳語時，這是我唯一覺得解脫的時刻。

我在上完第一堂課後詢問他：「我要如何知道自己是否在冥想？」

他回答：「你會知道的。讓我們開始吧。」

30秒後，我睜開眼睛。「我進入狀態了嗎？」

「還沒有，閉上你的眼睛。」

我每五分鐘就詢問同樣的問題，但都只得到同樣的答案：「還沒有，拜託，閉上你的眼睛。」這樣持續了20分鐘。

我們在後來的傍晚重複了同樣的過程。我開始痛恨這件事，我害怕每天要見他兩次。我只想「進入狀態」，但我甚至連接近都沒有。

對於曾有卓越成就的人來說，為何要「進入狀態」如此地難？我的老師用他同情的眼光看著我說：「給自己一點時間。」他的話令我擔憂，即使是他的同情都令我沮喪。

到了第五天，我克服了挫敗感。或許我向神屈服了，也或許我被困在這週的寂靜中，在這茫茫荒野中，沒有出路，我知道我必須盡力而為。那一天，我閉上眼睛，並在20分鐘後張開眼睛。這一次，我什麼都沒說。我的老師看著我說：「你進入狀態了。」

從那之後我便成了冥想者。

為何要冥想？

如果你每天投入時間冥想，這會讓人生旅程變得更加輕鬆。這是強大的工具，可以協助你掌控生活，而不是讓生活掌控**你**。在冥想的寂靜中，我們可以進入自己最深層的

部分，並與超乎言語所能形容的強大能量連結。這是一個我們問問題，而且知道答案會在完美時機出現的地方。這是直接通往神聖力量和宇宙的生命線。

冥想可影響生活的各個面向，反映出你在自己的世界裡的生活方式。如果你的負面想法控制了你的心靈，這些想法也會控制你的情緒。我們會散發出內在的特質，因此這些負面想法可能會影響你的性格，甚至可能會吸引錯誤的人來到你身邊。隨著你的心靈變得更清澈和平靜，你也會向外流露出同樣的能量，而且更能吸引更正向、更鼓舞人心的人進入你的生活。

每天的冥想練習將有助於你變得較不被動，這讓你擁有自主權，可以掌控自己所說的話和做出的選擇。

我們聽過很多人說：「我無法冥想，因為我都會做錯。」但唯一錯誤的冥想方式就是不冥想。當然，最常見的藉口是：「我沒有時間。」有一句關於禪定的俗語說得好：「除非你太忙，否則每天應靜坐冥想20分鐘。接著你應該靜坐一小時。」

冥想實際上會給你更多時間。它讓你更聰明行事，而不是付出更多努力。一旦你停止逼迫和**嘗試**讓事情發生，你可能會發現它們突然之間就這麼發生了，不需要這麼多的壓力。

次石墨

守護智慧：
中和

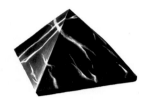

顏色：黑色

產地：只在俄羅斯的卡累利阿（Karelia）地區找到

歷史和傳說：被吹捧為21世紀奇蹟之石的次石墨已經存在了大約20億年。直到1996年一項獲得諾貝爾獎的研究發現這種礦石內含抗氧化的富勒烯（fullerene），人們才開始意識到次石墨的療癒潛能。在唯一能找到這種礦石的俄羅斯，穿過次石墨岩石的泉水在彼得大帝的時代成了天然溫泉。人們相信，早在我們開始將壓縮木炭或碳塊用於濾水器之前，次石墨就已經在淨化水源。

療癒特性：次石墨可吸收並排除任何對你的身體有害的事物。這是保護你免受電磁頻率影響、淨化和身體排毒必備的礦石。它也會提供基礎的健康。在使用次石墨之前，很重要的是先用水沖洗次石墨，然後擺在戶外曬2至4小時的太陽。這可為次石墨清理並重新充電。

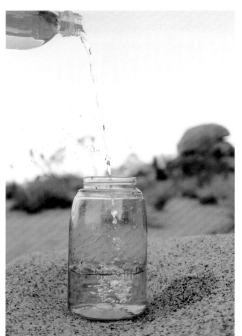
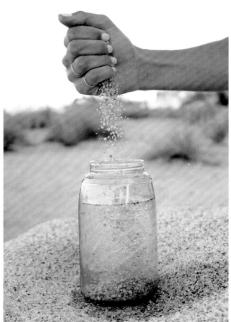
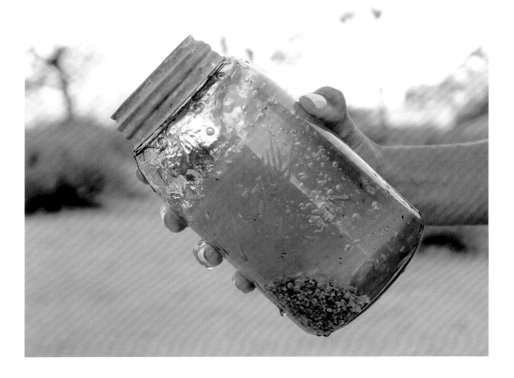

心猿儀式

時長：11 分鐘，可視需求經常進行

「心猿」是佛教的隱喻，用來形容我們未受訓練的心靈自然混亂的狀態。以下的儀式創造出你心靈的視覺表現，有助於你了解平靜心靈與混亂心靈之間的差異。在你學習冥想時，這樣的視覺效果有助於你了解心靈有多容易受到干擾。

你將需要用到：

裝水的小寬口玻璃瓶1個   泥土1匙

儀式步驟：

1. 觀察玻璃瓶中水的清澈度。水很清澈且空無一物，沒有什麼能讓它變得混濁。
2. 在水中加入一小匙的泥土。泥土代表你的想法、感受、恐懼和擔憂。將玻璃瓶的瓶蓋拴緊，用力搖晃瓶子。這代表我們的想法和感受持續處於變動狀態。
3. 觀察瓶中的水。水是否變得不清澈、扭曲、混濁且骯髒？花點時間想想這個玻璃瓶和你腦中永無止境的喋喋不休和變動有多相似。
4. 呼吸。看著泥土慢慢沉到底部。呼吸。看著泥土下沉。呼吸。看著泥土下沉。這就是你關注的焦點——看著泥土下沉。呼吸。看著泥土下沉。
5. 每當你的心思被其他的想法、概念或感受所控制，就搖一搖這個玻璃瓶，然後重新開始。回到你關注的焦點，看著泥土下沉並呼吸。如果有其他的想法、概念或感受浮現在你腦海，就再搖一搖這個玻璃瓶。
6. 持續這個練習11分鐘。
7. 每當你感覺自己處於混亂狀態，就重複1到6的步驟。

冥想漩渦儀式

時長：早上起床第一件事，11 至 30 分鐘

　　當你將水晶融入冥想練習中，你已將水晶帶到下一個層次。雙手握著水晶，讓水晶的能量圍繞著你，這可讓你的冥想更深入，並加深你與大地的連結。

　　將次石墨和透石膏的能量與你日常的冥想結合，這將創造既接地又振奮精神的和諧體驗。在次石墨開始發揮效用，為你的身、心、靈解毒時，透石膏將撫慰並保護你，創造出完美的協同作用。

　　透石膏具有溫和、柔軟、轉化和女性特質等陰性能量，而次石墨則具有力量、邏輯、控制、知識和男性特質等陽性能量。這些能量的雙重性會在你冥想時在你周圍形成漩渦，為你的能量場帶來平衡。

你將需要用到：

用來在冥想時創造接地和保護能量漩渦的次石墨立方體4塊

讓全身充滿光明能量的透石膏水晶2塊（大小可讓雙手舒適地握住）

計時器1個

冥想枕或椅子1張

鼠尾草棒1根

羽毛1根

用來盛接鼠尾草灰燼的鮑魚殼或耐熱容器1個

儀式步驟：

1. 用鼠尾草煙燻你的環境並淨化水晶（第22頁）。
2. 以盤腿姿勢舒適地坐在地上的冥想枕上，或是雙腳穩穩踩地，坐在椅子上。
3. 將次石墨水晶握在手上，閉上眼睛，深呼吸三次。大聲說出或心想以下字

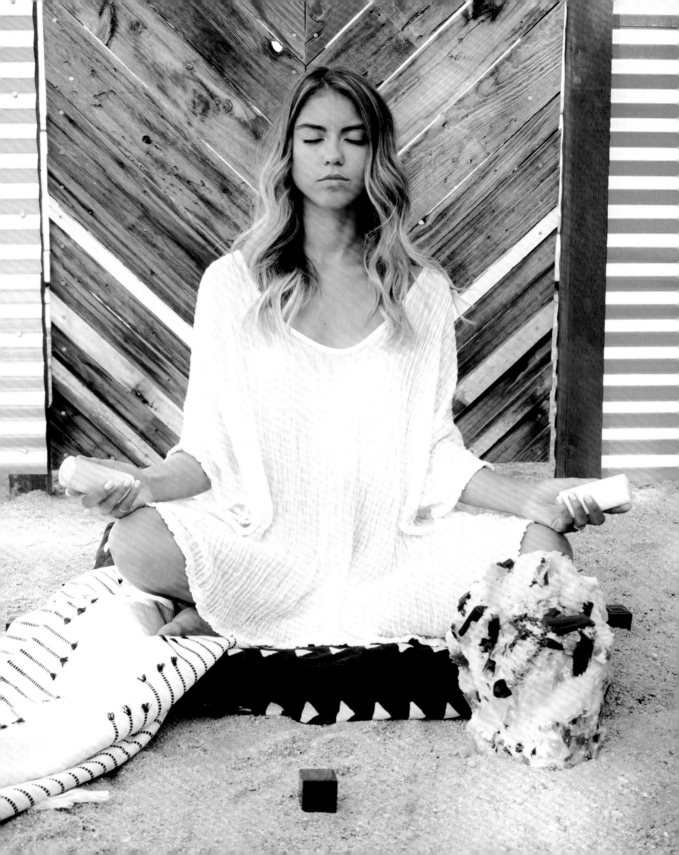

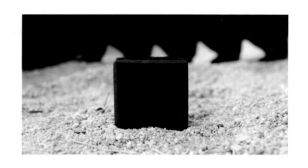
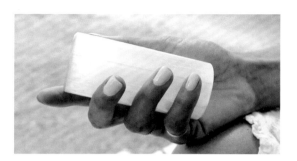

句：「我祈求愛與光的最高振動能量與我的高我連結，清除所有多餘的能量及任何先前的程式設定。我命令這些水晶保有讓我的能量與大地連接的意圖。謝謝、謝謝、謝謝。」

4. 將次石墨水晶擺在一旁，手握透石膏水晶。閉上眼睛，深呼吸三次。大聲說出或心想以下的字句：「**我祈求愛與光的最高振動能量與我的高我連結，清除所有多餘的能量及任何先前的程式設定。我命令這些水晶保有為我清理能量場的意圖，並讓我的身、心、靈充滿液態光。謝謝、謝謝、謝謝。**」

5. 將一塊次石墨擺在自己的正前方，一塊擺在身後的地板上。在右邊地面再擺上一塊，左邊也擺上一塊。這將形成以次石墨水晶為頂點的菱形。

6. 在雙手中各放上一塊透石膏。

7. 將計時器設定11至30分鐘（可選擇自己最自在的時段）。

8. 開始深呼吸，用鼻子吸氣，用嘴巴吐氣。

9. 將所有你不想再保留的東西——恐懼、憤怒、壓力、焦慮等全都吐出。觀想次石墨吸收所有你多餘的能量。

10. 想像自己在光中呼吸。觀想你的頭上有一道白光，而你正沐浴在它的光束下。觀想每隻手上的透石膏都射出一束白光，保護著你身體的兩側。

11. 持續至計時器響起為止。如果有其他想法進入你心裡，就再繼續呼吸，吐出多餘的能量並在光中呼吸。

12. 每週一次，透過沖水和讓陽光直曬2至4小時的方式，在你的冥想中淨化次石墨吸收的所有多餘能量。

13. 每2週淨化一次透石膏。更多關於如何淨化水晶的資訊可參考第22頁。

冥想祈禱

混亂的日子過去是我的事業夥伴兼最要好朋友提咪的常態。在這些典型的時光裡，電話響起，日子突然變得更加混亂。她聽見她先生驚慌失措的聲音：「我想我剛在打網球時弄斷跟腱了。我需要你帶我去急診室。」她快速帶小孩離開家，忘了自己正在用烤箱烤千層麵。

幾個小時之後，她的手機再度響起，這時她在醫院的等候室裡。這次是她的鄰居問她是否在家，因為她家的煙霧警報器響個不停。她的先生正被推去進行緊急手術，但提咪必須衝回家處理警報器的問題。

她一打開前門，迎面而來的就是此時燒焦的千層麵冒出的陣陣黑煙。她開始忙亂地打開窗戶，而且差點因為地上的一灘水而滑倒，那是從洗衣間漏出來的！

她停下腳步，聲嘶力竭地大喊：「**天哪，我到底做了什麼必須受到這樣的對待？！**」神是否給了超出她所能負荷的考驗？到了隔天晚上，她的問題得到了回應。

我和提咪受邀至一間天主教教堂聆聽一位名叫伊瑪奇蕾·伊莉芭吉札（Immaculée Ilibagiza）的女性分享關於她信仰的故事。在1994年的盧安達大屠殺中，除了她在海外念書的一名兄弟以外，她失去了所有的家人。有長達91天的日子，她和另外七名女性躲在一個不超過一平方公尺的浴室裡生活。她過著害怕被發現的日子。但她從起床到夜裡睡著的期間，都仍持續不斷地祈禱，持續讀著聖經，並持續用她的念珠祈禱。

當伊瑪奇蕾終於能夠脫逃時，她遇到了帶著開山刀，威脅要殺她的男人。她逼視著他，結果她的能量出乎意料地讓他饒了她一命。還有一次，她和殺她母親和兄弟的男人面對面。她沒有痛打他，也沒有害怕地跑走，而是說：「我原諒你。」伊瑪奇蕾相信她的信仰賦予她能力，讓她能夠以如此強大和優雅的方式處理這兩種情況。

她悲慘的故事觸動了教堂裡每個人的心。提咪眼中含淚地看著我，並低聲說：「我剛剛意識到我的信仰並不如我想像中的強大。」在那一刻，提咪心中知道，為了能夠度過她人生中的起起落落，她必須每天祈禱。

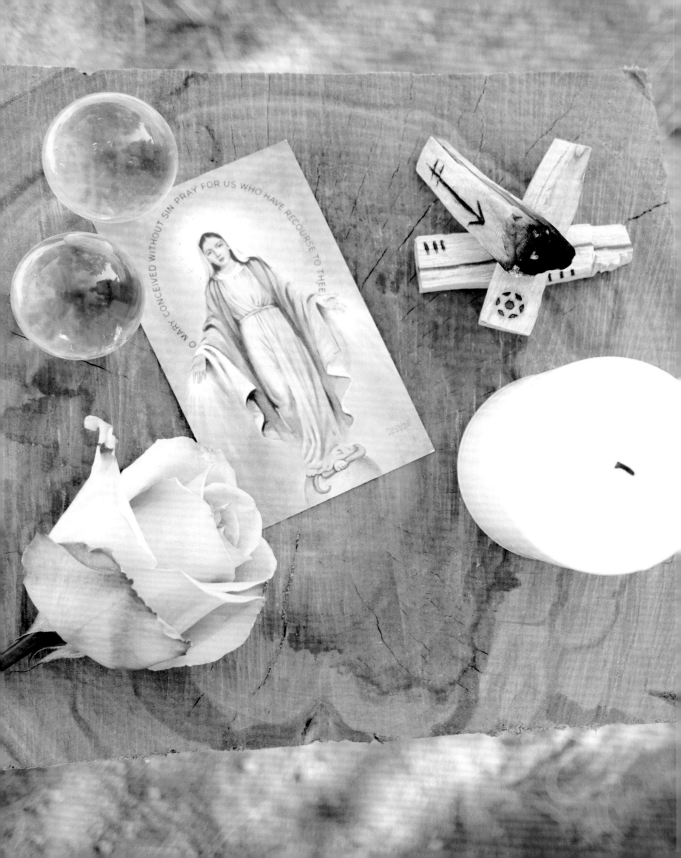

祈禱與奇蹟冥想儀式

時長：每天 22 分鐘

你可能會自問：**祈禱和冥想是一樣的嗎？**根據大多數的重要宗教，我們在地球上的原因是為了努力讓靈魂更臻於完善。因此，問題變成了我們如何以盡可能最好的方式完善我們的靈魂並了解人生？對某些人來說，重點並不在於使心靈平靜，而是在一個地方安靜沉思和祈禱。對其他人來說，就是呼吸和讓想法消散。

對我來說，祈禱和冥想是兩種不同的方式，但能達到同樣的結果：心神集中、獲得清明，以及和更高力量有更深入的連結。

不過，許多人會使用祈禱作為他們偏好的冥想形式。對某些人來說，這就是神的處方。透過祈禱進行正念冥想，每天練習並持續40天便可獲得最佳成果。

如我們先前所提及的，要改變習慣並重新訓練心靈及神經系統需要40天的時間。你用在練習上的時間可能是10分鐘、30分鐘或更長，但應持續至少40天。

這項儀式最重要的部分是持之以恆。如果你對自己都無法持之以恆，你又如何能對其他事物持之以恆呢？

你將需要用到：

握在手上，用來幫助你更清楚聚焦且進入更深層冥想狀態的白水晶球2顆

冥想枕1個或舒適的椅子1張

代表你在祈禱或投入冥想的照片1張

象徵讓靈體知道你在連結的白蠟燭1根

在將祝福帶入空間時，讓能量接地並清理的祕魯聖木條1根

計時器1個

鼠尾草棒1根

羽毛1根

用來盛接鼠尾草灰燼的鮑魚殼或耐熱容器1個

儀式步驟：

1. 用鼠尾草煙燻你的環境並淨化水晶（第22頁）。
2. 以盤腿姿勢舒適地坐在地上的冥想枕上，或是雙腳穩穩踩地，坐在椅子上。
3. 將白水晶球握在手上，閉上眼睛，深呼吸三次。大聲說出或心想以下字句：
   「我祈求愛與光的最高振動能量與我的高我連結，清除所有多餘的能量及任何先前的程式設定。我命令這些水晶保有意圖，讓我的祈禱得到回應，並讓奇蹟進入我的生命中。謝謝、謝謝、謝謝。」
4. 將白水晶球擺在旁邊，點燃白色蠟燭。
5. 燃燒祕魯聖木，讓聖木香瀰漫在空氣中，這會讓你的空間充滿祝福。
6. 將選擇的圖片擺在面前，透過將這次的實行獻給某人或某件事物的方式來加深你的冥想（在這特定的儀式中，冥想和祈禱可互換）。可在心中默想或大聲說出你的獻詞。
7. 藉由唱誦或祈禱，或是其他你偏好的方式與你的信仰或靈性實踐連結。將計時器設定在11分鐘。
8. 閉上雙眼，深呼吸三次，用鼻子吸氣，用嘴巴吐氣。開始你的唱誦、祈禱，或是連結你的信仰。在計時器響起後，張開眼睛，慢慢重新適應你的周遭環境。接著再為計時器設定11分鐘。
9. 雙手各放一顆白水晶球，在剩餘的冥想過程中都握著水晶球。手握水晶可為你帶來清明。如果你分心了，你的思緒開始飄離，可專注在水晶上。感受它們的重量和能量，將它們作為將注意力拉回冥想上的錨。
10. 深呼吸三次，用鼻子吸氣，用嘴巴吐氣。這將為你做好開始冥想的準備。
11. 在這整整11分鐘期間，練習規律的深呼吸。
12. 結束時，花點時間感謝自己的實踐。
    冥想的最後，雙手在胸前合十，以祈禱式鞠躬來結束冥想。
    說「阿門」、「謝謝」或「namaste」（我向你鞠躬）三次。在複誦這些字句三次時，你也在鞏固它們的能量。

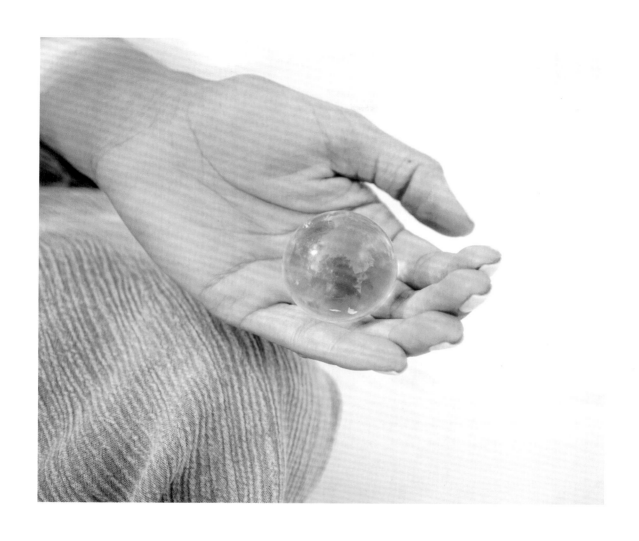

13. 現在感謝自己花時間填滿自己的「靈性」能量庫。在這麼做的同時，你也將在一天中傳播這感謝的能量，而這會影響到你遇見的每一個人。

14. 視需求經常重複1至13的步驟。

第4章：放鬆心靈

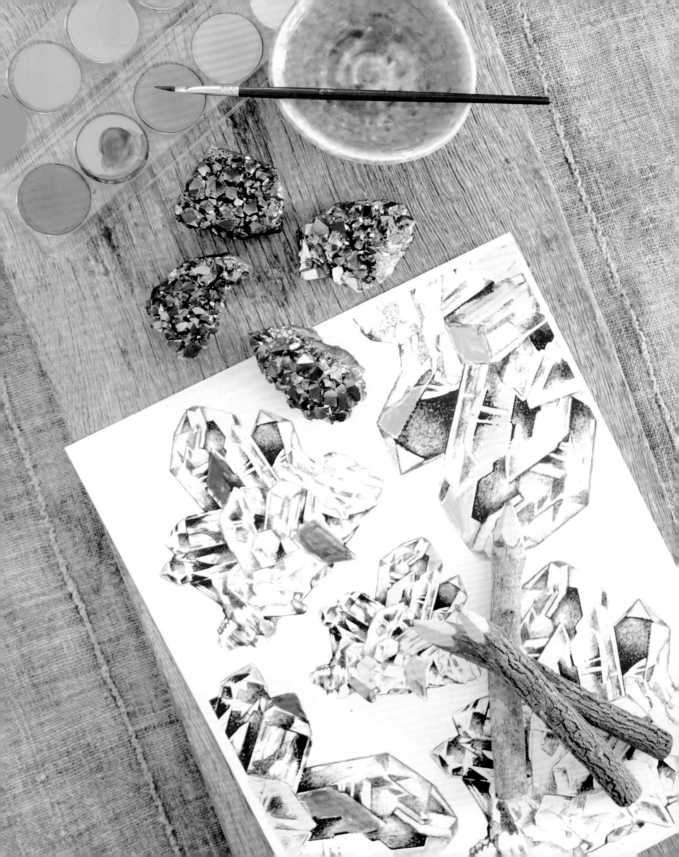

為我畫出美麗色彩

冥想可以有多種形式：祈禱、在大自然中散步，或甚至是洗碗。事實上，只要是在有意識地聚焦下完成，任何活動都可以是冥想的形式。

上色可以是簡單的冥想形式，它讓你與內在小孩（你具有創意、心胸開闊、愛玩且無拘無束的部分，但卻經常受到忽略）連結。上色也有助於你組織自己的想法，並專注在手邊的任務，可促進放鬆。

這簡單的上色動作促使你專注在同時運用雙手和眼睛，可有效排除多工處理的能力。畢竟當你在為圖案上色時，你無法同時用電腦或筆電打字。

白水晶

守護智慧：
清澈透明

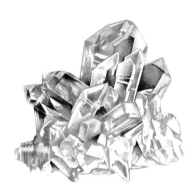

顏色： 純淨、無色、透明至半透明

產地： 全世界皆可找到，但主要在巴西、印度和美國

歷史和傳說： 石英家族充滿了高頻的非凡水晶。想跟上石英的腳步，就像在跟有錢人家比闊氣一樣，很難追得上它宇宙級的力量。這是最經典的水晶之一，也是最常見的水晶之一。由二氧化矽所組成的白水晶在全球的各大洲都可找到。全世界許多古老的文化都有自己的白水晶神話。中世紀時，據說白水晶球可增強先知預測未來的能力。南美原住民文化相信將冰冷透明的白水晶刻成骷髏頭的形狀可保存他們祖先的靈魂。古代的日本神話則將白水晶視為淨化和持久的水晶。

療癒特性： 白水晶可能是水晶界的搖滾明星，但卻不是天后，因為它會分享光芒。對於需要靈性啟發的人來說，白水晶可以為內心的陰暗面帶來清明。它有如此多傳說的原因是它可以和身體產生強烈的共振。身為萬能醫者，它可連結至所有的脈輪，並提供平衡和和諧。它設定用於顯化的能力不同於其他水晶。由於白水晶具有放大和設定的能力，甚至可用於電子產品。如果它可以為你的手機服務，想像一下它可以為你的整體能量做些什麼。藉由提升想法和觀想，它將能前所未有地實現你的意圖。

冥想上色儀式

————

時長：要多久隨你高興！

你將需要用到：

————

53頁的影印本1張或著色本
1本

彩色鉛筆、記號筆或蠟筆

火光水晶1個，用來開啟自己
完整的色彩光譜

儀式步驟：

————

1. 準備上色用品、水晶，以及53頁的影印本或著色本。
2. 將火光水晶握在手中。深呼吸三次，感覺你的壓力開始逐漸消失。
3. 將水晶擺在紙旁。在你的色筆、鉛筆或蠟筆碰到紙時開始進行冥想上色。
4. 在上色時，觀想你的壓力、焦慮和負面情緒開始被色彩和快樂所取代。好好
   享用這個過程！

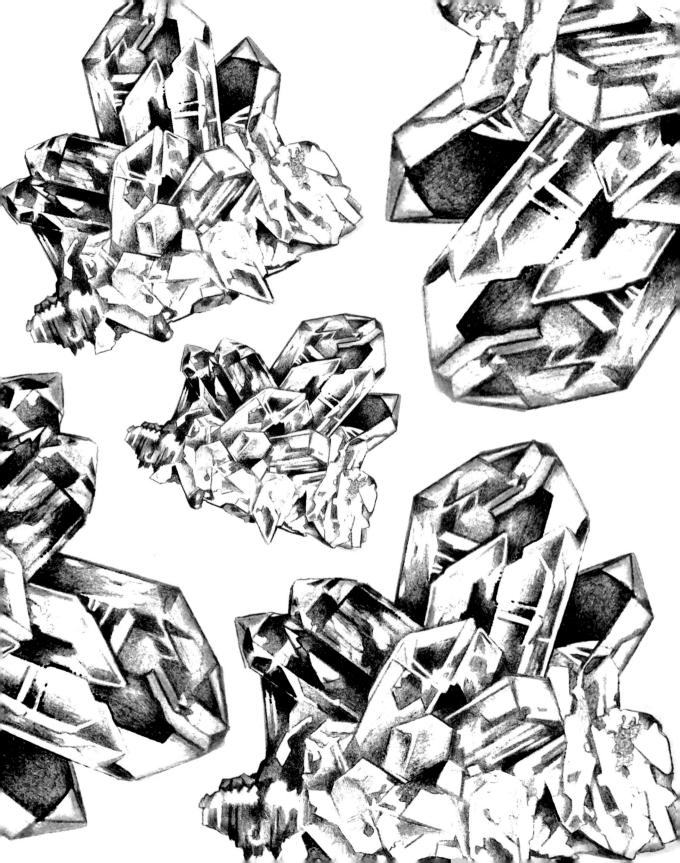

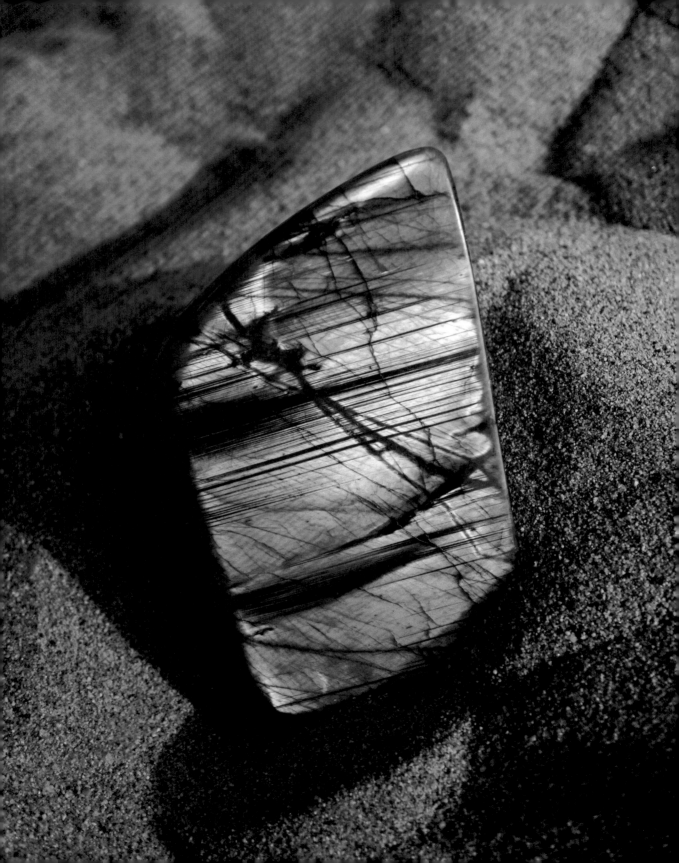

以團體冥想儀式減少焦慮

時長：11 分鐘

當你感到焦慮且心跳加速時，可聚集一些朋友，一起靜坐 11 分鐘。這個簡單的冥想將調和你的呼吸，並讓平靜凌駕在任何的焦慮、擔憂、壓力、恐懼或不確定性之上。

你將需要用到：

一些朋友（2 至 200 人）
用來將你個人與宇宙能量調和的大型拉長石水晶 1 個

計時器 1 個
鼠尾草棒 1 根

羽毛 1 根
用來盛接鼠尾草灰燼的鮑魚殼或耐熱容器 1 個

儀式步驟：

1. 用鼠尾草煙燻你的環境並淨化水晶（第 22 頁）。
2. 選一個人為拉長石水晶進行設定。讓這個人手握水晶，閉上眼睛，深呼吸三次。請他大聲說出或心想以下的字句：「**我祈求愛與光的最高振動能量與我的高我連結，清除所有多餘的能量及任何先前的程式設定。我命令這個水晶保有減少焦慮，並為我和團體中的每個人帶來和諧的意圖。謝謝、謝謝、謝謝。**」
3. 請大家圍成圓圈並盤腿坐下。如果你們只有兩個人，請面對面坐下。如果可以的話，試著讓膝蓋碰在一起，這樣就能和彼此保持連結。
4. 將拉長石水晶擺在團體中央（如果只有兩人的話，就擺在你們之間）。

5. 將計時器設定在11分鐘。

6. 閉上眼睛，深呼吸三次，用鼻子吸氣，用嘴巴吐氣。

7. 剩下的時間只要專注在當下。與你周圍的人一起體驗當下的時刻。

8. 在計時器響起時，輕輕地張開眼睛，注意自己的感受。

   你是否覺得沒有11分鐘前那麼焦慮了？

「冥想新手常犯的錯誤是從冥想本身尋找成功的訊息……
真正的成功只能從日常練習以外發生的事來判定。」

冥想實踐者兼作家
—— 萊特‧沃金斯（LIGHT WATKINS）

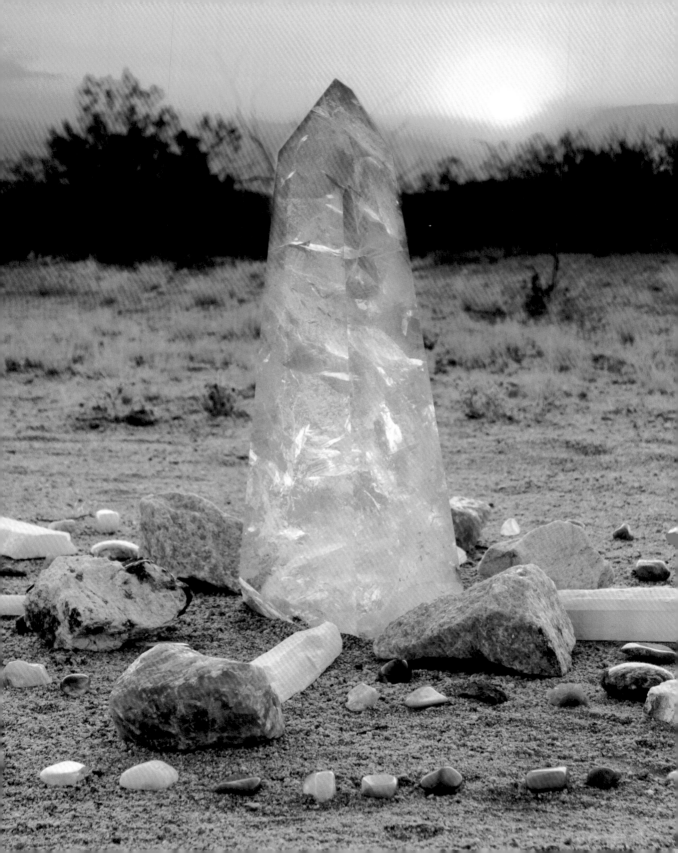

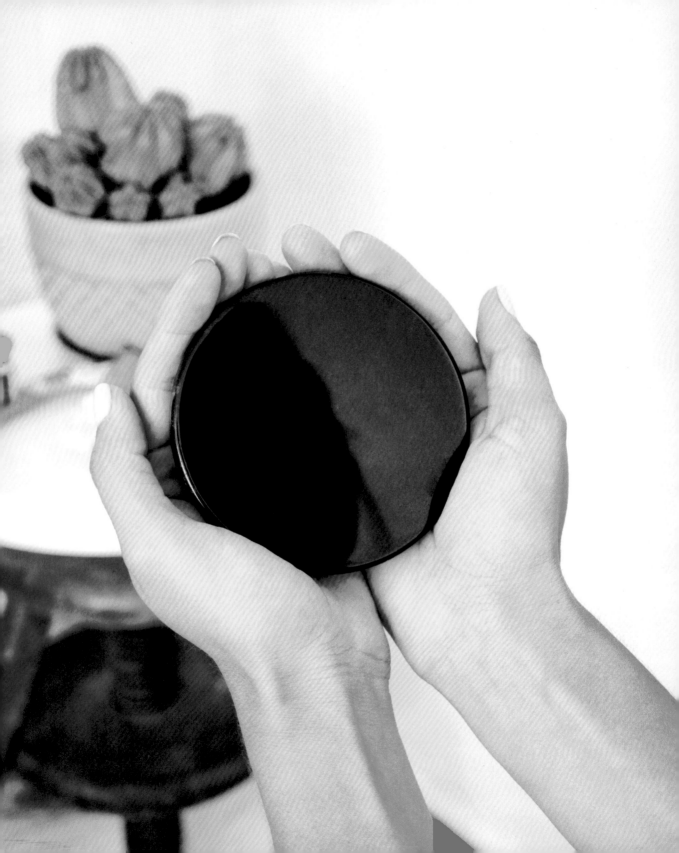

第 5 章

內在聖殿

透過自省和內在轉化了解自己的三步驟

「自我的旅程就是認識自己，並明白眼前的道路就是為了讓你學習愛自己
和接納自己所準備的。」

第三代薩滿、靈性導師與療癒師
—— 薩滿杜雷克（SHAMAN DUREK）

在南加州某個如畫般完美的一天，我正帶著我的房地產客戶參觀位於曼哈頓海灘最美麗的海濱豪宅之一。當我們從窗邊眺望拍打著海岸的海浪時，他說：「這就是我一直以來所嚮往的。」

他的表白非常激勵人心，而我也想要那樣。我微笑地看著他，心想：**我以為這是我想要的，但不再是這樣了。我要停止賣房地產。**而這並不是突如其來的啟示，這樣的想法在我心中至少也有一年了。

在外面的世界，我擁有一切。我年輕、健康，過著很美好的生活，有很棒的親友陪伴在我身邊，但我感到空虛。

有看不見的東西在消耗我的心靈，而這是我們無法在外面買到的，即平靜、滿足、充實和內在的寧靜。請不要誤解我的意思：

過去販售房地產對我來說是很好的事。但隨著時間，我的熱情開始消退。我的內心深處有個聲音在催促我敞開心房，並認識「真正」的我，但我不知道要怎麼去找到她。我心想，**或許我該去印度認識某個靈性大師；或是到亞馬遜旅行，和當地的薩滿一起研究，學習關於草藥醫學的知識。又或許我該到新的國家重新開始。**

我向我其中一位占星師朋友提到這些想法，她說：「你為何總是要扮演如此極端的天蠍座？永遠只能這麼孤注一擲嗎？」沒錯，對我來說，通常是如此。她接著向我解釋我會在 29 歲時質疑起人生的原因之一，因為我正在歷經**土星回歸**。

土星這顆行星是宇宙監工，就像是要求很高、紀律嚴明的老師要我們負起責任。

以更專業的用語來說，土星需要29.7年才能繞行地球一周，回到你出生時所在的星座位置。因此在你人生中的這段時期就像是成年禮，讓你必須面對自己的恐懼，同時要求你評估什麼才是重要的。你被賦予克服障礙的機會，並獲得發揮最高潛能所需的智慧。

我的臉上想必露出了驚恐的神情，因為我的朋友很快地補充說明：「可將這視為邁入成年的開始。你獲得了發現自己真實身分的禮物。」

我的20歲生活過得像是化妝舞會一樣。我依據我的職業選擇、男友和朋友，以及為了好玩而穿上各種「服裝」。每當我穿上新的服裝，就會扮演不同角色。有些時候我可能是「負責任的成年人」，有些時候我可能是無憂無慮的藝術家或海灘女孩。當然，在二十多歲時保持好奇心是社會上可以接受的。這是嘗試新事物、狂歡到天亮的時期，我可以成為任何人，**但**就是不想定下來。不過在我29歲時，一切似乎都改變了。「你什麼時候要定下來、結婚，還有生小孩？」成了新的問題。

我想回答：「好吧，事情是這樣的：我的新生活教練是一顆叫土星的行星，而土星的工作就是狠狠教訓我，讓我終於能了解自己是誰！你怎麼能在這時候問我結婚生子的事？」

這是我人生中第一次，生命有限這件事像閃電般擊中了我。這令人害怕，我感到不知所措，我想將我「房地產仲介」這件服裝扔出窗外，然後跑得遠遠的。但即使是在那時候，我知道無論我跑得多遠，依舊無法改變我是誰這件事，我的外在環境無法解決我的內在衝突。

唯一可以去的地方就是內心。這也是最可怕的地方，因為在那裡我不需要任何的服裝。事實上，我甚至可能有點赤裸！我不知道從哪裡開始。

最終，我發現我稱為「內在聖殿」的，就是我真實自我的所在。與水晶合作讓我到達那裡。

那你呢？你曾造訪那座聖殿嗎？或許你還記得自己的土星回歸，也或許你正在經歷土星回歸。不論你正處於什麼樣的階段，以及正在經歷什麼事，與內在聖殿連結是你可以找到真實自我的最深刻步驟之一。而且你會發現水晶正等著要幫助你，就像它們對我的幫助一樣。

在接下來的儀式中，你將透過三個步驟：內省、擁抱自己的光明與黑暗面和放下控制，進一步找到自己的內在聖殿。

步驟1：內省

　　找到內在聖殿的第一步是看見真實的自我，不加批判，而且全心全意地接受。為了做到這件事，很重要的是挪出時間和空間，讓真實的自己可以進入你的生活。

　　這並非應急的方法！很重要的是每天有意識地努力保持覺察、誠實，並對你正採取的全新靈性生活方式保持敞開。

黑曜岩

守護智慧：
鏡子

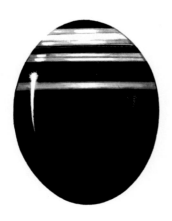

顏色：黑色

產地：可在許多地方找到，包括歐洲、日本、南美洲和美國

歷史和傳說：魔鏡啊魔鏡，誰是世界上最懂得自我覺察的人？如果你手上有這種礦石，答案大概會是你。黑曜岩長久以來因超自然的能力和具歷史意義的用途而受到吹捧。這無結構的礦石也因光滑的反光光澤而被稱為火山玻璃。這種礦石的形成是因為岩漿太快冷卻而形成結晶結構。在石器時代，全世界的文明都會使用黑曜岩來製造箭頭、矛和切削工具。儘管在某些現代產業中仍作為切削工具使用，但黑曜岩在個人層面上更為實用。這將有助於你切割情感上的負面能量。

療癒特性：要面對自己好的、壞的和醜陋的部分是很難的，但黑曜岩可以讓這件事變得更容易。透過向你反映真實的自我，黑曜岩迫使你接受完整的自己。冥想時，它可連結海底輪，讓你接地。使用黑曜岩將有助於你切割壓力和生活中最先引發你關注的負面模式。當你看到生活中必須驅離的事物時，黑曜岩會透過吸收有毒能量來回報你。難怪黑曜岩也被稱為真理之石！

內省儀式

時長：每天 11 分鐘，持續 21 天

　　內省儀式促使你連結自己的想法、感受和情緒，讓它們能浮出表面，而不是掩蓋或抗拒。在你看著黑曜岩（一種火山玻璃石）映照出自己的倒影時，你會看到快樂和滿足並不存於外在的世界，而是存在於你的內心。你可以選擇擁有這兩者，而不是出於偶然。進入內在的聖殿讓你擁有轉化生活所需的時間。這賦予你安全的空間，讓你可以轉變使你卡在舊有模式的習慣、信念和想法。

你將需要用到：

作為「黑曜岩鏡」，用來凝視的扁平黑曜岩1塊

計時器1個

鼠尾草棒1根

羽毛1根

用來盛接鼠尾草灰燼的鮑魚殼或耐熱容器1個

儀式步驟：

1. 用鼠尾草煙燻你的環境並淨化水晶（第22頁）。
2. 手握黑曜岩，閉上眼睛，深呼吸三次。大聲說出或心想以下的字句：**「我祈求愛與光的最高振動能量與我的高我連結，清除所有多餘的能量及任何先前的程式設定。我命令這個水晶保有反射、轉化和接納的意圖。謝謝、謝謝、謝謝。」**
3. 將計時器設定在11分鐘。
4. 手握黑曜岩，吸氣和吐氣，做七次長而深的呼吸。凝視著黑曜岩鏡，看著自己在鏡面上的倒影。此時更深入地觀察自己的眼睛。不帶任何批判，你看到

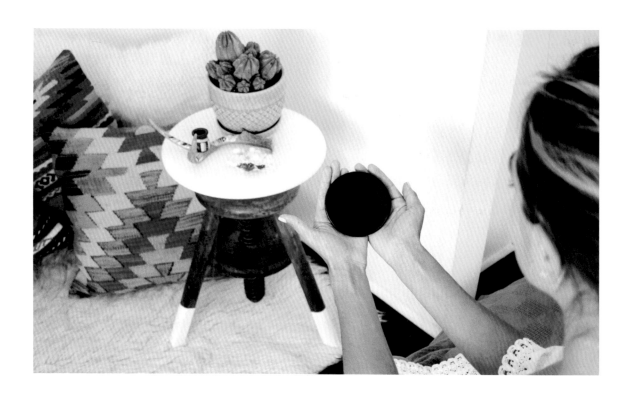

了什麼？觀察自己浮現的想法，但只要嘗試看著這些想法，而不要加以評斷。看看能不能更深入自己的眼睛，看到自己身後的自己。在影像或想法浮現時，就像看到剛出現在螢幕上的圖片般進行觀察。持續深呼吸。隨著你允許影像、想法和感受浮現，持續凝視著黑曜岩鏡。深呼吸，同時帶著吸入轉化的意圖，並療癒體內每一個細胞。

5. 一旦有時間坐下來思考，送愛給你的想法。接著傳送原諒，最後傳送感謝給你的想法。每當你開始分心，請看著你的黑曜岩鏡，然後更愛自己一點。專注於你過去的事實和現存對自己的愛。

6. 在整整11分鐘結束後，將黑曜岩鏡擺在床頭櫃上，在你經歷這個過程時，保留反射、轉化和接納的空間。

7. 持續21天，每天重複2至6的步驟。用黑曜岩鏡照自己，愛自己，感謝生活中學到的一切經驗，是它們讓你成為今天的你。

第5章：內在聖殿

步驟2：從酒吧到聖殿

探索真正的自我並發現內在聖殿的第二步是承認有多重面向構成了完整的你，要走上靈性的道路不是只有一種行動方案。

在本章節中，讓我們將**聖殿**這個詞定義為你的光明面，即你用正向且充實的方式滋養你的身、心及靈性的方式。這就是你選擇接納自己的方式。

另一面就是「酒吧」。讓我們將這定義為你的陰影或黑暗面，包括負面思維、限制性信念、舊有模式、壞習慣、放縱和癮頭。這是你選擇漠視或否認的一面（我們絕不是說聖殿就是「好」，酒吧就是「壞」，它們只是這隱喻的一部分）。

這兩面都會影響你內外在自我的呈現與感受。如果你對自己完全誠實，就會知道自己的內在酒吧和聖殿何時是不平衡的。當你向內探求並與更高的力量（不論這對你來說意味著什麼）連結時，你也與自己個人的真理調和。但願你有將大部分時間花在聖殿裡的渴望、動力和意願。但總是有一種持續不斷的潛在誘惑吸引你去酒吧。

走在通往自我探索的靈性道途上並不總是充滿光明。你無法在一夜之間從靈魂層面找到真實的自己，這需要時間和奉獻。黑暗會帶來光明，反之亦然。有些時候你可能發現自己身處聖殿，有些時候在酒吧，也有些時候是這兩者的組合。

當你在尋找內在聖殿與酒吧之間的平衡時，要記得幾件重要的事：

- 即使發現自己身處酒吧也不必斥責自己。不要因為覺得自己沒有活出靈性或正面形象就停止出現在聖殿裡。
- 每個人的旅程都不同，到達聖殿的方式沒有對錯。請不要試圖拿自己和他人比較，因為每個人進化和成長的速度都不同。
- 當你走在靈性的道路上，要批評那些和你不同「層次」的人是很容易的。你可能會發現你周遭的人無法理解你的新道路。請記住，其他人會在不同的時期找到自己和他們自己的新道路。如果其他人選擇的生活方式和你不同，那也沒關係。不要為此而批評他們，就像你不希望他們批評你一樣。
- 重要的部分是每天為自己現身，並信任自己正走在正確的道路上。內在旅程的重點不在於完美，而是持之以恆。

每天一點一滴消除讓你無法擁抱真實自我的障礙，都會讓你更靠近自己的內在聖殿。花點時間將自己的焦點從外在世界轉移至內在是最快的轉化方式。

擁抱內在的光明與黑暗儀式

時長：每週一次，持續 4 週

　　一旦了解光明面和陰暗面都是自己的一部分，你便能開始從內向外開始療癒，並找到真實的自我。這項儀式可用來檢視自己的光明面（聖殿）或陰暗面（酒吧），接著找到這兩者之間的中立狀態。

　　你將擬定一份生活中構成你光明面（你喜歡自己的部分）的所有事物清單。這份清單是為了在視覺上提醒你尊重並表揚自己值得欣賞的特質。

　　接下來要擬定你想改善自己內在（你的陰暗面）的事項清單。這麼做是為了誠實地自省，而不是自我厭惡。每個人都有需要努力的人生課題，這就是我們人類的工作！

　　你將擬定的第三份清單將讓你可以同時檢視光明和陰暗的特質，並思考哪些可以轉變，以便為你的生活帶來更多的平衡。

　　你總是有進化的選擇。你可以決定要滋養自己的哪些部分，以及你要勇敢面對及克服的部分。請記住，平衡自己的光明面和陰暗面將會是不斷演化的終生旅程。

你將需要用到：

具平衡能量的條紋碧玉水晶 1 個；白色和黑色代表光明面和陰暗面（或陰和陽的能量）共存

日記 1 本或空白的白紙 3 張

藍筆 1 枝（藍色是真理的顏色，據說用藍色墨水寫字時較能保留資訊）

鼠尾草棒 1 根

羽毛 1 根

盛接鼠尾草灰燼的鮑魚殼或耐熱容器 1 個

儀式步驟：

1. 用鼠尾草煙燻你的環境並淨化水晶（第22頁）。

2. 手握條紋碧玉水晶，閉上眼睛，深呼吸三次。大聲說出或心想以下的字句：

   「我祈求愛與光的最高振動能量與我的高我連結，清除所有多餘的能量及任何先前的程式設定。我命令這個水晶保有真實、客觀和中立的意圖。謝謝、謝謝、謝謝。」

3. 用非書寫手握著條紋碧玉水晶。看著黑白色的漩渦花紋。留意這些色彩如何共存，這和你內在同時存在的光明與陰暗面很相似。在觀察水晶的同時，開始用另一隻手擬定「光明面清單」，列出所有代表你內在光明面的事物。

4. 擬定「陰暗面清單」，列出所有你想改善的內在特質。

5. 檢視自己的光明面與陰暗面清單，思考可以如何轉變，讓自己的內在變得更中立。

6. 擬定第三份清單，列出你可以做什麼為生活帶進更多的平衡，讓生活並不總是非黑即白。

7. 每週一次，持續4週，重複步驟2至6。

8. 在4週結束時，比較你收集關於自己的資料。看看你的清單從第1至4週是否有進展。

9. 將水晶擺在你看得到，或是隨時想要就可以握著的地方。你的水晶是象徵性的提醒，提醒你記得維持你想要的內在平衡。

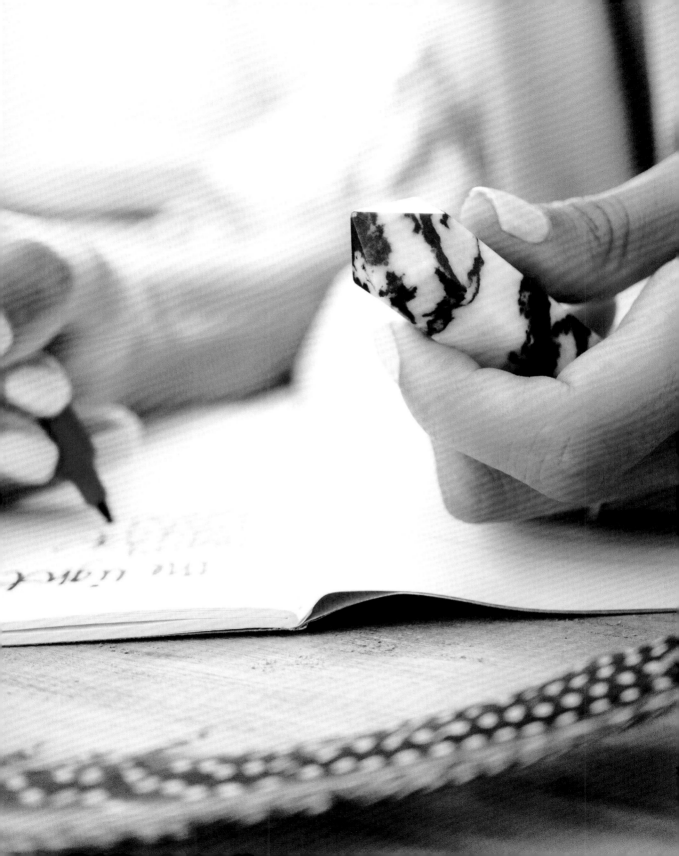

步驟3：放下控制

　　探索真實自我和找到內在聖殿的第三步，也是最後一個步驟，就是放下控制。當你不再試圖控制一切，你便創造出所需的必要空間，可將想要的事物帶進生活中。在試圖不斷控制一切時，能量會停止，而你會變得卡住、阻塞和停滯。當你放下控制，就能夠看見一直在你身邊的所有機會。對提咪和許多人來說，這樣的努力仍在進行中，而且仍需不斷重新思考。

　　提咪總是非常懂得善用時間。身為獨生子女，她很年經就學會了有條不紊和自給自足。無法躲在兄弟姐妹身後或混入其中，所有的注意力永遠都在她身上。她從小就強烈渴望取悅她的父母和祖父母，結果她為了變得完美而在自己身上施加了巨大的壓力。

　　至今，提咪仍是盡可能充分利用每分每秒的時間。可以肯定地說，她在24小時內完成的事比大多數人一週內完成的事還要多。我對此心存懷疑，求她承認她實際上是外星人，或至少是機器人，因為這是她高效率唯一合理的解釋。

　　提咪力求為任何情況都做好萬全準備。她不斷提前部署，永遠準備好為「以防萬一」的局面隨時展開行動。每當她發現自己有空閒時間，她會用語音的方式將資料、記憶、筆記、照片和聯絡資料記錄在她的手機裡，以作為將來的參考。她就是她生活的行動歷史學家。或許雙子座就是這樣？（既然雙子座以雙重人格著稱，明明只有一個人，卻有兩個人的功能，因此以準備周全聞名。）如果我忘記我們過去發生了什麼事，我只需指出年份和月份，提咪就會翻出她的筆記並提醒我（我不得不說，她的習慣在撰寫本書時極為便利）。

　　提咪敬愛的祖父經常說她必須放慢腳步，停下來聞聞玫瑰花香。他是個開心、喜歡交際的義大利人，充滿活力，而且總是能分享有見地的訊息。她會回答他：「你是對的。」同時快速輕吻他的臉頰。但接著她會衝出門，繼續回去做她（永無止境的）待辦清單上的下一件事。

　　當提咪的祖父在幾年前過世時，她心力交瘁。一切都發生得太突然。在他的家人整理他的個人物品時，發現了一個裝滿白色餐巾紙的盒子。提咪的祖父在每張餐巾紙寫上了訊息和短語，彷彿他希望這些智慧金句可以在他死後被發現，讓他能夠被永遠銘記在心。他們找到了七百張餐巾紙，但只有一張的訊息是指定給特定的某人，也就是提咪。這張餐巾紙上寫著：「提咪就是混亂的代表。」

　　提咪大為震驚。她如此敬愛、尊敬和景仰的人怎麼會這麼形容她？起初她感到很生氣。他怎麼可能認為如此極度有條理又有效率的人很混亂？

　　提咪繼續過生活，但她祖父的話在她腦

赤鐵礦

守護智慧：
接地

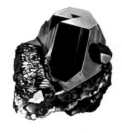

顏色：有紅色條紋貫穿其中的青灰色

產地：可在許多地方找到，包括巴西、加拿大、英格蘭、委內瑞拉和美國

歷史和傳說：讓赤鐵礦深入你的皮膚。這種礦石的名稱源自希臘文的「血」，以將身體與大地連結而著稱。事實上，在古代人最早嘗試藝術創作時，他們使用赤鐵礦作為粉筆在洞穴的牆上作畫。在美索不達米亞，赤鐵礦是用來冷卻血液的。同樣地，在古埃及，赤鐵礦被推薦用來治療發炎。

療癒特性：赤鐵礦直言不諱。如果你正在迅速失控，它會讓你對現實反思。它會讓你停止胡思亂想並腳踏實地。赤鐵礦的能量聚焦於身體上，而它也教導我們做同樣的事。用赤鐵礦連結你的海底輪，讓你保持接地，而不是因為壓力或焦慮而過度分析。它會像海綿一樣吸收你所有的負面想法和能量，幫你承受不好的一面。

海中盤旋不去。她開始注意到，當她用宏觀的角度來看待她的生活時，就像一部運作順暢的機器。但若用微觀角度來檢視，她過度控制的生活確實製造出混亂。為什麼？因為生活充滿無預期的變化和轉折，每當發生她沒有預料到的事時，她就會脫軌，而這會將她推出她的舒適圈，你猜得沒錯，就是帶來混亂。

最後，提咪的祖父給了她最大的禮物——真相。隨之而來的是讓她以新的方式看待自己的機會。

同一期間，提咪另一部分的生活開始迅速失控。她將房子掛牌出售，但經重新思考後，又決定停止出售。她才一這麼做，馬上就收到一份要求30天第三方託管[1]的報價。同時她青春期的兒子正經歷一段艱難的時期，需要她百分百的關注。一切都來得太快，而且都同時發生。她無法控制這一切。事實上，她第一次意識到自己並沒有控制權，完全沒有。她唯一的選擇是臣服，而這太嚇人了。但她了解這就是她的警示，她必須找到自己內在的聖殿。她必須聆聽自己內在的聲音：**是時候專注在我自己身上了。**

向劇變放手和臣服需要勇敢和勇氣。對自己誠實很難，不論是要面對自己好的、壞的，還是醜陋的一面，但這麼做才能終於開始放下強加在自己身上的限制，以及放下那阻礙你獲得真正成就感的習慣。

---

1. escrow，第三方託管，在美國的房地產交易中，買賣雙方將資金和房產證明交由第三方公正暫時保管，以保證條件滿足後雙方履行合約。

放手加強版—臣服儀式

時長：連續 3 天，一天 11 分鐘

　　這項儀式召喚大地之母的能量來協助你放手、臣服，並讓大地吸收任何多餘的能量。這將有助於你接地並重新與身體連結。當你接地，並與大地和身體連結時，便能做出更出色的決定，而且能夠挖掘你的內在真相。在這個空間中，你可以確定什麼不再適用於你，並探索自己必須感到平衡的部分。

　　我們透過雙腳與大地連結。當你將雙腳穩穩踩在接地的水晶上時，它們會為你進行非常輕柔的腳底按摩，這會刺激你身體的療癒過程，有助於將身體帶進更深層的放鬆狀態。

　　當你將雙腳擺在水晶上時，觀想卡住、負面和多餘的能量透過腳底離開，並被大地所吸收。這種方式讓你斷然放下生活中阻礙你前進的事物。這項儀式可幫助你更留意要保持接地，並與內在的聖殿連結。

你將需要用到：

用來創造生活轉變和釋放舊有模式的玄武石 9 顆

用來淨化、排除心理壓力和緊張，並提供保護的黑曜岩 10 顆

用於接地、平衡和吸收負面能量的赤鐵礦 4 顆

浴缸或大到能泡腳的水桶 1 個

瀉鹽 1 杯

用來裝溫水的水罐 1 個

毛巾 1 條

計時器 1 個

鼠尾草棒 1 根

羽毛 1 根

盛接鼠尾草灰燼的鮑魚殼或耐熱容器 1 個

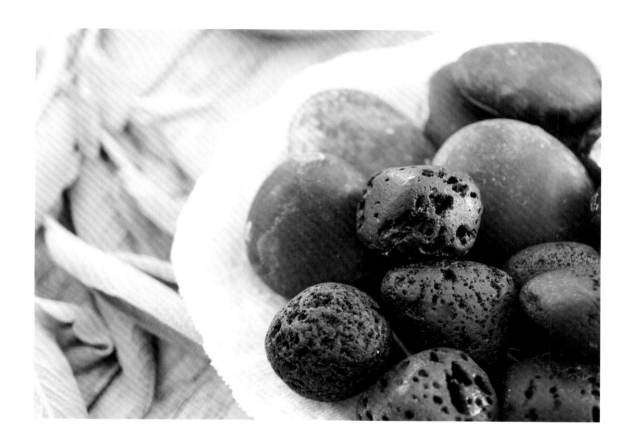

儀式步驟：

1. 用鼠尾草煙燻你的環境並淨化水晶（第22頁）。

2. 將所有水晶都擺放在一個區域。大聲說出或心想以下的字句：「**我祈求愛與光的最高振動能量與我的高我連結，清除所有多餘的能量及任何先前的程式設定。我命令這些水晶保有釋放負面和舊有模式、接地及平衡的意圖。謝謝、謝謝、謝謝。**」

3. 找一個你可以自在放鬆，同時還可以泡腳的地方。在浴缸（或水桶）旁的地上鋪上一條毛巾。

4. 將所有的水晶和1杯瀉鹽放入浴缸中。

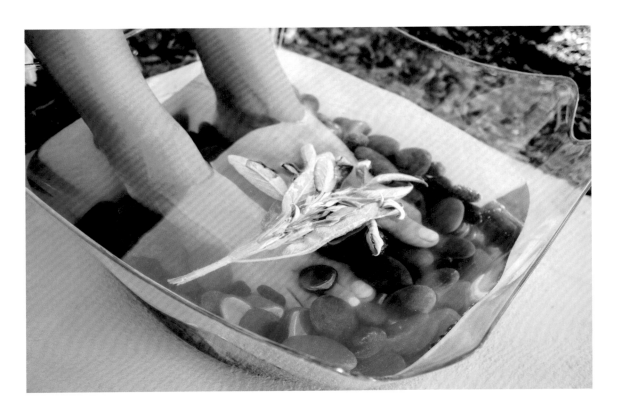

5. 在水罐中裝入溫水，然後在浴缸中倒入足量的水，讓水能淹過你的雙腳。

6. 在將腳放入浴缸之前，先深呼吸三次。吸進光，並呼出任何的負面想法。

7. 將腳放入浴缸。

8. 將計時器設定在11分鐘。

9. 靜坐時，感受水晶在為你的能量場接地。感受你的身心靈重新和彼此連結，並融合為一體。

10. 觀想你的雙腳連接大地的能量。感覺自己透過腳底釋放、放下並交出任何不再為你的最高利益服務的事物。

11. 隨著你的呼吸和身體開始穩定，感受停駐在你內在的平靜、連結和和諧。

12. 結束時，取出水晶，將水倒入馬桶沖走。

13. 連續3天進行步驟1至12。

玄武石

守護智慧：
找到內在的狂熱

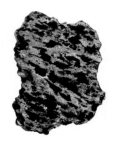

顏色：深灰色至黑色

產地：可在許多地方找到，包括冰島、印度、南非和美國

歷史和傳說：玄武石擁有終極大改造的故事。它曾是火山岩漿，過著動盪不安的生活。在升至地表時，它熾熱的結構冷卻下來，成了支撐地球表面和海洋盆地大部分地區的堅實來源。數百年來，玄武石用於從裝飾到治療等多種用途。在古羅馬，玄武石天然的持久性和硬度讓它成為鋪路的理想選擇。然而，古埃及人會使用這種黑色的石頭來雕刻巨大的雕像。今日用於 SPA 中的熱石療法。

療癒特性：玄武石的能量既強烈又撫慰人心。作為強力的能量吸收石，它可以清除負面能量和停滯的情緒，讓你良好的能量得以順暢流動。玄武石被視為勇氣與穩定之石。在艱難的過渡時期，玄武石可提供信心和支持。也用於熱石按摩療法，可消除疼痛，同時為療癒帶來具滋養效果的溫暖。

靈性旅程需耗費大量心力，而且沒有人可以為你代勞，必須由你親自付出努力。對每個人來說，尋找內在聖殿的時間都不同。對我來說，是29歲時，而對提咪來說，是她剛進入47歲時。開始的時間沒有對錯，因此也沒有所謂的「太晚」。

那你要怎麼知道你的時候到了？可能是當舊有的生活方式對你來說已不再足夠時、即使是未知都開始感覺好過已知，又或者是你人生中第一次感到難以抗拒的衝動，想要探索更深層次的自己。

你會發現自省將有助於你選擇真實、自愛和接納。

「如果你沒有任何的陰影，你就
不是站在光明中。」

創作流行歌手
——女神卡卡（LADY GAGA）

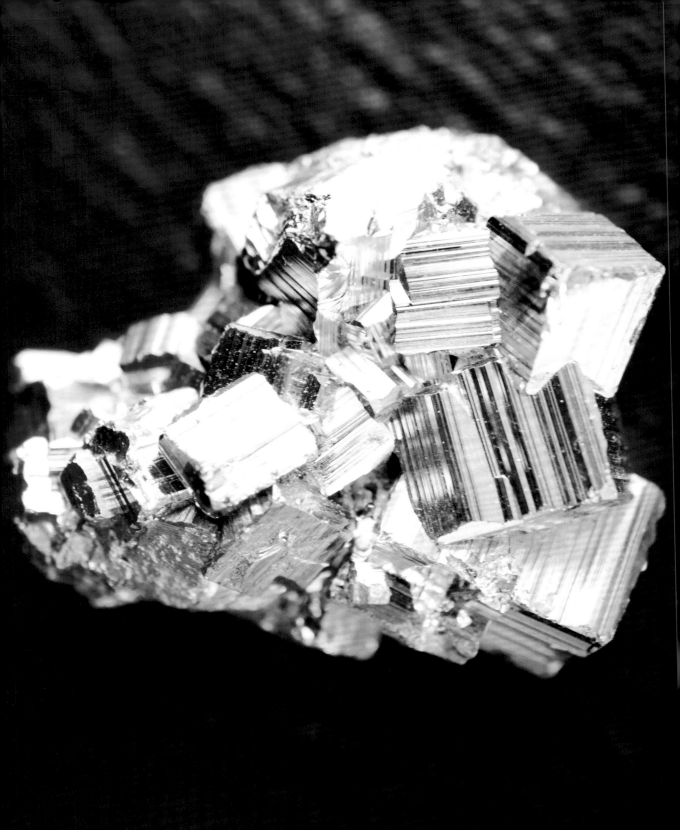

第 6 章

成為財富磁鐵

如何吸引繁榮、成功和豐盛

「真正重要的是你主宰金錢，而非被金錢主宰。
那麼你就可以用自己的方式自由地生活了。」

生活與商業策略顧問、企業家、暢銷書作者兼慈善家
——托尼・羅賓斯（TONY ROBBINS）

我們的事業從我們位於加州曼哈頓海灘的後車廂開始。我們在鎮上被稱為販售「能量珠」的「人字拖女孩」，因為早期我們是穿著人字拖和瑜伽服做生意的。我希望能夠說我們有商業計畫或甚至是整體規劃，但我們沒有。然而我們有樂觀的態度、可能帶來可觀利益的點子，還有我們脖子上的水晶。

我用賣房地產賺的錢向世界各地的療癒師、巫醫和原住民專家學習，這讓我得以到全球旅行並盡情探索。在我返家時，我開始探索瑜伽、冥想、唱誦和水晶。

我感受到愛，但可惜的是，我的儲蓄帳戶感受不到。因此，是時候釐清我該做什麼來謀生了。

我需要面對現實，因此我請我的母親提供想法。她停頓了一下，然後很快用她愛爾蘭式的風趣口吻說：「海瑟，你正站在路邊，你快要餓死了，但你手上有一片麵包。你擁有能量和療癒的一切資訊，用這個做點什麼！」

她說得沒錯！是時候將金錢吸引到我的生活中了，於是我將風水知識結合我對水晶和項鍊的愛，繁榮項鍊就此誕生。這是身心靈的能量技術。

祕方就在於用紅線將三枚中國古錢幣綁在一起，並結合一串的玉珠，而玉以帶來繁榮而聞名。而我對繁榮的定義擴大至金錢之外。我將這視為開啟新門戶的機會，而且可以和人們建立新的關係來豐富我的生活。

繁榮可能是一個過程，但我必須為這個實驗設下時限，以觀察我的方程式是否奏效。我製作了 10 條繁榮項鍊，送給 10 個人，然後請他們讓我知道 10 天內是否發生任何繁榮的轉變。請注意，我送項鍊的對象是 10 個

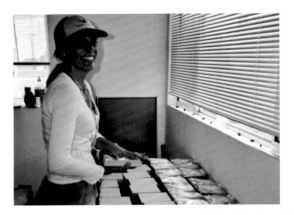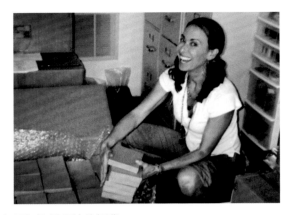

海瑟（左）和提咪（右）在打包繁榮項鍊的訂貨。

抱持懷疑態度的朋友——即「非常擔心」我選擇這條新道路的朋友。

他們會問：「你要我戴這條項鍊？」

「沒錯，戴十天。」

「為什麼？」

「看看在身上戴上這大地的能量作為護身符，是否會提醒你關於繁榮的意圖。」

「嗯？」

「戴就對了，拜託。」

此時，有時比我還了解我自己的提咪之前已經看我經歷了不少「階段」，但她覺得這次不太一樣。她想知道我打算做什麼，她很納悶，為何我會放棄良好的收入和穩定的工作，到遙遠的叢林裡去旅行，以尋找我的「靈魂」。她看得出來我的旅行改變了我。她很好奇，而且也很勇敢。她同意當我的白老鼠。

所以，發生什麼事？10天後這10個人都回報他們的繁榮狀況有所提升。項鍊發揮了效用！有些人在郵件裡收到意外的錢，有些人獲得新機會，有人因為加薪而喜出望外。這個消息如野火般蔓延，我們整個海灘小鎮的人都想知道關於這繁榮項鍊的事。原先的10個人告訴10個人，後來的10個人再告訴10個人，就這樣一直擴散出去。我的事業就這樣，一開始就很**繁榮**！

但我有個問題：我不知道要如何製造產品，這就是我終生最要好的朋友提咪介入的時候，她知道要怎麼製造東西。她在服飾產業待了12年，向大眾市場的零售商販售女性服飾。這是競爭激烈且艱辛的工作，讓她變得筋疲力盡，因此她最近離開了這個工作。她同意協助我，因此繁榮項鍊在一週內開始正式生產。

訂單進來得如此快速，我們一做好、淨化、灌注能量，就要裝箱，親自用自己的車運送。沒多久，好萊塢的一線演員都聽說曼哈頓海灘的人字拖女孩在販售能量珠這件事，而這裡距離愛樂之城（La La Land）洛杉磯只有幾英里遠。

很快地，我們被帶進了高檔的好萊塢派對，我們被安置在密室裡，向富人和名人販售我們的水晶串珠。彷彿我們是能量經銷商，為精英們供應祕密的競爭優勢。同時，項鍊對我們來說也有效。我們在和全世界最富裕的人打交道時，鈔票也從天而降。

隨著我們事業的成長，我們找到了坐擁曼哈頓海灘海景的辦公室，而且還雇用了員工。但為了跟上需求，我們必須尋找擴張的資金。我們就是在這時開始正式營業。

在此讓我補充，我和提咪可以寫一整本書敘述創業**不該做的事**。我們犯了所有可以想像得到的錯誤，但我們總是聆聽直覺並尋求協助。20年後，我們身邊還是充滿聰明機智的人，而這始終要歸功於**水晶的能量**。

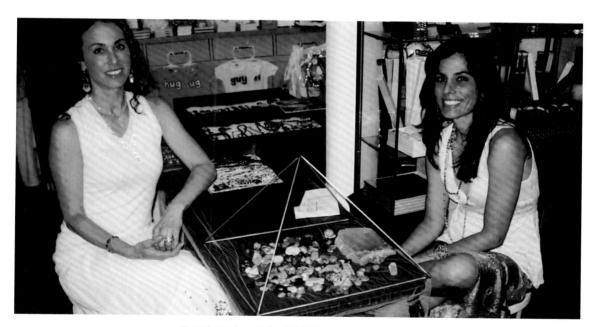

海瑟和提咪在私人活動的後台進行水晶解讀。

如水晶般清明

如今回顧過去，事業一開始發展得太順利，對我們來說比較像是詛咒而非祝福。當事情進展得很順利，我們卻忘了一個非常重要的宇宙法則：**感激**。我們將降臨在我們身上的一切祝福視為理所當然，而最終我們得到很慘痛的教訓。我們很快被提醒這新事業的重點並不是在於我們、我們的自我，或是我們遇到的那些「很酷的人」。我們的成功從來都和我們無關，重點一直都是水晶。

「這些女孩如此沉迷於事業，卻忘了她們事業的核心，就是我們！」水晶似乎突然對我們這麼說。「是時候向她們展現我們沉默的力量了，她們才知道我們的厲害。」

哎呀！

在接下來的幾個月，我們的生意急劇下滑。繁榮項鍊最初的炒作已經平息。我們非常明確地聽見水晶們「沉默」的訊息。我們不得不完全停止營業，同時嘗試研發其他可以和繁榮項鍊一樣強大的產品。不幸的是，我們的腦袋被未知的恐懼所籠罩。我們擁有無限智慧的水晶就這樣看著我們迅速下沉。

終於，某天我們決定躺在地上，在身體的各部位擺上礦石。它們無所不在！黑碧璽在雙腳之間，赤鐵礦擺在海底輪，紅玉髓擺在第二脈輪，黃鐵礦在第三脈輪，粉晶擺在心輪，綠松石在喉輪，紫水晶擺在眉心輪，而且在我們周圍擺滿了白水晶柱。我們躺在那裡幾個小時，有時完全沉默，有時會討論我們的恐懼。

我們的能量體緩慢地回到我們的身體並安頓下來。隨著我們的思想開始開放，恐懼也消散至大地中，一切都變得清楚明瞭。是時候重新開始了。我們需要新的行動方案，因為舊的方法已不再有效。

強化繁榮的小祕訣

◆ 絕不要將錢包擺在地上，因為你的金錢能量會流失。

◆ 多和成功人士往來，你也能沾沾他們的運氣。

◆ 在身上穿戴虎眼石、玉、東菱石或黃鐵礦，可吸引財富。

◆ 水管堵塞或漏水相當於財富堵塞或流失。請立即修繕任何的水管問題！

◆ 隨時保持廁所門關閉並將馬桶蓋蓋上，可預防能量和金錢流失。

◆ 要讓金錢流動，可在你做生意的收銀機裡放一個黃水晶。

◆ 在錢包裡藏一張100美元的鈔票，隨身攜帶，讓自己永遠都感到豐盛。

靈性財富養成

這些「老方法」和我們的心態很有關係。你瞧，從我們創業初期，我和提咪就常對於「靈性」和「物質」如何共存感到很衝突。在我們的潛意識層次，我們並不相信這兩者可以共存，這也是為何我們經常處於財務困境中。

我們認為為他人服務的療癒者不應該賺錢，這樣的心態幾乎葬送了我們的事業。而這時我們突然頓悟：沒有錢也沒有顧客，我們就無法為任何人服務。靈性財富來自於內在。靈性財富就是你的滿足、正念和靈性自我，而這些是你可以永遠擁有的。真正的靈性財富是你可以控制的，沒有人可以從你手中奪走。物質財富則往往變化不定，不只會受到內部因素（例如糟糕的財務決定）影響，也會受到外部因素影響，包括經濟、自然災害，以及許多超出你控制的其他狀況。

在我們有意識地接受物質財富當然可以由靈性財富所供應時，我們的事業開始再度蓬勃發展。我們製作了一個聚寶盆，每天擺在我們面前，讓我們持續走在正軌。

虎眼石

守護智慧：
變形

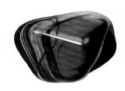

顏色：帶有金棕色條紋的黃色

產地：可在許多地方找到，包括澳洲、巴西、南非和美國

歷史和傳說：虎眼石因其琥珀色澤而得名，但它同時能為人帶來如老虎般威猛的專注力和原始力量，是這樣的能力讓它名副其實。虎眼石也是著名石英家族的成員，從古代開始就一直被戰士和士兵用於增加勇氣。羅馬士兵佩戴虎眼石戒指則是為了力量和保護。

療癒特性：當你盯著一張圖片太久，就會開始看不清楚。我們的想法也是一樣。當我們從某個觀點看某個情況太久，我們也會變得看不清楚狀況。這種水晶有助於你從全新的視野釐清狀況。虎眼石可藉由轉換觀點將你的注意力拉回來。你可從這全新的觀點獲得更深的理解。或許是時候探索新嗜好了，或許你在事業上遭遇的問題有解決方法，你只是還沒想到。使用虎眼石可以帶你脫離常規，為你展現你所需要做出的改變。它連結至太陽神經叢和臍輪（sacral chakra），有助於讓靈魂接地。它可激勵你找到追求新事業所需的勇氣。

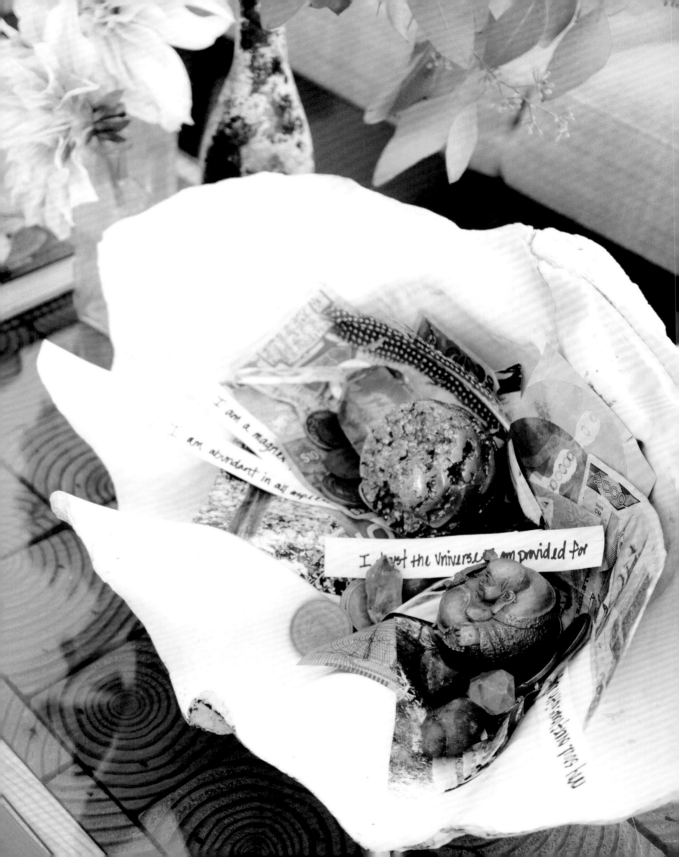

靈性聚寶盆儀式

時長：40 天

此靈性聚寶盆儀式為你提供將想法和點子化為實際形式的機會。這小小的容器代表你的意圖、珍寶和目標，為你提供無限可能

你將需要用到：

用來盛裝代表你靈性和物質世界事物的碗1個（請發揮創意！可以是碗、大的蛤蜊殼、籃子、魚缸、玻璃糖果罐、水晶花瓶或類似的物品）

水晶8個──8是象徵金錢的數字。這些水晶代表來自大地的禮物。大小不拘，從滾石至較大的水晶皆可：

◆ 虎眼石1個、東菱石1個、黃水晶1個和玉1個，用來代表物質財富

◆ 紫水晶1個、白水晶1個、拉長石1個和藍線石1個，用來代表靈性財富

用藍色墨水寫在紙上的願望、目標或意圖7個（務必要以現在式書寫！）

錢（硬幣、鈔票或來自你想做生意的國家貨幣）

自己微笑、開心的照片1張

對你來說代表靈性、滿足、正念和內在平靜的雜誌或網路列印圖片

對你來說別具意義的寶物，例如羽毛、貝殼，或是來自親友的禮物

讓你開心，而且你想和他們分享旅程的親友圖像

其他對你來說能代表靈性財富的物品

金色物品──硬幣、彩繪石頭、黃鐵礦、招財佛或類似物品

鼠尾草棒1根

羽毛1根

盛接鼠尾草灰燼的鮑魚殼或耐熱容器1個

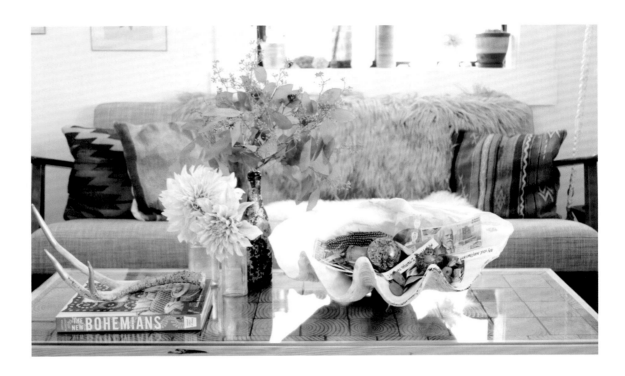

儀式步驟：

1. 用鼠尾草煙燻你的環境並淨化水晶（第22頁）。

2. 手握水晶，閉上眼睛，深呼吸三次。大聲說出或心想以下的字句：**「我祈求愛與光的最高振動能量與我的高我連結，清除所有多餘的能量及任何先前的程式設定。我命令這些水晶保有靈性豐盛和無限可能的意圖。謝謝、謝謝、謝謝。」**

3. 找一個你可以每天看到，而且靈性聚寶盆可以維持不變的地方。

4. 將水晶擺在碗底，開始在水晶上方鋪上其他的物品，並將黃金的物品擺在最上面。

5. 大聲說出你首要的靈性財富意圖。

6. 將靈性聚寶盆靜置在這裡40天，或是直到你感受到轉變為止。請自由地在聚寶盆裡添加東西，或是擺在外面曬太陽來「更新」能量。

向指責者和抱怨者說掰掰

你是否感覺自己為了改善財務狀況已經做盡一切，卻依然得到同樣的結果？那你知道嗎？是時候改變你的心態了。

無限豐盛的最大祕密之一，就是掌控你感受、思考和相信的一切，了解你生活中擁有的一切都始於內在。這表示你該停止為了生活中的問題而怪罪他人，以及不要這麼常抱怨這些問題。

知道一切都始於**你自己**可賦予你做選擇的力量。你可以選擇活在快樂且豐盛的全新狀態中。你的大腦一旦理解這個概念，你就正式走上了你的夢想生活之路。

可悲的是，很少人能做到這樣的心態轉換。諷刺的是，許多人實際上對失敗、失望、悲慘及財務不穩定成癮。確實，對自己的財務狀況感到可怕是難以戒除的習慣。對自己誠實或接受自己的情緒有多低落很不容易。因此，如果你要為自己的困境負責，你現在也必須採取相關的行動。

但深呼吸並好好思考一下。你擁有可以改變處境的內在力量、選擇和工具確實**是**好消息。這些改變或許無法在一夜之間發生，但我們就是活生生的證明，只要願意花時間並付出努力，這些都是可以做得到的。

你有一個選擇：你可以與你的心思**為敵**，也可以讓它和你**合作**。這就是必須發生的轉變。

玉

守護智慧：
幸運符

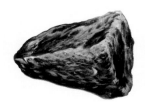

顏色：綠色

產地：可在許多地方找到，包括中國、紐西蘭、加拿大、墨西哥和美國

歷史和傳說：綠色的玉，又稱為閃玉，被視為祕密的幸運石。數百年來，全世界許多文明都相信這種礦石可帶來好運。紐西蘭原住民毛利人會使用玉作為確保長壽的護身符。阿茲特克人和馬雅人將玉視為和神的連結，而且還具有治療腎結石的效果。中國的傳說則認為玉代表美德和幸福的元素，例如勇氣、純潔、長壽、財富和智慧。

療癒特性：類似中國古代的信仰，人們認為這種水晶可以為生活中的許多領域帶來好運。作為大地的元素，它讓你更為敞開地迎接繁榮和豐盛。豐盛不只是以財富的形式出現。不論你追求的是強化健康、快樂、成功，還是關係，不論你心中所求的是什麼，玉都會運用古老王朝的智慧來指引你。

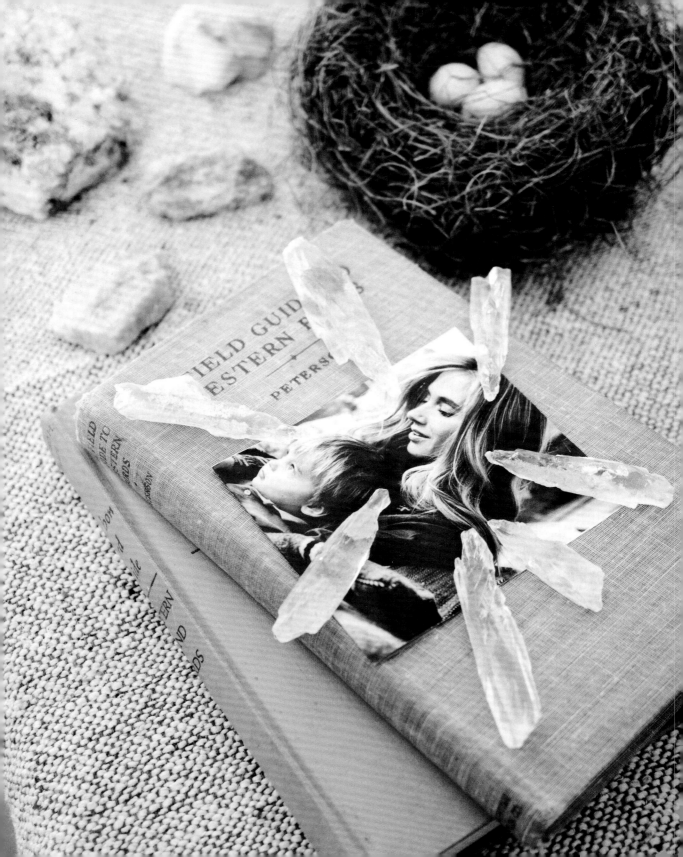

主宰儀式

時長：一天 7 分鐘，持續 7 天

在接下來的7天中選擇一項你想從生活中取回主宰權的事項。將你的焦點從「她」、「他」和「他們」帶回到「我」。這就是意圖和改變發生的地方——在你的內在。從這個角度觀察自己的生活不僅使你能改變生活中不想要的部分，而且也能幫助你擁有你已經創造出的好事。

這主宰儀式的神奇之處在於對自己的處境負責，而不是去指責、怪罪、抱怨或合理化自己的行為。在這短短的7天裡，你不僅能再度開始擁有真實的自我，也會發現吸引繁榮的新方法。

你將需要用到：

你個人的照片1張

地殼變動水晶（Tectonic Quartz）7個——7是療癒的數字。地殼變動水晶是地殼運動產生巨大能量轉移的結果，而這導致這

種水晶可以轉變和變形成新的形態。

啟動水晶陣的白水晶柱1小根

計時器1個

鼠尾草棒1根

羽毛1根

盛接鼠尾草灰燼的鮑魚殼或耐熱容器1個

儀式步驟：

1. 用鼠尾草煙燻你的環境並淨化水晶（第22頁）。
2. 手握地殼變動水晶，閉上眼睛，深呼吸三次。大聲說出或心想以下的字句：**「我祈求愛與光的最高振動能量與我的高我連結，清除所有多餘的能量及任何先前的程式設定。我命令這些水晶保有變動、主宰和財務豐盛的意圖。謝謝、謝謝、謝謝。」**

3. 將你的照片擺在桌上、書架頂端、床頭櫃，或是任何你可以每天看到，而且不會被碰觸的地方。

4. 在照片周圍擺上7個地殼變動水晶，尖端朝內。這代表內省，而且能協助你進行自己的轉變。

5. 用白水晶柱啟動你的水晶陣。從外面開始，在礦石之間畫出一條無形的線，用來連接每個礦石之間的能量。可將這想像成孩提時期玩的「連連看」。水晶陣就像是為你的意圖所設計的靈性藍圖。這是實現目標、渴望和意圖的強大工具，同時融合水晶的能量、神聖幾何圖形，以及你的意圖。這三者的結合有助於更快速顯化結果。

6. 將計時器設定在7分鐘。凝視著自己的圖像，自問：**我的財務生活有什麼必須改變的地方？** 大聲說出你的答案。藉由大聲說出答案，你正充分掌握你處於目前處境的原因，而無須解釋、責怪或抱怨。

7. 從更高的觀點來檢視這樣的狀況。你要為什麼負責？你應從面臨的挑戰中學到什麼教訓？未來你如何能用不同的方法行事？你如何能在財務上原諒自己和他人，這樣你才能前進？

8. 如果在這個過程中你又開始使用舊的思維模式，請停下來，深呼吸幾次。平靜地提醒自己，舊的模式行不通，它們會讓你卡住、停滯，並處於匱乏的心態。當你向內在探索並主宰自己的生活，你就會充滿力量、感到自由，而且豐盛。

9. 連續7天重複步驟6至8。

成為金錢磁鐵

如果你想成為金錢磁鐵，很重要的是要了解金錢是一種能量的形式，而它的真實價值是相對性的。某個金額的金錢對某人來說可能很多，但另一個人可能會覺得很少。因此，很重要的是請你自問，金錢對你的價值在哪裡。當然，在人生不同的階段，金錢的價值將會轉變。

我總是覺得很有趣，較不富裕但和家庭、社群和靈性有強大連結的人似乎擁有幸福的本質，而這才是真正的財富。為了在財務生活上感到充實和滿足，你必須找出是什麼為你的情緒、靈性和心靈帶來滋養。你真正需要多少錢才能創造出這樣的充實感和滿足感？

當你保持流動、心胸開放和思路清晰，金錢的能量將不會控制你，而是會在你的生活中自然流動。成為金錢磁鐵的人具有清晰、平衡的心態，會制定符合他們願景和價值觀的行動方案。

東菱石

守護智慧：
有利於你實現夢想的機會

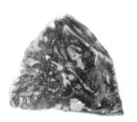

顏色：淺綠色到深綠色
產地：巴西、印度、俄羅斯和坦尚尼亞
歷史和傳說：如果你要前往拉斯維加斯，不必請求幸運之神的眷顧，只要有東菱石相伴就行了！以賭徒之石著稱，東菱石（Aventurine）的名稱源自法文的 **aventure**，意思是「投機」。

療癒特性：許多綠色的礦石據說可帶來豐盛，但這閃耀礦石非比尋常的能量特別有利於帶來豐富的力量。儘管被戲稱為賭徒之石，但東菱石對任何人都有幫助。有時賭博比較不像是一場遊戲，而是你人生中的十字路口，即你必須在打安全牌和冒險之間抉擇的時候。與心輪連結的東菱石為靈魂賦予輕鬆的自信感。它引發的興奮感可帶來較樂觀的前景，讓跳脫舒適圈變得不那麼可怕。

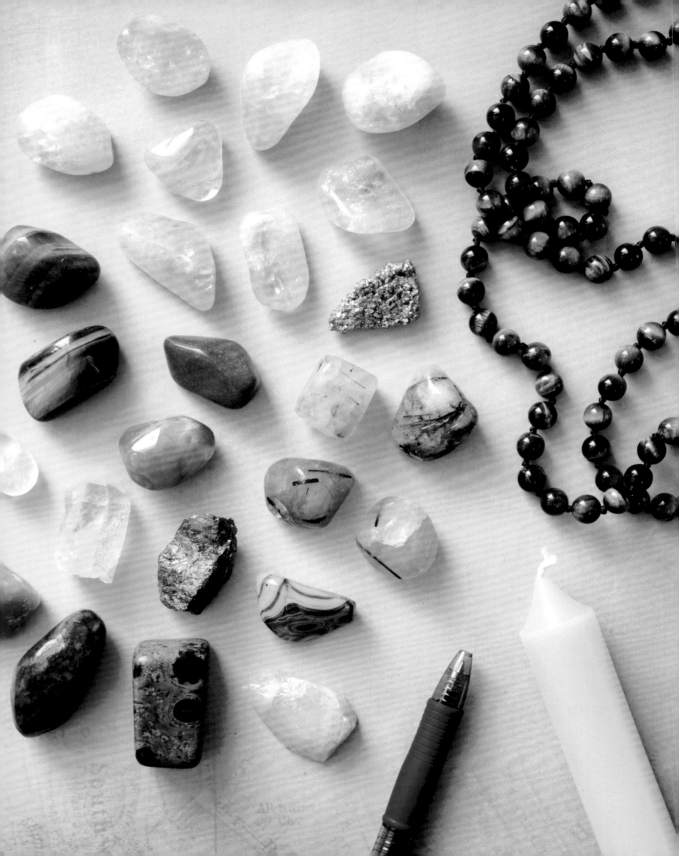

金錢磁鐵儀式

時長：40 天

金錢磁鐵儀式有助於你培養這富裕且平衡的心態。當你看著金錢磁鐵陣表（第94頁）時，請寫下你的意圖，將水晶擺在金錢磁鐵陣上，你的財務價值就會變得更清晰。這項儀式將幫助你用磁力吸引金錢、豐盛和機會的能量。

你將需要用到：

象徵繁榮、光明和正向的黃水晶8個

清理並解開能量阻塞的髮晶4個

象徵快樂並用來將負面能量轉化為正面能量的斑銅礦1個

象徵自信、豐盛和動力的金沙石1顆

象徵自我價值、勇氣和個人成長的剛巴巴碧玉1個

象徵清明、顯化和創造的白水晶1個

象徵智慧、和諧和財富的玉石1顆

象徵幸運、好運和良好決定的虎眼石2顆

象徵內省、保護且代表黃金能量的黃鐵礦1個

象徵豐盛、朝新的道路前進、創意和保護的紅玉髓1個

象徵轉化和情緒平衡的孔雀石1顆

象徵顯化、豐盛和內在平衡的東菱石1顆

象徵穩定、療癒和成功的綠方解石1顆

白水晶柱2小根：1根用來啟動水晶陣，1根擺在水晶陣的中心點

綠色蠟燭1根

念珠項鍊1串

金錢磁鐵陣表（第94頁）的影印本1張

藍筆1枝（藍色是真理的顏色，據說用藍色墨水寫字時較能保留資訊）

鼠尾草棒1根

羽毛1根

盛接鼠尾草灰燼的鮑魚殼或耐熱容器1個

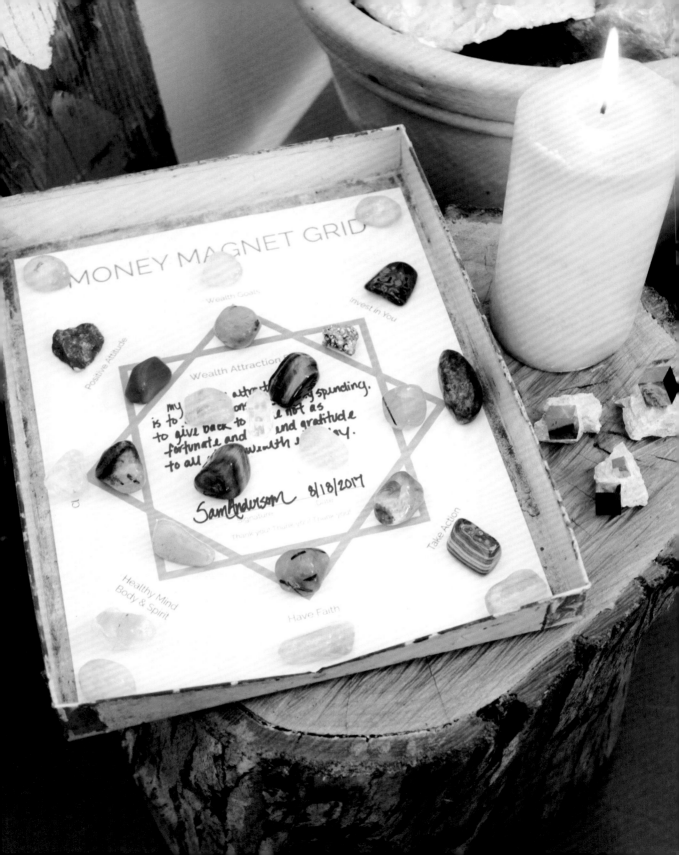

**這項儀式應在新月時展開，因為新月象徵著新的開始，或是在新月的前後3天內進行。
最新資訊請參考月相曆。**

---

1. 用鼠尾草煙燻你的環境並淨化水晶（第22頁）。

2. 將所有水晶都擺放在一個區域。面對水晶坐下，閉上眼睛，深呼吸三次。大聲說出或心想以下的字句：**「我祈求愛與光的最高振動能量與我的高我連結，清除所有多餘的能量及任何先前的程式設定。我命令這些水晶保有為我生活中各領域帶來繁榮、新機會和豐盛的意圖。謝謝、謝謝、謝謝。」**

3. 為你的金錢磁鐵陣找一個可以連續40天不受打擾的地方。

4. 在你的金錢磁鐵陣旁點燃綠色蠟燭。

5. 將你的財富吸引計畫寫在金錢磁鐵陣上。看著這個陣形的每個尖端，分別思考每一個領域。陣形的八個尖端象徵八種財富形式。用藍筆在陣形中央的空白處寫下你生活中想顯化的部分。務必以現在式書寫。接著像簽合約一樣簽名並寫下日期。這是前所未有的重要合約，因為這是與你自己簽定的合約。接著大聲說：「謝謝、謝謝、謝謝」。

6. 依下列順序，從金錢磁鐵陣的外面開始擺放個別水晶：

   a. 在金錢磁鐵陣表的四個角落各擺上1個黃水晶。

   b. 將第五個黃水晶擺在「財富目標」的文字上方。

   c. 將剛巴巴碧玉擺在「投資自己」的文字上方。

   d. 將玉擺在「慷慨大方」的文字上。

   e. 將孔雀石擺在「採取行動」的文字下方。

   f. 將第六個黃水晶擺在「保有信念」的文字下方。

   g. 將綠方解石擺在「健康的身心靈」的文字下方。

   h. 將白水晶擺在「意圖明確」的文字上。

   i. 將斑銅礦擺在「正向態度」的文字上方。

j. 將髮晶擺在「財富目標」、「慷慨大方」、「保有信念」和「意圖明確」的三角形中。

k. 將黃鐵礦擺在「投資自己」的三角形中。

l. 將紅玉髓擺在「採取行動」的三角形中。

m. 將東菱石擺在「健康的身心靈」的三角形中。

n. 將金沙石擺在「正向態度」的三角形中。

o. 將2顆虎眼石擺在黃鐵礦下方和東菱石上方的「財富吸引計畫」框中。

p. 將剩下2個黃水晶擺在紅玉髓上方和金沙石下方的「財富吸引計畫」框中（更多指引可參考第90頁的圖）。

q. 將1根白水晶柱擺在水晶陣中央。

7. 用黃水晶從外面開始，取第二根白水晶柱，在礦石之間畫出無形的線以連結礦石之間的能量。可將這想像成孩提時期玩的「連連看」。

8. 這個步驟是這個儀式非常重要的部分，就像是「祕密醬料」：用一串念珠大聲唱誦以下的咒語108遍，用每顆珠子來計數。每天這麼做，持續40天。為了獲得最理想的成果，應每天同一時間唱誦咒語。如果漏掉一天，你必須再度從第一天開始進行整個儀式。這是儀式必要的部分，因為這有助於重新設定你的大腦。瑜伽士和神祕主義者使用咒語已有數千年之久。每當唱誦咒語，你就是在敲出會在大腦和身體中引發化學反應的特定順序、節奏和位置，彷彿你的口中有電子安全系統一般。用上顎打出正確的代碼，你就能進入大腦和更高意識的內在房間。

象神梵咒（Ganesha Mantra）：據說這個咒語能為你帶來物質和靈性上的繁榮。象神（Lord Ganesha）是印度教具有象頭的神祇，因可協助清除障礙而受到廣泛的尊崇，經常為新的商業機會賜予成功，並帶來財務上的豐盛。以下是已使用幾世紀的象神梵咒之一：

Om Gum Ganapatayei Namaha（發音：Aum Gum Gah-nah-pah-tah-yay Nah-mah-ha）。據說在展開新事業之前吟誦這個咒語可帶來成功、幸運、財富和平靜，也有助於阻擋負面事物進入你的生活。

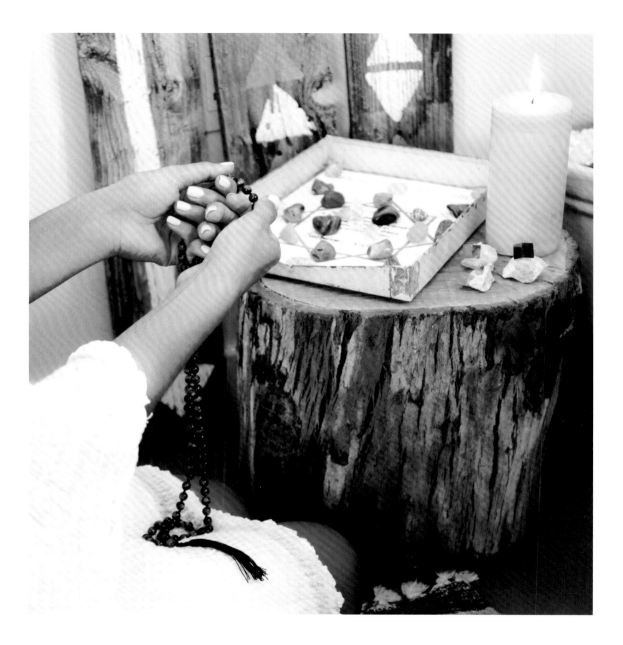

9. 在完成咒語的唱誦時，以熄滅蠟燭來結束儀式。

10. 每天進行，持續 40 天，重複步驟 8 和 9。

金錢磁鐵陣

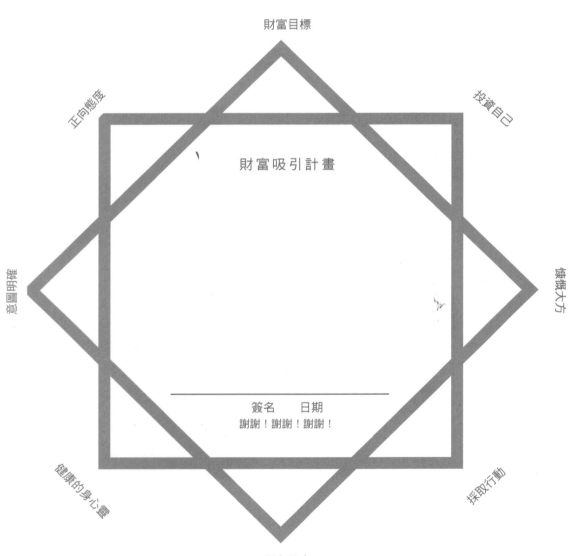

財富目標

投資自己

正向態度

財富吸引計畫

財務自由

慷慨大方

健康的身心靈

採取行動

保有信念

_____

簽名　　日期
謝謝！謝謝！謝謝！

黃水晶

守護智慧：
光明創造者

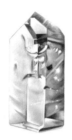

顏色：淡黃色或金黃色

產地：可在許多地方找到，包括巴西、馬達加斯加和美國

歷史和傳說：源自法文的 **citron**，意思是檸檬，但黃水晶給人的感覺一點也不酸澀！甜美是這幸運寶石的本質。希臘羅馬文化將黃水晶用於首飾的做法可追溯至西元前1世紀，這種水晶一直因它細緻且如蜂蜜般的美麗而受到注意。黃水晶被稱為金錢之石，因為人們相信它可讓人變得更樂觀並提升能量，因此可為你帶來充滿機會、繁榮和豐盛的地位。

療癒特性：黃水晶陽光的態度孕育出利於成長的能量。搭配太陽神經叢使用，黃水晶可溫暖脈輪的核心，散發出力量、定心、信心和耐心等特質。黃水晶非常獨特，因為它是少數不吸收負面能量，而是加以清除的礦石。它為快樂和光明騰出空間，讓靈魂歡迎更廣大的正向可能性。可將黃水晶想成是當你想振奮精神時可以打電話的朋友，永遠都會照亮你的生活。這活潑的水晶可以是你的啦啦隊，在你需要勝利時為你加油打氣。

信任自己的可能性！

有些故事是如此地難以置信，以致沒人相信你不是編出來的。幾年前，有個來自外地的男人打電話給我們，說他想要購買繁榮項鍊，但他沒有銀行帳戶或信用卡。他告訴我們他相信奇蹟，而且一旦他存夠了錢，他就會傳項鍊的匯款單給我們。他時不時就會打來和我們聯繫，讓我們知道他還在存錢。我們很喜歡和他聊天，他總是非常樂觀正向。

幾個月過去了，果然有一天我們收到了他訂購繁榮項鍊的匯款單。我經常在想，到底是他比較興奮，還是我們。一個我們只有講過電話的男子竟帶給我們如此大的祝福。他教會了我們絕不放棄，不論處境如何都要保持正面的態度，還有要相信奇蹟。

下個月他打來了：「你們絕不會相信發生了什麼事！我戴了繁榮項鍊，然後我贏了樂透，超過一百萬美元！」我們都在電話裡尖叫出聲，這是非常不真實的一刻。至今這仍是我們最棒的繁榮故事之一，而且我們都有幸參與其中。

幸運 7 儀式

時長：喜歡多久就多久！

　　這是個有趣、快速且簡單的方法，可以吸引金錢朝你而來！而且你不只可以為自己吸引金錢，也可以付錢出去，幫助他人同樣變成金錢磁鐵。

你將需要用到：

有8個「數字7」的1美元鈔票，這表示所有鈔票的聯邦儲備銀行分行碼必須有數字7（見第97頁的照片）

小型白水晶柱1根

黃鐵礦1個

東菱石1顆

儀式步驟：

1. 一開始先看著你錢包裡聯邦儲備銀行分行碼為7的1美元鈔票。整個過程的重點在於自然地收集鈔票。如果你使用現金購物，找錢時請留意上面有數字7的鈔票。請好好享受這個過程，沒有時間限制。

2. 吸引金錢的部分祕訣是與他人分享。一旦你收集到八張鈔票，請將其中一張送人，讓他們可以展開自己的「遊戲」。

3. 這時你剩下七張有數字7的1美元鈔票。很重要的是要永遠將它們擺在一起。將它們擺在不受打擾的地方，擺上水晶以強化能量。讓金錢流動吧！

「金錢是如此出色的老師：你選擇用錢做什麼可以展現出你真正擁有力量和無力的領域。」

作家兼財務顧問
——蘇西・歐曼（SUZE ORMAN）

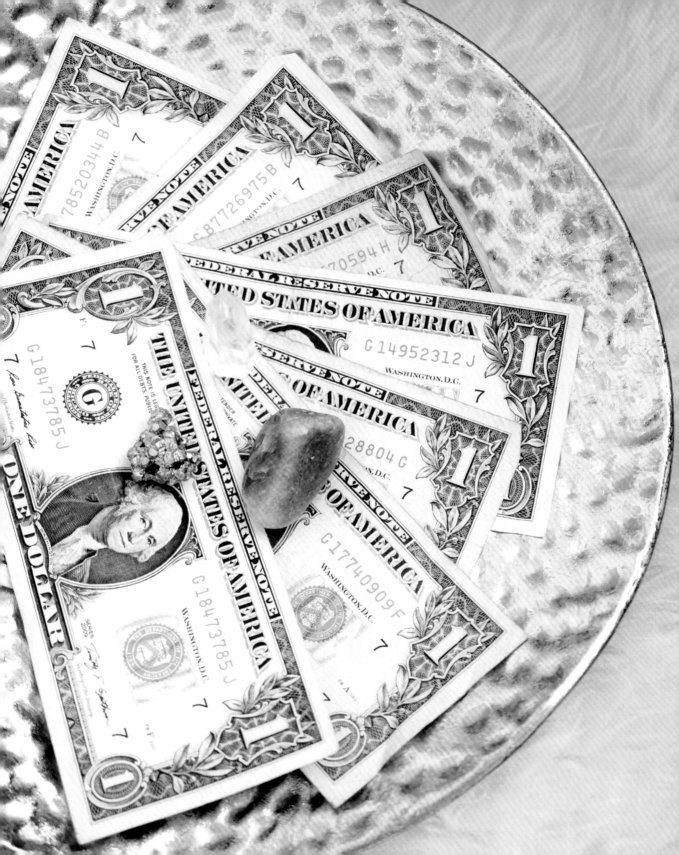

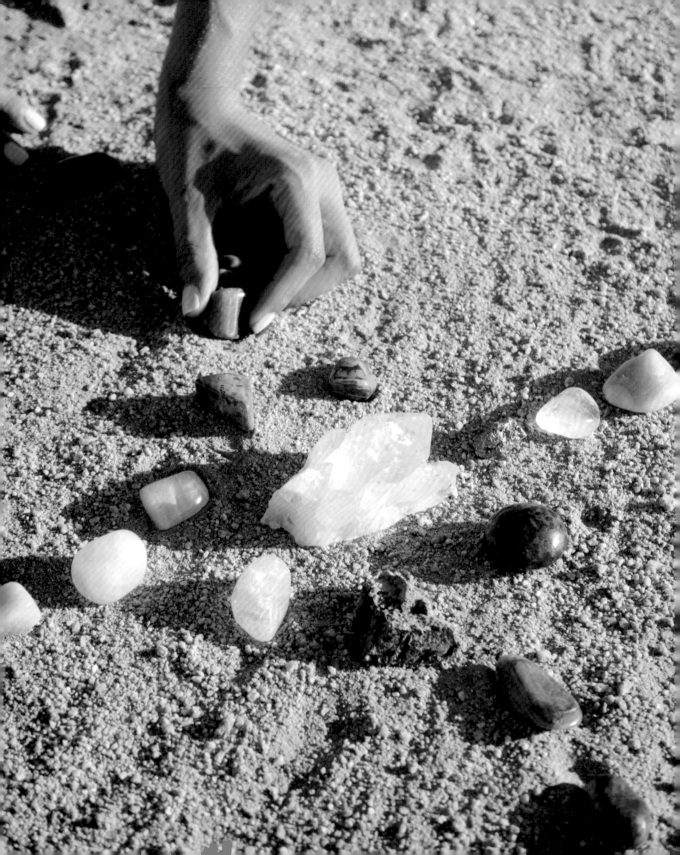

第 7 章

從崩潰到突破

將人生中最黑暗的考驗轉化為成長的機會

「谷底成了我重建生活的穩固基礎。」

小說家兼編劇
——JK 羅琳（J. K. ROWLING）

在我們經營 Energy Muse 的第五年，我們正式進入了我所謂的「社會商學院」。我們無法加以粉飾，因此我只能這麼形容：我們深陷金融債務危機。在能量的世界裡，這被稱為重大的第一脈輪議題。商業界會使用一個更露骨的用語：「你完蛋了。」

我們獲邀參加一場高檔的零售 Spa 展。這正是我們必須將公司擴展至更大市場的場所。唯一的問題是，這場展覽是在墨西哥的坎昆（Cancún）舉行，出席的費用會很昂貴。但我們此時的事業並沒有進展，是時候轉換方式，並嘗試新的事物了，因此儘管有財務上的風險，我們還是決定碰碰運氣，將賭注壓在坎昆上。

我們舉止溫文但具有商業頭腦的會計師（讓我們稱他為凱爾）對於我們已經負債還打算要花錢去旅行的計畫感到震驚。他已經警告過我們會因冗員過多、大量庫存，以及「非比尋常」的支出而財務周轉不靈。

我可以從他的語氣和他臉上的表情看出他已經受夠了我們。「可以請你們解釋你們花在一間叫做『幸運竹』（Get Lucky Bamboo）的商店上的荒謬開支嗎？或是為什麼你們要雇用薩滿來祝福你們的事業？還有更棒的是，你們花了五百英鎊（約新台幣一萬八千元）買了個紫水晶。」

我清清喉嚨，以極具權威的口吻說：「我知道這些花費看似無關，但我們是做能量事業的。為了轉換能量，我們需要跳脫傳統框架的技術。拜託，你知道我們不是你標準的美國企業客戶。」

他回答：「顯然如此！我從遇見你們兩人那天起就知道了。」

我繼續說：「既然你詢問關於薩滿的

事，以下是我們為何認為這是必要的原因。我們意識到我們從未正式祝福我們的事業帶來積極、祝福和財務上的豐盛。而這顆紫水晶在這方面具有難以形容的能量。在我們看到它的那一刻，就知道它進入我們的生活是有原因的：來助我們的事業一臂之力。我們需要它來維持豐盛的振動，直到我和提咪可以解決目前的匱乏意識議題。我們增加了竹子來創造好的風水。我們展示廳的東區原本完全缺乏生命力。如今，活的竹子代表著向上的流動。這一切都是為了我們而匯聚在一起的，凱爾！」

提咪則較為務實。「我們知道你對於我們要到坎昆的決定感到困惑。這個財務時機並不恰當，但我們認為前往那裡為 Energy Muse 開拓市場非常重要。」

凱爾不發一語。

我再度插嘴。「你知道錢只是一種能量的交換嗎？我們會負債是因為我們個人的能量卡住了。我們沒有流動，所以我們的錢也沒有流動。」

再度陷入一片沉默。

我繼續說下去：「為了轉變我們的財務能量，我們必須獲得新的靈感，用新的眼光來看待生活，才能擺脫財務困境。探索天賦對我們來說很重要，如此我們才能向顧客分享這些天賦並幫助他們。現在，我們被恐懼所吞噬，以至於我們忽略了要教育人們

了解水晶治療特性的目標。在這次的旅程中，我們將有機會重新開始。里維耶拉瑪雅（Riviera Maya）有類似汗屋的前哥倫布時期靈性淨化儀式，稱為**馬雅蒸療（Temazcal）**。這可以淨化你的身心靈，帶給你重生或新生的感受！」

提咪點頭並補充：「或許在馬雅蒸療後，我們的財務就會重生，而且我們會有全新的開始。」

我們坐著等候回應。終於，經過一段讓人非常不自在的沉默後，凱爾清清喉嚨，將領帶拉正，然後將筆擺在桌上。這時他異常響亮地大叫：「你們倆都瘋了嗎？！」

我們不是第一次聽到這樣的話了。我們的親友經常質疑我們的商業邏輯。當我告訴我媽我們即將到來的旅行時，她說：「聰明人不會在已經負債時還要去旅行和花更多的錢。我知道沒人能阻止你們去做你們想做的事，但我想知道你今年是否還會和我一起慶祝母親節，因為剛好是在你要出門那週的禮拜天？」

提咪的母親也分享了類似的意見。「你們不能不去墨西哥旅行，改成留在美國創造更多業務嗎？」提咪的媽媽也期待提咪能參加她籌備的母親節晚餐。

她們都有理。負責任的選擇（從財務和家庭觀點來看）是不去坎昆，但我們心意已決。我們要去，就是這樣。

結果呢？不幸的是，Spa 展是徹底的失敗。我們的運氣創下歷史新低。人們喜歡水晶的能量和美麗，但進口的費用是一大擔憂。每個人都認為這額外的成本會讓水晶和首飾因價格過高而失去市場。我們的賭注並沒有得到回報，而我們的資金缺口如今甚至變得更大了。

當我們在為坎昆之行收拾攤位時，有位名叫貝莎（Bertha）的女性走過來自我介紹。她表示自己是一名療癒師，從小在坎昆的療癒師家庭長大，她很有興趣想多學一些關於水晶的事。在我聽到的那一刻，我詢問她是否認識任何可以帶領我們進行馬雅蒸療的人。她笑得合不攏嘴：「有，我的好朋友是位非常受人敬重的薩滿。你要我幫你打電話給他嗎？」

突然間，連天上的星星都為我們照亮了道路！貝莎同意當我們的導遊。她帶我們到聖地，並和她的朋友協調馬雅蒸療的事。作為交換，我們和她分享了更多關於水晶的資訊。

在我們兩小時的淨化儀式馬雅蒸療開始的前一天，我們參觀了馬雅遺址。這似乎很符合我們的處境，因為我們的財務生活就像這遺址般殘破不堪！

隔天，我們參觀了古老的卡斯蒂略金字塔（El Castillo）。在那裡，我們將石英水晶埋在靠近金字塔階梯的地下，種下我們對地球懷有光明、感激和平靜的意圖。我們在帕拉伊索（El Paraiso）的神奇水域中許願。據說如果你潛入那裡的水中許願，願望就會實現。我和提咪都知道我們想許什麼願。我們什麼也沒說，就深深潛入海中，許願會有財務奇蹟發生。

黃昏時分，我們沿著一條僻靜的長路駛入叢林深處。當樹木分開時，一個令人嘆為觀止的生態保護區出現了。我們跟著一名叫加百列的馬雅薩滿沿著以燭光照亮的小路走著，經過一間牆上刻有馬雅神像的房子，因高頻的能量而發出嗡嗡聲。我們感覺彷彿被傳送到了過去。

當我們走到小路的盡頭，我們看見一個冰屋造型的圓形馬雅蒸療屋——大地之母的子宮。在我們進去之前，加百列用柯巴樹脂的煙為我們淨化，並輕柔地唱誦。我們從一個朝南的小洞跪著爬行進入這子宮。

我們進去後，裡面炎熱且陰暗。儀式遠遠超過 90 分鐘。我們祈禱、放手，並淨化自己。

童年創傷再度浮現，而陳舊的信念和負面想法則逐漸消散。在那一刻，我們沒有債務、恐懼，或是急著想知道該怎麼賺錢。一切都只是我們心中製造出來的幻覺。

在黑暗中，我們意識到我們就是靈魂本身。我們是光。我們是能量。我們並沒有被限制在這人類的軀殼中。我們遠遠不僅是

如此！我們的靈魂有著永恆的共鳴。這樣的出體經驗讓我們覺得同時與大地和宇宙連結了。在那一刻，我們知道真理，而且擺脫了我們強加在自己身上的幻象。我們被解放了。

在儀式結束時，我們爬出馬雅蒸療屋，迎面而來的是天空中閃亮的星星。在叢林中的一個圓頂泥磚小屋中，我們體驗到面對恐懼和向內看的智慧。我們與耐力、勇氣、淨化和療癒的智慧連結。這天晚上的最後，我們在天然井中游泳，那是一種神聖的井或陷孔，有些人相信馬雅人會用作與神溝通的門戶。那是強大的日子，而這天的靈性覺醒將永遠改變我們的人生。

隔天，在去機場的路上，我們面臨著嚴峻的財務狀況。我們回家時不僅會背負更多的債務，而且我知道會聽見建議我們不要去的每個人說「我早就跟你們說了」。我們該怎麼做才能擺脫這個爛攤子？

我們夾著尾巴回家

財務困境加上馬雅蒸療強大的靈性效果，我覺得自己即將精神崩潰。我病得很重，而我告訴自己這只是旅行者腹瀉。我會冒冷汗，而且很多時間都待在廁所。我幾乎是用爬的爬上飛機。接著我無法控制自己的眼淚。我所有的情緒都溢出表面，在回家的航班上無處可藏。

另一方面，提咪則感覺很棒。她清理了過去並釋放了恐懼，只留下「幸福至極」的感受。她在飛機上頻繁地轉頭看我，取笑我哭得跟嬰兒一樣，還說我必須撐過去。

在我回家時，我的家人正等著我慶祝母親節。我很快地擁抱我媽，然後立刻衝進廁所，接著上床休息。不僅是身體上的不舒服，我也感到罪惡感，因為我無法和母親及小孩一同慶祝母親節。顯然我沒有贏得年度最佳母親（或女兒）大獎。

提咪前往她母親的家參加母親節的家族晚餐。不像我對情緒的清理產生如此強烈的身體反應，她非常平靜……或者說她自以為如此。

她走進屋裡，這是她幾年來感覺最美好的時刻。「嘿，大家母親節快樂！」她說。當他們在餐桌旁坐下，準備用晚餐時，提咪問她的先生吉姆是否記得為她的祖母挑禮物。當他因為忘記這件事而道歉時，提咪瞬間從甘地變成了自以為是的小鬼。

她在所有人面前大翻白眼，並說：「你當然會忘記。我就知道會發生這樣的事。我應該自己準備就好。那就可以把事情做對了。」

提咪的母親泰莉極度震驚和驚恐地看著她。「呃，在你出門到墨西哥進行『靈性啟蒙』時，吉姆正在幫你照顧孩子。或許你該放他一馬。」

隨著晚餐的進行，情緒漸漸累積。從叉

子碰撞的聲音、人們呼吸的方式，到餐桌間「非靈性」的對話，每件小事都讓提咪感到煩心。她的頭開始痛了起來。她心想：**「我為什麼會在這裡？我感覺好糟。」**

接著大家開始交換禮物。在某個瀕臨失控的時刻，提咪轉頭向她的母親說：「我有一個非常適合你的禮物。這本書幫助我變得更有同情心、有愛心，而且親切。我想你會從中獲益的。」

泰莉看著提咪的眼睛說：「你真該施行你所讀到的。」

提咪驚訝到下巴差點沒掉下來。「什麼意思?!」她母親又重複了一次。整個房間都陷入沉默。

「我有！」提咪大叫。「我正走在靈性的道路上！」她接著對母親比中指並在所有人面前大喊：「滾開！」接著她氣呼呼地衝了出去，在母親節這天留下她的母親和質疑她的家人。沒錯，她終於感受到馬雅蒸療帶來的淨化影響，而且重重襲擊了她。

十七個小時後，經過一些急需的休息後，提咪醒來時被她前一天晚上反常的插曲給嚇壞了。她打電話給我，向我坦承和母親之間發生的事。她因罪惡感而感到身體不適。我無法相信提咪會做出那樣的行為，這根本不像她。我建議她掛掉電話，送給她媽一束最大、最漂亮的花，並附上一張簡單的字條，上面寫著：「對不起，我愛你，媽。」

靈性道路的挑戰

走在靈性的道路上並不全然像獨角獸或彩虹那麼夢幻。它會在你最沒有預料到的時候攔截你並給你好看。你會有高潮，但接著就是低潮。你不會永遠無憂無慮。為什麼？因為你越是清明，你越會看見真相。這樣的清晰並不總是讓生活更輕鬆。它迫使你要對自己誠實，並主宰你所創造的事物。彷彿向前邁出的每一步都將你帶向未知，而當你轉身想回到安全的舒適圈時，已經沒有門可以讓你回去了。你不得不繼續向前進，因為你知道舊的方法已不復存在。

繼強烈的**崩潰**後，我們迎來了**突破**。我們明白我們已具備靈性和財務成功的所有必要工具。不能仰賴其他人來解決我們的問題，我們必須承擔責任並親自解決。轉換觀點後，我們能夠將財務上的債務問題視為成長的機會，而不是負擔。這樣的意識從那天起開始改變我們的事業，而且確實發生了巨大的突破，讓我們可以毫無阻礙地展開新的開始：我們回來沒幾天，就有人發現貝克漢在公開場合戴了我們的首飾。這張照片在網上瘋傳，將我們的事業推向了新的高峰。

或許這裡面**夾雜**了薩滿祝福帶來的智慧、幸運竹的精心擺設、紫水晶為空間帶來的豐盛，以及我們恐懼的清理？

相信我們，正是如此！

跌到谷底

我們從這趟旅程中學到最大的教訓之一，就是當你用深層療癒的療程來翻攪能量時，給自己足夠的時間來消化是非常重要的。你可能必須暫時隱居，讓自己回復平衡。顯然我和提咪回來時都變了一個人。在我們重新回到日常生活之前，我們漏掉了接地這非常重要的步驟。

在靈性的路上，人們很容易被新的概念，以及探索「真實自我」的敞開心房法所吸引。但隨著真實自我的浮現，請記住，你身邊沒有任何一個人會經歷同樣的轉化過程。這並不表示你必須避開或離開那些和你新頻率不合的人。這只表示你必須對自己有耐心，而且了解自己正處於改變和療癒的時期。隨著你越來越能與真實的自己連結，你就會知道自己處於什麼樣的心靈空間。你也會知道何時該採取行動或撤退。

煙晶

守護智慧：
留下包袱

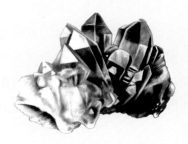

顏色：淺色至深色的煙灰色和棕色

產地：可在許多地方找到，包括澳洲、巴西、馬達加斯加、蘇格蘭和美國

歷史和傳說：當煙晶進入一個房間，就像是打開所有窗戶，讓所有的光線照進來一樣。它可以清除灰塵。自16世紀以來，它便因深褐色的色澤而作為悼念的珠寶，而且在維多利亞時代的英國特別受歡迎。

療癒特性：如果某物不再適用於你，煙晶會讓你明確地知道要放手。使用煙晶可協助你克服如壓力、恐懼、憤怒、嫉妒，甚至是沮喪感等負面情緒。經常被稱為「心情提振」石。煙晶是可為你連結地球能量的寶石，協助你在任何狀況都能腳踏實地且保持平衡。它是適合用於接地、定心和穩定能量的水晶，但也能協助清除身體的負面能量。它是任何冥想練習時可用來清理心靈的美妙工具，而且是最適合用於海底輪的水晶之一。

核心接地儀式

時長：每天或視需求 3 到 5 分鐘

　　靈性覺醒無法速成。這並不是其他人可以幫你代勞，或是你幾天內就可以完成的事。這個過程可能會花上好幾年的時間，而且這並非最終的目的地，事實上，也沒有所謂的最終目的地。俗話說得好：「重要的是旅程」，還有這一路上你對自己的了解。當你生活中的一切彷彿開始迅速失控時，這個儀式將有助於你變得平衡，並回復至接地狀態。

你將需要用到：

用於接地、平衡和聚焦且符合你手掌大小的赤鐵礦球 2 顆

用於定心和穩定能量的煙晶 1 個

鼠尾草棒 1 根

羽毛 1 根

盛接鼠尾草灰燼的鮑魚殼或耐熱容器 1 個

儀式步驟：

理想上，這個儀式應在戶外以赤腳踩地的方式進行。但如果做不到，也能在室內進行。最重要的是付出行動！ 這絕對是可以每天進行的簡單儀式。

1. 用鼠尾草煙燻你的環境並淨化水晶（第 22 頁）。
2. 手握水晶，閉上眼睛，深呼吸三次。大聲說出或心想以下的字句：「**我祈求愛與光的最高振動能量與我的高我連結，清除所有多餘的能量及任何先前的程式設定。我命令這些水晶保有變得平衡、接地並與大地能量調和的意圖。謝謝、謝謝、謝謝。**」
3. 雙腳稍微分開站立，並穩穩地踩在地面上（你也可以坐在椅子上，雙腳踩地，如果你覺得這樣比較舒服的話）。

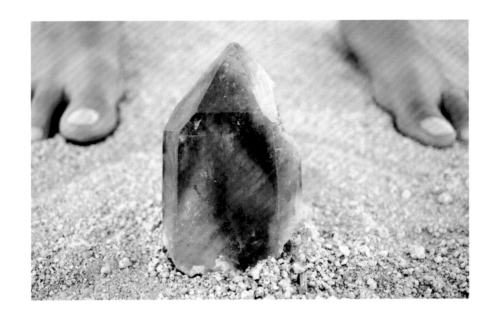

4. 將煙晶擺在雙腳之間，手握赤鐵礦球。

5. 深呼吸三次，用鼻子吸氣，用嘴巴吐氣。

6. 每次吐氣時，將你的意識移到第一脈輪（位於尾骨處）。默念：**我將我的能量根植於地球的核心。**

7. 觀想一個白色光球在你髖部之間的體內旋轉。看著這個光球擴張，充滿你的第一脈輪。觀察這個光球從你的髖部向下移至膝蓋，再到雙腳。

8. 觀想每隻腳的腳底長出一條充滿光的粗繩（直徑約十幾公分），向下到達地球的核心。看到從你的腳長出的繩子在朝地球的水晶核心向下鑽得越來越深時合而為一。

9. 看到繩子在這水晶核心裡扎根，讓自己感到定心和連結。將你所有的恐懼、負擔、憤怒和未解決的議題釋放到光中，將繩子向下推進地心中。

10. 深深吸氣。從地心開始，看到交織的繩子充滿白光。觀想光沿著繩子向上移動，在繩子一分為二時分開成兩顆光球並進入你的腳底。

11. 觀想兩顆光球向上來到你的膝蓋，並重新回到你的第一脈輪。

12. 結束觀想時，輕輕地張開眼睛。你現在已經接地。

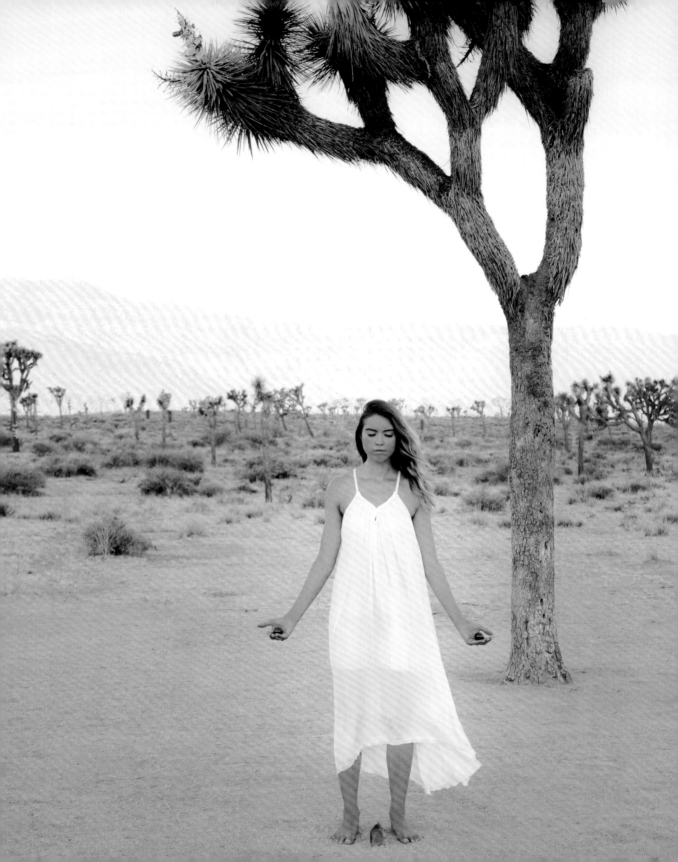

矽孔雀石

守護智慧：
重點就是新的開始

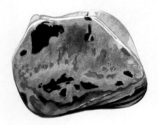

顏色：藍綠色
產地：可在許多地方找到，包括澳洲、英格蘭、伊色列、墨西哥、美國和剛果民主共和國

歷史和傳說：矽孔雀石是最早的放鬆劑。自埃及豔后的時代開始，這種水晶就一直被用於幫助人們擁抱他們「柔軟的內在」。由古希臘哲學家泰奧弗拉斯托斯（Theophrastus）命名，矽孔雀石（Chrysocola）可譯為「黃金黏著劑」。古埃及人經常用於珠寶銲結中，並用來黏合黃金，故因此而得名。據説埃及豔后到任何地方都會佩戴矽孔雀石，就因為它具有鎮靜的女性力量。

療癒特性：這種水晶可連結心輪和喉輪，促進平衡、深思熟慮的溝通和平靜。如果你需要極度舒壓放鬆，可運用矽孔雀石撫慰人心的藍色能量來安撫你的神經。它對於消除家中緊張氣氛，或是在一天結束時的淨化浴中消除緊繃情緒來説都很有效。

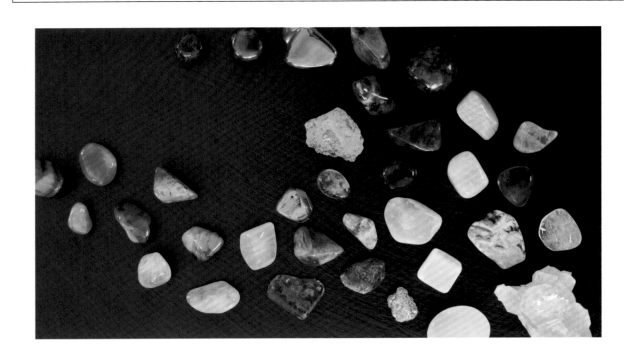

水晶藥輪儀式

時長：40 天

從巨石陣到埃及的金字塔，歷史上已建造出許多神聖的石頭結構。美洲原住民建造了神聖的藥輪，以特殊的排列方式將石頭擺在地上。藥輪被用於療癒、內省、慶祝、啟發、冥想和祈禱等儀式。人們相信它們可以帶來流動和改變。

這項儀式將教導你如何建造自己的水晶藥輪，這可作為生活潮起潮落的概括。將每個水晶擺在藥輪裡的行為象徵著我們生活中都有的階段、循環和課題。藥輪將為你說明你必須打破才能突破的生命循環，這樣你才能成長並再度開始。接著循環會重新開始，每次都以不同的方式演出。在你繞行藥輪時，每個水晶都為你顯示獨特的訊息。

隨著我們越來越熟悉這生命循環，而且開始療癒自己，我們也能理解療癒大地的能量有多重要。我們和大地是一體的。

你將需要用到：

至少50×50公分的空間一個

菸草1小撮，作為大靈的供品

水晶藥輪圖（第110頁）

水晶藥輪礦石的位置和意義表（第111頁）

藍筆1枝（藍色是真理的顏色，據說用藍色墨水寫字時較能保留資訊）

日記1本

第111頁表中列出的36種礦石

啟動水晶陣的白水晶柱1根

鼠尾草棒1根

羽毛1根

盛接鼠尾草灰燼的鮑魚殼或耐熱容器1個

水晶藥輪示意圖

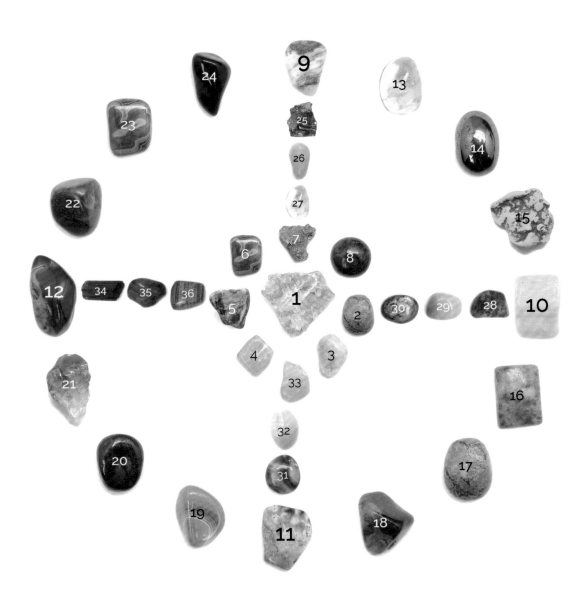

水晶藥輪礦石的位置與意義

位置	水晶	水晶意義	位置	水晶	水晶意義
1	白水晶柱或簇	清明、感激、神聖連結	19	紅玉髓	情誼、祖先、家庭、關係
2	矽孔雀石	耐心與自省	20	石榴石	熱情與內在力量
3	黃水晶	生活目標與陽性能量	21	紫水晶	理性與實際
4	月光石	內在節奏與陰性能量	22	血石	克服恐懼和陰暗面
5	石化木	接地與穩定	23	孔雀石	促進變化與多變
6	孔雀石	淨化與轉化	24	黑曜岩	察覺並反映他人感受
7	黃鐵礦	顯化、活力、採取行動	25	次石墨	為身心靈療癒與排毒
8	靛藍輝長石	轉化、擺脫困境、傳承儀式	26	東菱石	自愛、喜悅、正向
9	木瑪瑙	土元素——定心與扎根	27	石英	純潔與清明
10	透石膏	風元素——較高意識與靈性覺醒	28	方鈉石	自發性與坦率
11	海洋碧玉	水元素——流動與改變	29	玉	豐盛與智慧
12	穆凱特石	火元素——原諒與放手	30	拉長石	真實與啟蒙
13	白水晶	清明與放大	31	螢石	成長與健康界線
14	赤鐵礦	休息與放鬆	32	藍紋瑪瑙	信任與表達
15	藍磷灰石	療癒與真實	33	粉晶	無條件的愛與接納
16	太陽石	無懼與勇氣	34	黑碧璽	專注與知識
17	矽孔雀石	內在平衡與毅力	35	藍線石	冥想、賦權、自省
18	苔紋瑪瑙	與大自然的連結和一致性	36	虎眼石	力量與耐力

1. 用鼠尾草煙燻你的環境並淨化水晶（第22頁）。

2. 將所有的礦石擺在你將建立藥輪的地方，並坐在它們面前。閉上眼睛，深呼吸三次。大聲說出或心想以下的字句：**「我祈求愛與光的最高振動能量與我的高我連結，清除所有多餘的能量及任何先前的程式設定。我命令這些水晶保有療癒、覺察和愛的意圖。謝謝、謝謝、謝謝。」**

3. 走出戶外，向大地獻祭。獻祭是向大地之母回報她為我們提供一切的重要方式。一手拿著菸草，同時將供品向天空高舉，同時說出：「這是獻給天空的供品。感謝祢提供空氣讓我們呼吸。」

4. 將菸草觸地，然後放在地上，同時說：「感謝提供我們可以居住的家園。」

5. 現在你已準備好在你的空間裡創造你的藥輪！在選定的區域打造你的藥輪，並讓這個空間保持40天不受打擾的狀態。這項儀式的目的是思考、成長和清明，而這些都需要時間。

6. 在打造你的藥輪時可參考第110頁和111頁的水晶藥輪圖及水晶藥輪礦石位置和意義表。不要急著完成。在你將礦石擺放在適當的位置時，請花點時間感受每顆礦石的能量。

7. 擺好所有礦石後，用白水晶柱啟動你的水晶陣。先從外面的木瑪瑙開始，用水晶柱在礦石之間畫出無形的線以連結彼此的能量。可將這想像成孩提時期玩的「連連看」。結束後，花點時間凝視你美麗的創作。

8. 準備好時，安靜地坐在你的藥輪前，閉上眼睛。深呼吸三次，用鼻子吸氣，用嘴巴吐氣。

9. 第1天，花點時間專注在第1顆礦石上，即白水晶。它象徵清明、感激、神聖連結。這些詞彙此時對你的生活來說有什麼意義？想想你可以做出什麼樣的轉變，將更多這樣的能量帶入你的生活。

10. 在腦海中回答這些問題後，將答案寫在日記本上。花點時間寫出具體的想法，即你的行動方案，你將如何讓這些變化發生。

11. 每天使用不同的礦石重複步驟8至10，持續36天，這樣就將你的藥輪走完了一圈。

12. 在第37天，檢視你從第1天至第10天的筆記。你在這些層面寫了些什麼？你的行動計畫需要再增加什麼嗎？你從這樣的經驗中汲取了什麼樣的智慧？

13. 在第38天，重複第11至20天的檢視。

14. 在第39天，重複第21至30天的檢視。

15. 在最後一天，即第40天，重複第31至36天的檢視。

16. 透過這40天的過程，你肯定能從自己身上學到什麼！但這並非你的終點。這個過程是不斷演進和變化的。循環可能會停止，但你可以重新開始。

藍紋瑪瑙

守護智慧：
吐真藥

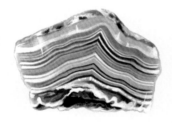

顏色：帶有白色花邊紋路的天空藍

產地：納米比亞（Namibia）

歷史和傳說：據說如果你在演講中很緊張，你應將觀眾想像成裸體。或者是你也可以選擇攜帶一塊藍紋瑪瑙。這是一種近年才發現的新礦石。不像其他自古希臘時代便開始使用的瑪瑙，藍紋瑪瑙是近60年內才發現的礦石。即使是這麼新的礦石，卻已因超自然的特性而建立起令人印象深刻的名聲。

療癒特性：藍紋瑪瑙連結至喉輪，讓你可以自在地發言。這種水晶讓你不會被不必要的想法給卡住，而且會清理心口之間的障礙。它讓你可以既真誠又清楚地表達自己的想法。藍紋瑪瑙是釋放焦慮和壓力的必備試金石。

「請提醒自己，做自己可不能失敗。」

國際暢銷作家兼勵志演講者
——偉恩・戴爾（WAYNE DYER）

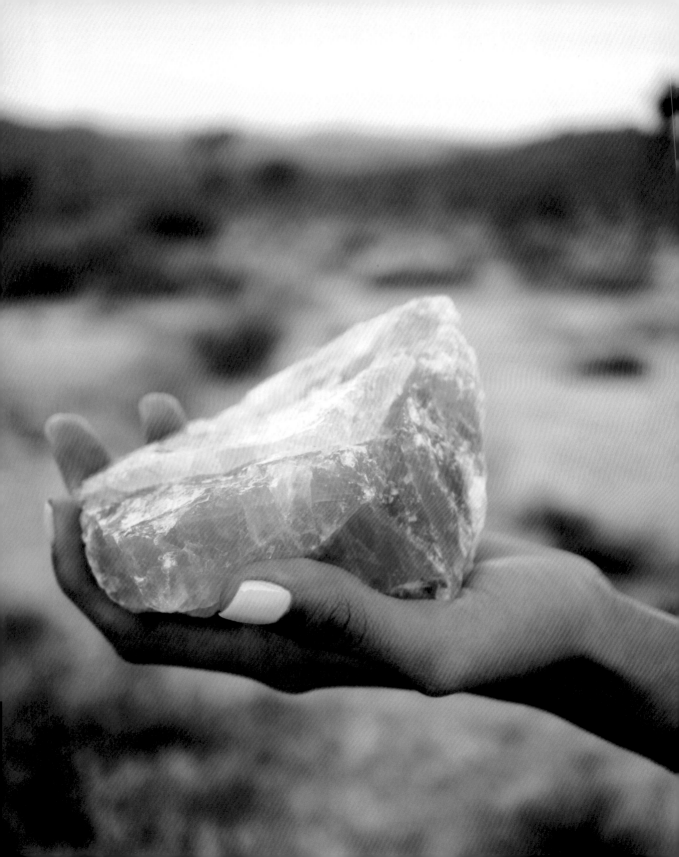

第 8 章

愛情大師

吸引愛情、重燃熱情、愛自己和修補心靈的儀式

「我不會單身太久。我會攜帶大量的粉晶，而這會吸引男性。
或許我該用紫水晶來緩和一下。」

創作歌手
——凱蒂·佩芮（KATY PERRY）

我現在的先生傑森在第一次進入我公寓時脫口而出：「為何你的客廳有這麼大的金字塔？」

「我……呃……會睡在那下面。」我含糊地說，同時試圖解讀他的反應。

我和傑森是盲目約會認識的，而當我發現他來自密蘇里州的春田市（Springfield）時，我想我最好等一段時間再邀他去參觀我的公寓。而他一看到我的空間，就會完全知道他是如何被我吸引的。

在販售房地產之後，我成了全職的風水顧問，而我擅長的領域是愛情。我的公寓是我個人的實驗室，有上百本書、滿滿的水晶、流水盆、銅製金字塔、芳療精油，以及其他無止境的能量小物。地上滿是小水晶陣、花瓣曼陀羅和迷你藥輪。

當我遵循特定的方程式時，似乎較容易取得成果，因此我的熱情變成了釐清這些方程式是什麼。每個月我會專注在不同的愛好上，像是金錢、健康或正念，而且我會據此來移動我的水晶、陣形和神聖幾何。

某個月，愛無所不在，因此我將公寓改成即使是阿芙蘿黛蒂（Aphrodite）女神都會樂意住下的現代愛情房。所有的物品都各得其所。到處擺放插在花瓶裡的粉紅牡丹和紅牡丹（象徵愛情的花），而我的牆上掛著一對鶴（象徵關係的長久）的相框照片。我在臥室的西南房（一般象徵愛情和關係好運的方向）擺放了一對鴛鴦，代表愉快的關係；兩個心形粉晶，可保存愛情的能量；還有兩根紅蠟燭，用來帶進愛情的能量。

在我用愛情能量來做實驗時，這是為了我的工作和探索我能如何幫助其他人找到愛情。我並沒有試圖吸引新的關係，我當時就

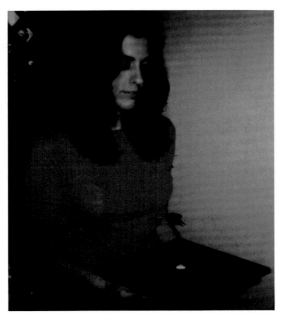
海瑟破天荒第一次的風水解讀

「呃，你瞧，客廳裡的能量比較好，而且既然銅有放大的作用，我希望它能放大好的能量。」

這個答案似乎暫時安撫了他，他不再去想剛剛聽到了什麼。接著他問：「那你究竟為什麼要睡在一個銅製的金字塔下面？」

「這實際上真的很有趣。」我回答，一邊試圖揣測他是否感興趣。「我聽說它可以保存任何擺在它下面的東西。埃及人會在金字塔裡面進行療癒和回春的儀式，而我很好奇，如果我睡在那下面，它是否會幫助我變得更年輕，並在早上更有活力。我認為是有效的。」

所幸傑森並沒有轉身跑走。我假設他可能會有以下兩種想法：（1）**這個女孩徹底瘋了，但她也是我遇過最獨特的女人之一**，或是（2）**看看密蘇里人聽到這個會有什麼反應！**

但他卻說：「這好酷！我可以坐在下面嗎？」我不得不微笑，而這只是剛開始。

我和傑森在我們認識的一年內結婚了。諷刺的是，即使我並沒有試圖為自己吸引愛情，但我的愛情儀式還是對我生效。可見它有多強大！我不只能為我自己吸引到終身伴侶，我也看到這儀式無數次發揮作用，也為其他人的生活帶來更多的愛情，無論是自愛、吸引新的關係，還是找到靈魂伴侶。

是沒有這樣的想法，結果兩個禮拜後，當我開始和傑森約會時，我的生活有了變化。

約會了幾個禮拜後，我再也無法避免讓他看到我的公寓。我知道這會是終極測試，看看我們的關係是否能繼續發展，還是應該就此結束。

當他進來時，他起初一語不發。在他的眼睛來回掃視時，我屏息以待。我等著他說些什麼，**什麼都好**。

在我告訴傑森說我睡在金字塔下面後，他問：「如果你睡在那下面，那為何它不在你的臥房裡？」

愛情風水大忌

儘管這並不是一本風水書，但除了使用水晶來吸引愛情的資訊以外，我們還是忍不住想提供你一些祕訣。因此，以下是一些應避免的愛情風水大忌。這些狀況可能會阻止愛情流進你的生活。這些做法未必適用於每一個人，但一般而言，這些是很好的經驗法則，不論你的性別是什麼，如果你正在尋找愛情，以下是值得留意的基本概念。

◆ 在前門外擺放枯死的植物，會讓你不受歡迎。解方：立即扔掉枯死的植物。

◆ 臥房充滿畫面只有一人的藝術品，通常會造成夜晚的床上也只有孤單一人。解方：藝術品應該含有象徵愛侶的兩人。

◆ 臥房裡的鏡子會映照出第二張床的影像，創造出不忠或干擾關係的第三者的可能。有時第三者也可能是擾人的姻親或家人。解方：用窗簾或寬鬆的布料蓋住臥房的鏡子。

◆ 靠牆且只從能一側進入的床，象徵沒有預留空間讓其他人進入你的生活。解方：將床移至中央，讓人可以從兩側上床。

◆ 有梁柱將床垂直隔開，睡在這樣的床上會導致關係分離或失去連結。解方：用窗簾蓋住梁柱。

◆ 將黑色作為你服裝穿搭的首選將會關閉心輪的能量。解方：40天不要穿會蓋住胸部的黑色衣物。你還是可以穿黑色褲子和外套，但不要用黑色擋住胸部！穿著如粉紅、綠色、淺橘紅、玫瑰色、白色和藍色等衣服會立即轉換你的能量。

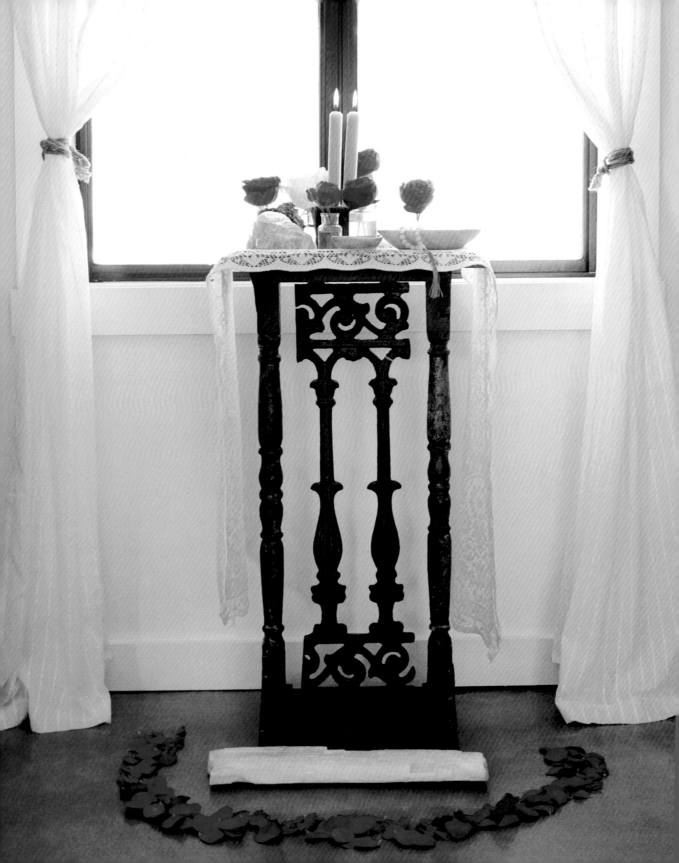

吸引愛情儀式

　　這個40天儀式應在新月時展開。這項儀式的準備工作將於展開的前3天開始進行。每天的準備工作包含一些任務，讓身心靈及空間為你將展開的旅程做好準備。這真的有效，因此如果你已準備好在愛情上有所突破，請全心全意地投入這項儀式的每個時刻！

　　我們的朋友莎莉‧林德（Sally Lyndley）是洛杉磯成功的時尚造型師，她正在尋找愛情。我很快得知她幾乎犯了所有的風水大忌：她只穿黑色、她的床靠牆、她的空間裡掛著單身女性的照片，而且她的辦公桌擺在臥房的一隅，因此她早上起床第一眼看見的就是工作。

　　莎莉已做好準備，因此她全心投入吸引愛情儀式。她立刻運用她造型師的天賦，將她的穿衣風格從全黑轉變為全粉紅，讓宇宙知道她對愛情敞開心扉。

　　這項儀式在第15天對她進行了測試，將一位前男友帶回她的生活，看看她是否還有興趣，但她不感興趣。在第24天，她典型的戀愛對象：「壞男孩」出現了，誘惑她進入不會有結果的關係。她通過了考驗，並繼續她的儀式。

　　以下是莎莉對這段經歷的敘述：「在我進行愛情儀式的第36天，我遇到了現在的男友，而我現在認為他是我的終身伴侶，除此之外，我也在這天之前獲得許多很棒的朋友！而因為我們的坦率溝通、愛情和對彼此的尊重，在我過去關係中造成問題的議題並沒有在我現在的關係中發生。」

　　莎莉也發現這項儀式大大增進了她對自己的愛。「當儀式結束時，我和自己建立了遠比過去我能創造的更具同理和深情的關係。」

　　你準備好要親自嘗試了嗎？

新月前3天：臥房準備

要準備迎接這個強大的儀式需要花一些工夫。第一個要開始的地方就是臥房。
用更多風水的概念來修正這個空間可讓空間更敞開來接收愛情的能量。

你將需要用到：

塑膠桶1個　　　　　蒸餾醋1杯　　　　　羽毛1根　　　　　魚殼或耐熱容器1個

檸檬5顆　　　　　　鼠尾草棒1根　　　　盛接鼠尾草灰燼的鮑　　祕魯聖木香

臥房準備步驟：

---

1. 清除任何你從之前伴侶手中收到的照片或禮物。可將這些物品送人，或是在儀式期間保存在盒子裡。將盒子放在車庫、閣樓或不在你臥房的衣櫥裡。

2. 移除臥房裡所有的鏡子來強化愛情風水。如果無法移除鏡子，可用床單或窗蓋住。用床單蓋住臥房裡沒有在使用的電視機，或是最好將電視機移到其他房間。清除所有只有單人的圖像或景觀藝術。如果要更徹底一點，請將所有的親友照片從臥房裡移除。

3. 打掃你的臥房。清理多餘物品，扔掉舊的雜誌、除塵、用吸塵器清掃、更換床單，清洗所有的窗戶。

4. 清理房間的能量。在一個塑膠桶中裝水。將5顆檸檬的汁擠在水中，再加入1杯蒸餾醋。用潔淨的布擦拭門把、屋內所有的前後門。

5. 為了清除空間裡的負面能量，從前門開始燃燒鼠尾草，並以逆時針方向繞行屋內的每個房間。祈請鼠尾草之靈釋放所有卡住、停滯或多餘的能量。將窗戶打開，讓煙霧從空間中散出（關於使用鼠尾草的資訊請參考第23頁）。

6. 點燃祕魯聖木香。從前門開始，以順時針方向繞行每個房間，讓空間充滿正面能量，並祈請祕魯聖木之靈祝福你的空間，並為你的生活帶來奇蹟（關於使用祕魯聖木的資訊請參考25頁）。

在整個空間都淨化後，是時候用淨化浴來淨化自己了。

你將需要用到：

用來為能量體去除多餘能量的小蘇打粉1小盒

為能量體吸收負面能量的海鹽1杯

用來清理能量體的（一人份）浸泡式咖啡包2包

用來淨化能量體的有機蘋果酒醋2杯

白蠟燭1根——讓靈魂知道你

在進行連結的方式

鼠尾草棒1根

羽毛1根

盛接鼠尾草灰燼的鮑魚殼或耐熱容器1個

1. 在沐浴前用鼠尾草煙燻臥房（第23頁）。
2. 在浴缸裡裝滿溫水和小蘇打粉、海鹽、浸泡式咖啡包和有機蘋果酒醋。
3. 用你的手混合水中的材料，同時大聲說出：「我設定用這水來淨化我的身心靈。」
4. 點燃白色蠟燭，擺在浴室裡安全的地方。
5. 泡澡11至21分鐘。
6. 泡澡時請觀想曾造成你難過、傷害或過去關係痛苦的狀況。將頭和身體泡入水中至少9次——數字9象徵循環的結束。這個動作就像是個人的洗禮。想像你已從過去中解放。
7. 讓水流乾，自己繼續坐在浴缸裡。觀想你所有的傷痛都跟著流走，不再佔據你生活中的任何空間（將咖啡包扔進垃圾桶）。
8. 結束泡澡時，再度用鼠尾草煙燻浴室，以淨化釋出的任何能量。

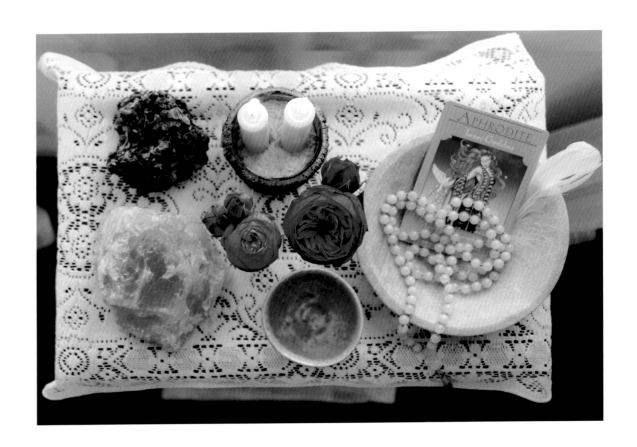

準備工作

新月前1天：愛情聖壇

在新月的前一天，製作一個愛情聖壇，即一張代表你專注吸引愛情意圖的桌子。這個空間將有助於支持你的渴望，並讓你得以培養更深層的愛情和更了解自己。依個人喜好，這個聖壇可以很簡單，也可以很精緻，全由你自行決定。只要確保聖壇一塵不染即可。

你將需要用到：

小桌子1張（聖壇）

白色的蕾絲布或白色桌布1塊

粉晶或孔雀石（看哪一個比較吸引你）串珠項鍊1串

代表關係中兩人能量的粉紅色蠟燭2根

羽毛1根（任何你覺得在靈性上有所連結的羽毛種類皆可）

小水碗1個

保有接受愛情意圖的粉紅水晶（粉晶、薔薇輝石或菱錳礦）1個

愛情聖壇步驟：

---

1. 加入任何對你來說代表愛情的物品，例如香或花，而且只要憑自己的感覺設立聖壇即可。

2. 在打造聖壇之前，務必要為你的水晶設定程式。手握水晶，閉上眼睛，深呼吸三次。大聲說出或心想以下的字句：**「我祈求愛與光的最高振動能量與我的高我連結，清除所有多餘的能量及任何先前的程式設定。我命令這些水晶保有愛、自愛和吸引的意圖。謝謝、謝謝、謝謝。」**

新月早晨步驟：

---

1. 寫下你理想伴侶的所有特質。很重要的是要手寫在紙上，而不要打字在電腦或 iPad 上！慢慢來，但要具體。請包含5項沒有商量餘地的事項，即你不願意妥協的條件。接著再列出10項以上你希望新伴侶擁有的條件。

2. 在你花時間專注在你真正想要和無商量餘地的條件上，你也變得很清楚自己想要吸引什麼樣的對象。完成時，寫上日期、簽名，並寫下「謝謝、謝謝、謝謝！」

3. 將這張紙對摺，然後再對摺，形成正方形，然後在睡覺時擺在你的床墊下。

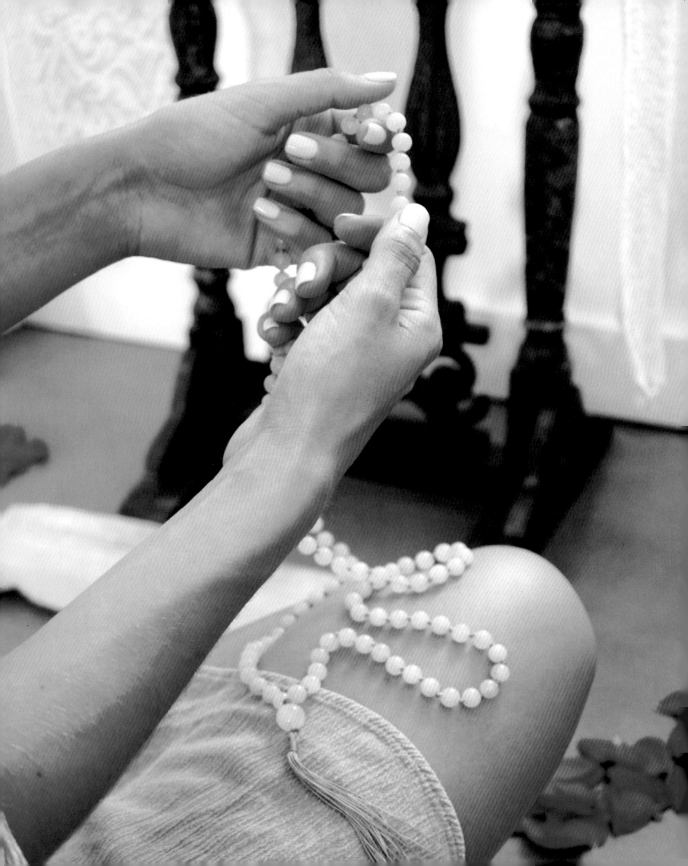

40天愛情儀式

　　40天的設計是為了讓任何關於愛情的議題浮上表面，並從新月開始。可能會有舊愛再度回到你的生活，可能是你已多年沒聯絡的人。這往往是因為有從未討論過的未解決議題，而這讓你有機會從不同的角度做個了結。有時過去的童年創傷、憤怒或難過會浮現。但同時也會產生新的喜悅、希望和幸福感。

　　因此，40天如何能改變你的愛情生活？這需要你對過程的投入，並致力於重新愛上自己，這就能改變你的愛情能量。在40天結束時，你將會有愛情上的突破。對每個人來說，這可能會以不同的方式展現，但最終結果永遠不變——你會更愛自己，而隨著你的振動提升，其他被你吸引的人的能量也會跟著提升。這40天將會帶你經歷一段充滿靈性的旅程。

40天儀式步驟：

1. 在新月時，即儀式的第1天，用鼠尾草煙燻你的環境。其餘的39天可視需求自行選擇是否要使用鼠尾草煙燻。
2. 坐在你的愛情聖壇前。
3. 點燃你的蠟燭和香。
4. 拿起念珠，大聲唱誦以下咒語（依據你想吸引的性別）108遍（念珠項鍊有108顆珠子，每顆珠子唱一遍。可參考267頁的詞彙表。）這必須一天做一次，每次唱誦之間不得間隔超過24小時。如果你漏掉一天，就必須回到第1天重新開始。這部分的儀式非常重要，而且必須連續進行40天。唱誦這些咒語將邀請女性或男性進入你的生活。

若要吸引男性，請唱誦： Sat Patim Dehi Parameshwara
（發音：Sat Pah-teem Day-hee Pah-rahm-esh-wah-rah）

若要吸引女性，請唱誦： Om Shrim Shriyei Namaha

（發音：Om Shreem Shree-yay Nahm-ah-ha）

5. 結束唱誦時，請將念珠放回聖壇。拿起綠色和粉紅色的水晶，握在手中。閉上眼睛，大聲說出以下的字句來設定意圖：「我就是愛。我是可愛的。我是值得受到重視的。」可自在加入任何你想用來形容自己的正面字句。

6. 結束時，將蠟燭熄滅。

新月之夜：泡個愛情浴

你將需要用到：

玫瑰或茉莉線香	玫瑰精油1瓶	羽毛1根
紅蠟燭1根	茉莉精油1瓶	盛接鼠尾草灰燼的鮑魚殼或耐熱容器1個
粉紅蠟燭1根	來自你聖壇的粉紅和綠色礦石	
12朵新鮮粉紅或紅玫瑰的花瓣	鼠尾草棒1根	

愛情浴儀式步驟：

1. 用鼠尾草煙燻浴室（第23頁）。
2. 在浴缸旁點燃並燃燒玫瑰或茉莉線香。
3. 在浴室點燃2根蠟燭：1根紅蠟燭、1根粉紅蠟燭。
4. 將12朵粉紅或紅色玫瑰的花瓣加入泡澡水中。
5. 在泡澡水中加入6滴玫瑰精油和6滴茉莉精油。
6. 將來自你愛情聖壇的粉紅和綠色礦石加入泡澡水中。
7. 泡澡時，觀想自己處於一段深情的關係中，並將礦石擺在心上。
8. 泡20分鐘。
9. 將水晶放回聖壇，將玫瑰花瓣回歸大地——將它們擺在草地上或埋在土裡。不要丟進垃圾裡！

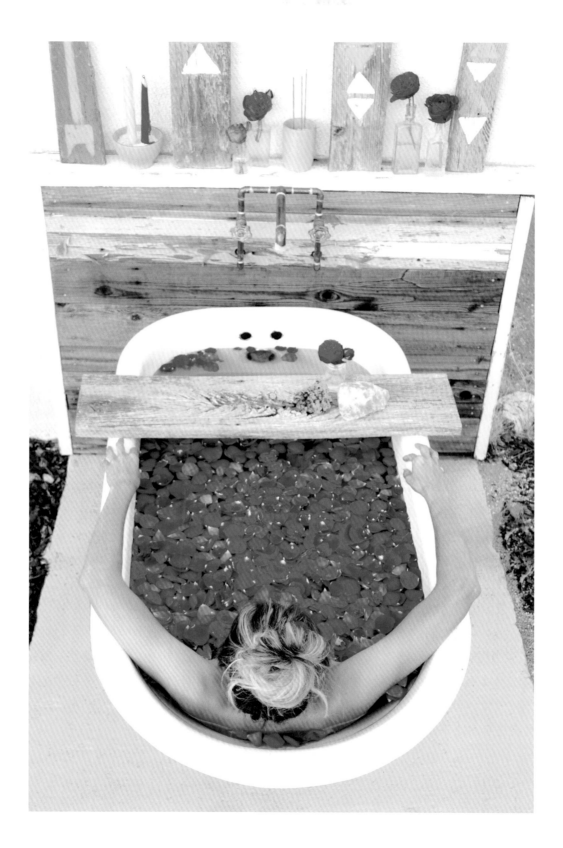

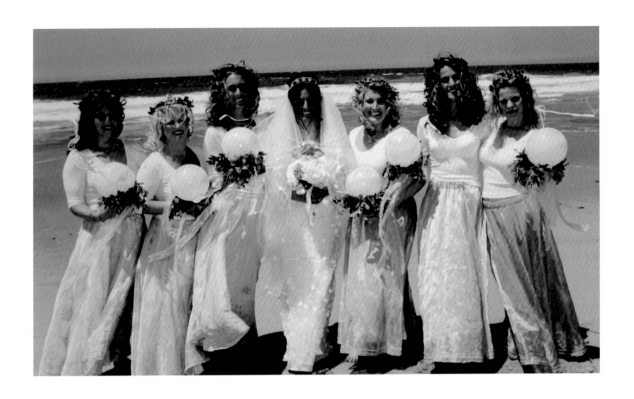

愛情與婚姻先後降臨

　　我的婚禮出現在一個名為《婚禮紀錄》（A Wedding Story）的電視節目中。製作人們想介紹如何透過結合基督教、猶太教和北美信仰的方式來呈現既具有靈性又有宗教性的婚禮。結果這成了這個節目最多人要求重播的一集。我不知道人們是想仿效我的婚禮，還是他們只是為之著迷。

　　我做了什麼樣的事？我送給伴娘的禮物是一顆代表我的愛情，以及對我生命中所有女性表達感激之情的粉晶。然後當她們走

向走道時，她們每人都拿著一顆水晶球，而不是捧花。圓形水晶球背後的意涵是沒有開始，也沒有結束，代表永恆的愛。

　　婚禮在藥輪中央舉行，每位賓客都坐在東、南、西、北等四個主要方位之一。祕魯的鼓手和吹笛手演奏著古老的音樂，向我們的先祖致敬。婚禮結束後，每位賓客都拿到一顆泡泡，可將他們的婚禮祝福和祈禱吹至空中。在我們親吻後，我們裹上正宗的北美毛毯。至今我們每天晚上還是和這條毛毯共枕眠。

孔雀石

守護智慧：
轉化

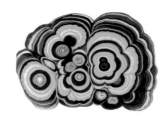

顏色：綠色

產地：澳洲、摩洛哥、美國和剛果民主共和國

歷史和傳說：孔雀石是智慧之石。在古埃及，法老王的頭飾內鑲有孔雀石，因為這種水晶據說可為他的統治帶來平衡和洞見。最早可追溯至西元前3000年，孔雀石因色彩鮮明而被磨成粉，作為眼妝。還真是名副其實的慧眼！

療癒特性：孔雀石對還沒找到適合伴侶的人來說是理想的水晶。孔雀石可淨化脈輪，幫助你看見不適合你生活的事物。它對心輪來說是最有力的轉化水晶。它提供的情緒平衡可促使你採取必要的行動來清理負面的模式，並強化你的轉化能量。

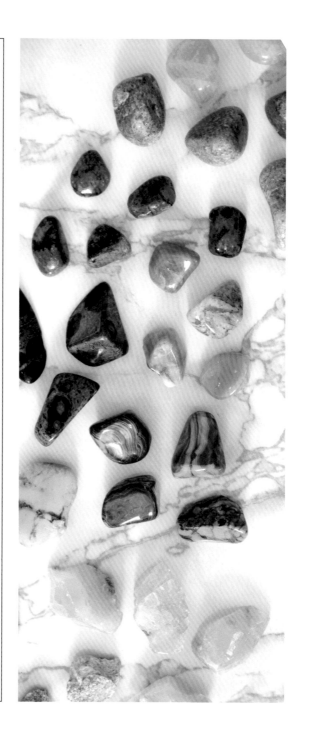

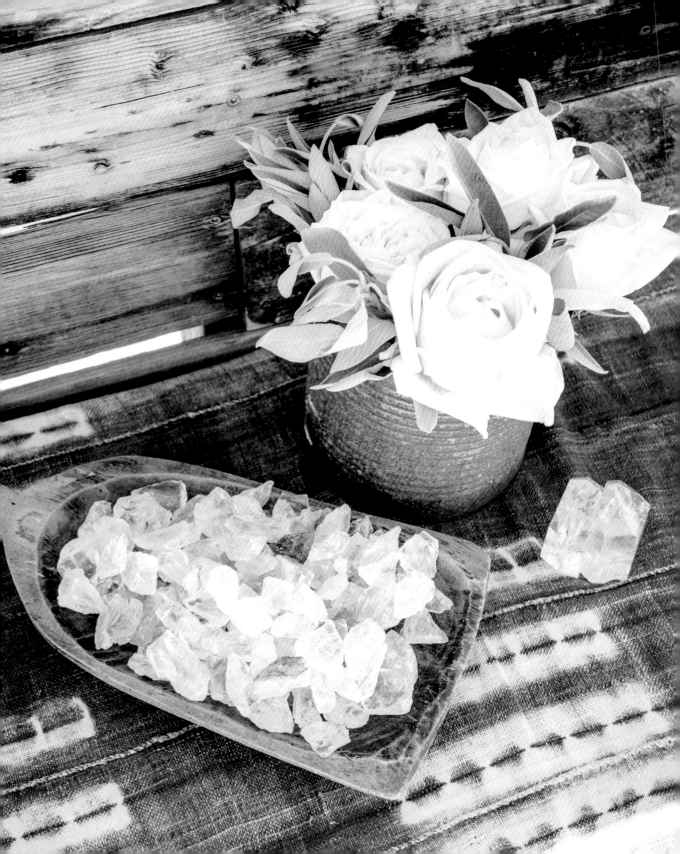

愛情祝福儀式：婚前儀式

時長：只要讓所有親友都能參與到就好！

　　這項愛情祝福儀式是你可以在大喜之日前和所有親友一起進行的最有意義儀式之一，就像你的婚前派對。這讓賓客有機會大聲說出他們對你和伴侶的祝福。我們強烈建議想為婚姻增加另一種層次的愛、幸福和喜悅的伴侶可以這麼做。這是強大的儀式，即使是在你的婚禮後仍會持續散播愛情。

你將需要用到：

裝水晶的碗 1 個

足量的白水晶，讓每位參與的親友都有一個

鼠尾草棒 1 根

羽毛 1 根

盛接鼠尾草灰燼的鮑魚殼或耐熱容器 1 個

儀式步驟：

1. 在慶典的前幾天，清理並淨化所有水晶（第 22 頁）。我們建議也讓水晶吸收太陽的能量至少一個小時，並吸收月亮的能量一整晚。
2. 可以的話，請用鼠尾草煙燻舉辦活動的空間。
3. 在賓客抵達時，給每個人一塊白水晶。
4. 請你的親友圍成一個圓圈，將碗擺在中央。
5. 請每個人手握水晶，想一個他們想要送給這對伴侶的願望或祝福。
6. 請每個人一個接一個地大聲說出他們的願望，接著將水晶放入碗裡。這應持續至所有的水晶都放至碗中為止。
7. 這時的水晶已被賦予能量，並經過對你來說很重要的每個人許願的設定。你可將這個碗擺在臥房、客廳，或是屋子裡任何特別的地方，讓你們可以一直感受到愛。

自愛

　　提咪是無可救藥的浪漫主義者，這大概就是她在22歲結婚的原因。她總是對我說，她將過著美國人夢想的生活——有一間有白色圍籬的大房子、一隻黃金獵犬和四個孩子。她喜歡早起使用她最愛的結婚禮物：麵包機，並用燕麥、葡萄乾和椰棗自製麵包。在健身房運動後，她展開她在服飾業十分成功的工作，並在晚上六點回家，為她的先生吉姆做晚餐。她確實在早上是個快樂的家庭主婦，白天是成功的女企業家，晚上是非常寵溺先生的妻子。生活很美好。她確實過著美國人夢想的生活，而這也是她一直嚮往的。有五年的時間，她的婚姻都很幸福美滿……直到七年之癢提前兩年到來。

　　某天晚上，這個領悟的到來就像打了她一個耳光。當她穿過門，聞到廚房裡烤麵包的味道，就是感覺哪裡不太對勁。她倒了兩杯酒，將麵包切片，她和先生靜靜地坐著吃晚餐。他們已經無話可說，而這已經持續超過一年了。彷彿有一股真相的波浪湧進了提咪的心，而她理解自己一直都在扮演某種角色並活在謊言中。她被撫養長大時所相信的美國夢完全不是她的夢想。坐在她面前的男人是某個她甚至不再認識的人。她納悶：**我過的是誰的生活？**她連一天都無法再忍受了，所以她離開了吉姆。

　　這就是提咪雙子座的雙重人格出現的時候。我喜歡稱她為「邪惡雙子座雙胞胎泰咪」。在提咪離開婚姻後，她專注在事業上，並享受一位成功、財務獨立的女性的生活。但到了夜晚，泰咪就會出現……而且她很狂野。泰咪讓她的生活過得很充實。她過度飲酒，強迫自己健身，購物到她放棄為止，而且甚至認識了新的男人。

　　她突然間陷入愛河，生活變得像派對一樣，而且這是她希望永遠也不會結束的派對。提咪擁有了一切她想要的，而她想要的甚至更多。她又過了極度放縱的一年，但就像所有好玩的派對一樣，終究會有結束的時候。某天在提咪刷牙時，她看著鏡子，但卻認不出自己。她的父母幾乎不再和她說話，她喝太多酒，也玩過頭了，而這開始造成了損害。她的靈魂充滿了空虛感和孤獨感。她的邪惡雙胞胎泰咪必須離開，而真正的提咪必須再度出現。但哪個才是真正的提咪呢？這就是療癒和回歸自我的開始。

自愛輪儀式

時長：1 至 8 週

花時間培養自愛是我們所能給予自己的最大禮物，而這是我們能吸引與他人間深情關係的唯一方式。這也是提咪在成為真實自我的旅程中，從她扮演的角色中學到的最大教訓。

選擇成為你生命中會想要擁有的人！透過使用自愛輪，你會走在尋找你應得的愛的路上。

聯繫某個你信任的親友，和這個人分享這項儀式及你的目標。他們會成為你一路上最佳的啦啦隊，並每週督促你走在正軌上。

有些人的藉口是他們沒有足夠的時間持續投入每週的計畫。那你可能必須有一些割捨，例如不要無節制地看你最愛的電視節目、關注社交媒體，或是每5分鐘確認你的電子郵件，才能為真正重要的事挪出時間——完成你想要的改變，才能將自愛帶入你的生活。畢竟你才是自己最佳的投資！

你將需要用到：

自愛輪（第136頁）影印本1張

粉晶滾石1顆

天河石滾石1顆

藍磷灰石1顆

紅玉髓滾石1顆

紅碧玉滾石1顆

月光石滾石1顆

白水晶滾石1顆

血石滾石1顆

藍筆1枝（藍色是真理的顏色，據說用藍色墨水寫字時較能保留資訊）

鼠尾草棒1根

羽毛1根

盛接鼠尾草灰燼的鮑魚殼或耐熱容器1個

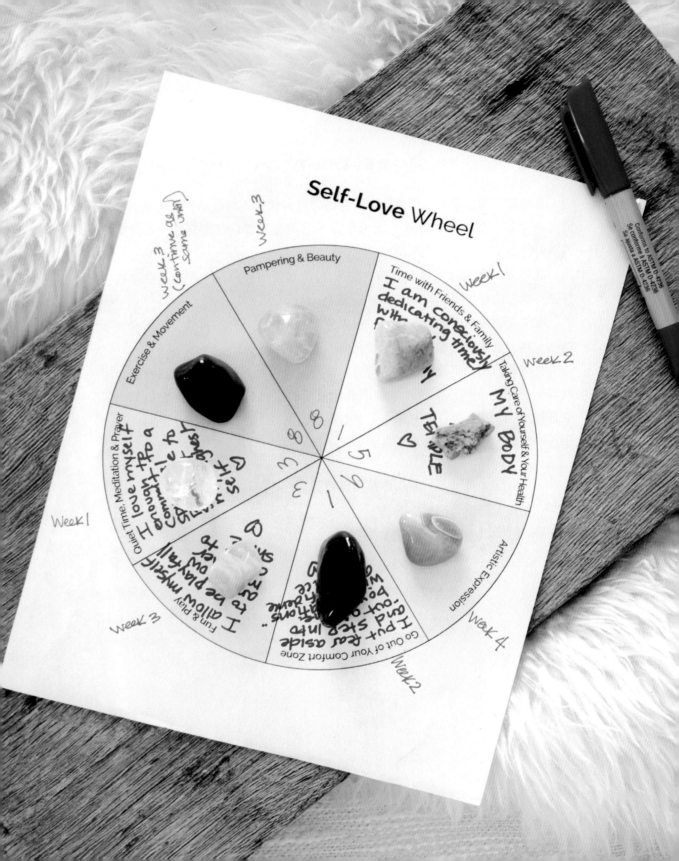

1. 用鼠尾草煙燻你的環境並淨化水晶（第22頁）。

2. 手握水晶，閉上眼睛，深呼吸三次。大聲說出或心想以下的字句：「**我祈求愛與光的最高振動能量與我的高我連結，清除所有多餘的能量及任何先前的程式設定。我命令這些水晶保有無條件的自愛、接納和不加批判的意圖。謝謝、謝謝、謝謝。**」

3. 找一個在儀式期間你的自愛輪可以不受打擾的地方。

4. 目標是培養和自己更親密的關係。坐在你的自愛輪前。藥輪裡的每個區塊都代表將自愛帶入你生活所需專注的領域。請大聲讀出這八個區塊。

5. 你需要花多少時間專注在自愛輪的每個領域？由你自己決定！用數字1至10為每個領域評分，1是你必須專注在該領域的時間最少，而10是需要最多的時間。在自愛輪的每個特定區域寫下你的評分。

6. 專注在任何評分5分以上的區域。寫下一個意圖或你要採取的行動，來看看該領域會有什麼變化。例如，如果你在「運動與活動」區寫下5分，你的意圖可能是「我承諾每週走路三次，每次10分鐘，在禮拜一、三和日進行。」

7. 這時你已寫下了你的意圖，將滾石聚集在一起。在自愛輪的每個區域擺上一顆滾石的動作，將讓你意圖的能量接地並化為現實。請依下列順序擺放礦石：

   a. 粉晶擺在「美容保養」區

   b. 天河石擺在「和親友共度時光」區

   c. 藍磷灰石擺在「照顧自己和健康」區

   d. 紅玉髓擺在「藝術表現」區

   e. 紅碧玉擺在「走出舒適圈」區

   f. 月光石擺在「開心玩樂」區

   g. 白水晶擺在「安靜的時刻、冥想和祈禱」區

   h. 血石擺在「運動與活動」區

8. 決定你想先專注在哪個區域，然後投入你的意圖1整個禮拜。最好從禮拜一開始儀式，並在禮拜天結束。

9. 這項儀式可能會花上1至8週的時間。時間取決於你選擇改善多少個領域。

自愛輪

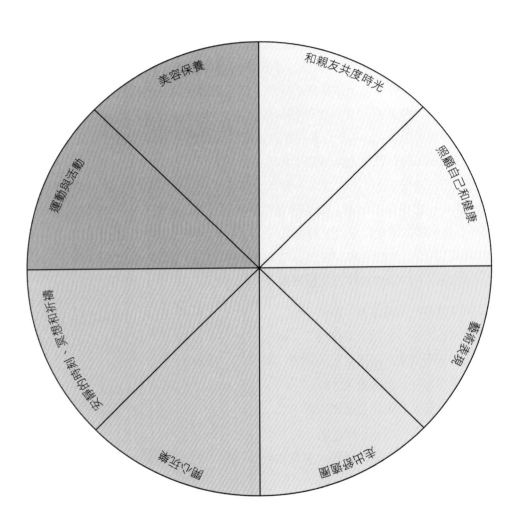

和親友共度時光

照顧自己和健康

美容保養

運動與活動

冥想和祈禱

安靜的時刻．

寫心靈日誌

樂於助人

社交生活圈

粉晶

守護智慧：
愛情磁鐵

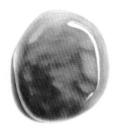

顏色：粉紅色

產地：可在許多地方找到，包括巴西、印度、馬達加斯加和美國

歷史和傳說：自希臘神話的時代以來，粉晶便被視為代表無條件的愛的礦石。羅馬的慾望和情感之神邱比特據說將粉晶賦予大地，作為對所有人的愛、熱情和快樂的贈禮。另一項傳說則敘說較為悲慘的故事。在這則神話中，希臘戰神阿瑞斯（Ares）以野豬的形態出現，殺害阿芙蘿黛蒂的情人阿多尼斯（Adonis）。在試圖拯救阿多尼斯時，阿芙蘿黛蒂被野玫瑰叢刺傷。他們的血一起濺到了某個水晶上，將這礦石染成了粉紅色。宙斯憐憫這對愛侶，每年會將阿多尼斯歸還給阿芙蘿黛蒂六個月。就是這樣的神話讓粉晶成為和解之石。

療癒特性：穿戴或持有粉晶有助療癒所有的心靈層面。這種礦石散發出強大的愛情振動能量。在你想吸引新的關係、愛自己多一些，或療癒過去傷痛時，它是你強大的盟友。運用粉晶神聖的女性能量將能為所有心靈層面的狀況恢復信念、帶來同情心、和諧和平衡。

讓愛情永保活力

時間能治癒一切。隨著提咪療癒自己並培養自愛，她和先生吉姆的關係也重新燃起活力和癒合。她不再將他視為不完美，她意識到他們正是不完美的兩個人，而且還愛著彼此。但他們要如何處理他們之間曾經存在的憤怒和信任議題呢？他們能夠原諒彼此嗎？他們先從溝通，以及主宰自己的惡魔開始。

他們花時間誠實表達自己的感受，在這樣的過程中，一度曾佔據他們心中的惡魔變得越來越小。這當然不是一夜之間發生的，就像他們的問題也不是一夜之間造成的。這需要他們雙方的投入、信念和耐心，而這仍在持續中。但讓關係得以成功並持久的，就是雙方一同成長，並經常為彼此一再地投入努力。

愛情活力不減儀式

時長：10 天，或視伴侶雙方溝通彼此感受所需的時間而定

　　在關係中，我們往往會因為沒有表達出內心的感受而和彼此失去連結。當一段關係開始空轉，我們要如何為空的容器重新注入愛？重要的祕訣是接受你伴侶的真實自我。這項任務並不總是那麼容易，但這是讓愛情保有活力的關鍵。

　　有時言語可能會受到誤解，但懷著真誠、同理心和愛去表達你的真心話，就能讓人們以全新的尊重和承諾重修舊好。愛情活力不減儀式有助於你表達真心話、消除隔閡，並與伴侶分享你最感激他們的部分。這有助於增進關係並讓你們再度充滿愛意。這項儀式讓每個人都感覺受到傾聽和尊重，有助於敞開心房，讓你們可以懷抱著愛意進行溝通。

　　每天進行這項儀式，持續10天，以促進彼此更深層的連結。有些伴侶喜歡將這作為日常的儀式來維持他們深情的連結。

　　一人應握著薔薇輝石，另一人握著剛巴巴碧玉。粉紅色和綠色是心輪的顏色。顏色和特定性別無關，因此只要選擇你感覺最受吸引的礦石即可。它們代表陰和陽的能量，而這是每段關係中的一部分，不論是異性還是同性。

你將需要用到：

符合你手掌大小的薔薇輝石（代表原諒、同理心和釋放恐懼）1顆

符合你手掌大小的剛巴巴碧玉（代表克服恐懼、敞開心房和恢復平衡）1個

鼠尾草棒1根

羽毛1根

用來盛接鼠尾草灰燼的鮑魚殼或耐熱容器1個

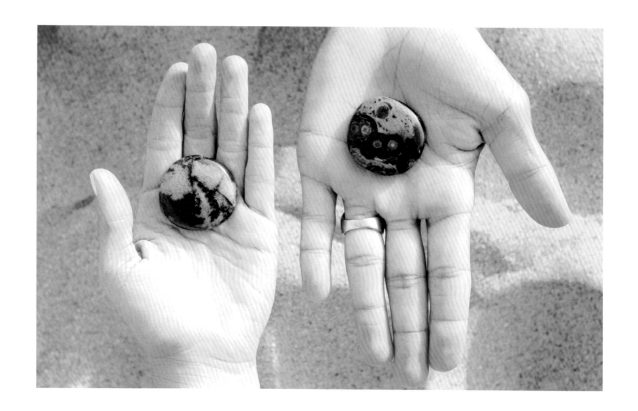

儀式步驟：

1. 用鼠尾草煙燻你的環境並淨化水晶（第22頁）。

2. 找一個舒適的地方，讓你和伴侶可以背對背坐著。如此便可打造一個安全的空間，讓你們可以在不看著彼此眼睛的情況下展露出脆弱的一面並說出真心話，同時還能透過背部的碰觸維持連結。

3. 每個人都握著水晶，擺在心臟的位置。閉上眼睛，深呼吸三次。大聲說出或心想以下的字句：「**我祈求愛與光的最高振動能量與我的高我連結，清除所有多餘的能量及任何先前的程式設定。我命令這個水晶保有誠實、尊重和感激的意圖。謝謝、謝謝、謝謝。**」

4. 在你們手握礦石，背對背坐著時，輪流自在地大聲分享三件你在關係中感到挫敗、惱人和失望的事。藉由分享讓你們困擾而難以承受的事，怨恨較不容易滋長，也讓你們彼此有空間容納更多的愛。

   這是一吐為快的時刻，但請小心你的遣辭用句。專注在關係中某事發生（或沒有發生）時帶給你的感受。避免怪罪對方。用「我感覺」開頭，以充分掌握個人感受，並小心地使用**我**，而不是**你**。從你的觀點敘述對某個情況的感受，有助於預防對方變得有戒心和緊閉心房。

5. 在你們雙方都分享完畢時，務必讓雙方都承認有聽清楚對方說的話。你們可以簡單地說「我懂了」之類的話。

6. 記下你聽到伴侶說話時的感受。請注意，有可能會聽起來不太舒服，但請勿打斷。記住，這只是你伴侶的感受，因此，即使他們的言語或行動並不打算讓你有那樣的感受，但感受依然存在。因此只要聆聽就好。花一點時間消化你們分享的內容後再進行下一個步驟。

7. 變換姿勢時請持續手握礦石，並看著彼此。看著另一半的眼睛，專注在對方美好的一面。大聲說出你喜歡或是欣賞對方的三件事。如果你感到非常生氣，或許連想一件要說的好事都很難。請確保你選擇要說的是真誠而可靠，但可以簡單而平凡的內容，例如「我欣賞你在今天早上我們醒來時會說『早安』」。回想你的另一半做的所有令你開心的事，這將提醒你當初墜入愛河的原因。將你聽到的視為鼓勵，可再為彼此做更多美好的事。為了替你們的容器重新注滿愛意，必須先從讚頌你們關係中正面的面向開始，並欣賞彼此的真實自我。

8. 在每個人都說完自己的真心話後，再度用鼠尾草煙燻這個空間，以淨化這個房間的能量。

9. 每個人在入睡時應將自己的礦石擺在床頭櫃上。

10. 每天進行完儀式的隔天早上，將水晶放在戶外曬太陽至少4小時，以淨化水晶並重新灌注能量。

11. 下次執行儀式時，請交換礦石。原本拿剛巴巴碧玉的人應拿薔薇輝石，反之亦然。

如何修補破碎的心

療癒傷痛可能需要漫長的時間，但使用彩虹黑曜石有助於加速這個過程。將一顆心形的彩虹黑曜石放在胸口，閉上眼睛，深呼吸。這種礦石會促使你照鏡子，看看你將自己的哪一部分投射到別人身上。你不會再將關係議題怪罪到別人頭上，而且你將找出造成你心痛的原因。

這時想著已結束的關係，自問「**這個人為我的生活帶來什麼要教導我的課題？**」請記住，為了療癒，你必須放下怨恨，走向寬恕。仔細向內在深入探索，以發現課題。或許是和界線、獨立或自信有關。自關係結束以來，你有什麼樣的成長？

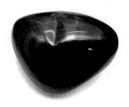

一旦你發現這個人打算教會你的事，你看待他們的方式將會改變。這時原諒會變得比較容易，而你也能讓這段關係過去，才能歡迎最棒的自己和你最棒的伴侶。

「愛不是用來給予或取得的，而是我們要滋養和成長的。」

研究員、說書人兼《紐約時報》最暢銷作者
——布芮尼・布朗（BRENÉ BROWN）

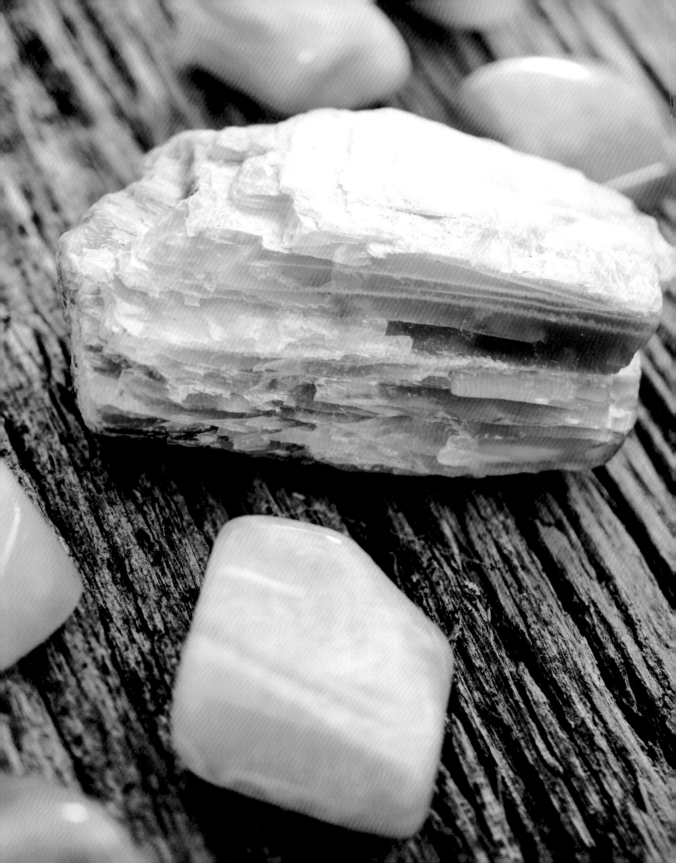

第 9 章

做人成功

生育、懷孕、流產和誕生用水晶

「沒有一次的懷孕、分娩和誕生的寶寶會完全相同。
每個人成為母親的旅程都是截然不同且獨一無二的。」

助產士、生活教練兼《The Mindful Mom-to-Be》作者
——洛莉・布雷曼（LORI BREGMAN）

我是在新婚之夜懷孕的。沒錯，我就是那麼幸運。我的母親想當祖母，而既然我在三十三歲「終於結婚」時，她早已準備好要迎接孫子了。聰明如她，決定親自採取行動，偷偷使用水晶。她過去是服裝設計師，因此她很自然地問我是否可以幫我做結婚禮服。但在製作禮服時，她決定將上百顆月光石和其他的水晶手縫在禮服上。她告訴我，這會為禮服帶來「閃亮」的神奇能量。我當時並沒有拼湊出來，一直到我發現自己懷孕了，我才意識到她選擇月光石是因為這是懷孕之石。

除此之外，我的婚戒有十一顆來自世界各地的寶石。當我先生從珠寶商手中挑選了這個戒指時，珠寶商警告他如果我們不想懷孕的話就必須採取額外的預防措施。我的婚戒是在非常強大的滿月期間製造的，極具生育力。我母親的努力，再加上戒指的能量，我的命運已定。我在婚禮的九個月後生下了我的兒子奧利安（Orion）。

但要懷上我的第二個小孩時，宇宙對我另有安排。這遠遠不像穿戴月光石那麼簡單。這次我想要懷孕，但似乎什麼也行不通。我嘗試了一切的辦法。

我和一位治療師合作，她教我攝取適當的營養。她每個月為我進行兩次的能量治療，以釋放我第二脈輪卡住的能量。我進行特殊的藥草沐浴儀式，而且我為自己製作了三條水晶腰帶，一條是使用月光石和拉利瑪，一條是月光石、紅寶石和綠玉髓，還有一條是紅玉髓、石榴石和綠松石製成的，全都持有助我以不同方式懷孕的意圖。

我的每日口號是要有耐心，因為一切都會在適當的時候發生，但我開始懷疑自己是

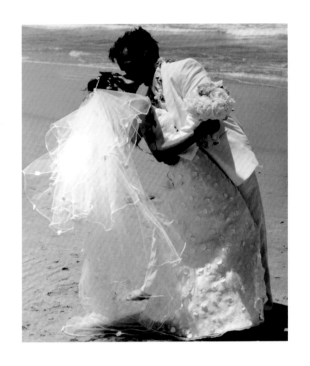
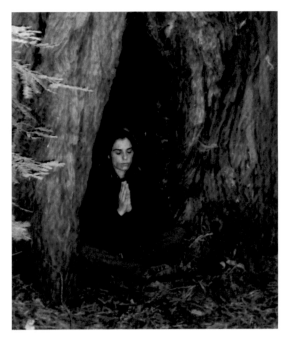

否能夠懷上另一個孩子。

　　一個很大的轉變發生在我和先生傑森到加州大蘇爾（Big Sur）一間療癒中心：伊沙蘭學院（Esalen Institute）時，我們在那裡可以夫妻的身分同行，有意識地創造出懷孕所需的時間、空間和愛。在大蘇爾時，一名神祕的女性告訴我們，如果我們找到一個由紅杉樹天然形成的圓圈，應走到圓圈中央祈禱。後來我們在居留期間健行時，彷彿有道光束指引著我們。我們找到了自然排成一個完美圓圈的紅杉樹。我們在圓圈中央握著手，向神、紅杉樹和彼此大聲祈求想要一個寶寶。

　　在大蘇爾時，我們也製作了寶寶願景板，這要求我們敞開心扉，了解我們想要為關係中注入什麼樣的新能量。在這趟旅程後，我感到更輕盈自由，因為我已經放手且臣服，我百分百接受神對我的安排。

　　結果才過了五天，我發現自己又懷孕了。我的身心都被治癒了，而且我們的祈禱得到了回應。這次我生下了我的女兒蘇菲亞蘿絲（Sofia Rose）。

意識備孕儀式

時長：從新月開始，每天 5 至 10 分鐘，持續 15 天

　　曾有一位明智的女性告訴我，我們的孩子就是我們的老師。是他們挑選我們，而不是我們挑選他們。我們必須體現寶寶在未來的生活裡想要和需要的能量。有意識地懷孕——不論是透過你和伴侶的結合，還是透過領養或代孕——是生命提供最神聖的體驗之一。為了有意識地為新生命創造空間，你的意圖和行動必須和諧運作。

　　祈求和共同創造新生命是美麗的靈性和創造性的過程，無法事先安排、急不得，或是按表操課。這是為即將進入你生命的孩子創造所需的無條件的愛的旅程。

　　當你和伴侶準備好有意識地懷孕時，可透過這項水晶儀式和彼此深入連結。為了與月亮的生育能量充分連結，請在新月期間展開儀式，因為新月象徵新事物的誕生。這是種下新種子和設定新意圖的理想時刻，因此在這段期間展開儀式是關鍵。月亮將會持續成長約 14 天，直到在滿月到達全盛期。

　　在我們的經驗中，伴侶在新月期開始他們的意識備孕儀式，並透過滿月持續和彼此連結，將會帶來最佳結果。對每個人來說，這段過程都不盡相同，但你們可以將這項儀式作為起點，以製造有意識懷孕所需的能量。接著可添加任何你們伴侶感到自在的條件，不論是度假、規劃浪漫的約會，或單純只是好好地共度時光。

　　當然，我們無法承諾在這項儀式後你就會懷孕。這項儀式的重點在於結合你們伴侶的意圖，並為即將到來的懷孕創造神聖空間。未表達出來的恐懼、需要一切按計畫進行，或是變得對過程太一板一眼，往往會阻礙伴侶懷孕的能力。這項儀式可能有助於減輕這些情緒障礙，讓懷孕恢復到伴侶之間充滿愛的真實狀態。

你將需要用到：

符合你手掌大小的月光石（帶有開放接收的能量）1顆

符合你手掌大小的紅玉髓（帶有行動和前進的能量）1顆

鼠尾草棒1根

羽毛1根

用來盛接鼠尾草灰燼的鮑魚殼或耐熱容器1個

儀式步驟：

1. 用鼠尾草煙燻你的環境並淨化水晶（第22頁）。
2. 伴侶兩人一起，聚集水晶，將水晶握在手中。一人應握著月光石，另一人握著紅玉髓；可視自己較被哪種水晶吸引而自行選擇。找一個舒適的地方，兩人一起坐下，可以坐在戶外的月光下，也可以坐在室內你們雙方都感到神聖的地方。
3. 手握水晶，閉上眼睛，深呼吸三次。
   大聲說出或心想以下的字句：「**我們祈求愛與光的最高振動能量與我們的高我連結，清除所有多餘的能量及任何先前的程式設定。我們命令這些水晶保有祝福我們生下健康寶寶的意圖。我們已經準備好要成為慈愛、關愛且有覺知的父母，謝謝、謝謝、謝謝。**」
4. 在設定好水晶後，利用這次機會和彼此談談這樣的意圖。聊聊在你們有寶寶後生活將會變得如何。聊聊這會帶給你們雙方什麼樣的感受，表達你們的興奮、恐懼，以及任何可能會讓你感到掙扎的狀況。
5. 閉上眼睛，觀察你的意圖實現。在腦海中想像，並用你的感官去體驗——抱著寶寶時的氣味、聲音和感受。
6. 結束觀想時，將你的水晶一起放在床頭櫃上。你的水晶將會保留你們共同意圖的能量。
7. 接下來的14天，重複步驟2至6，一直到滿月那天完成。

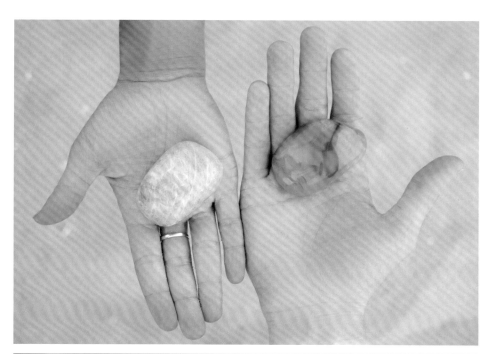

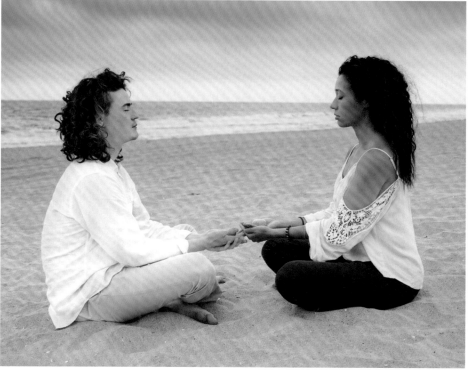

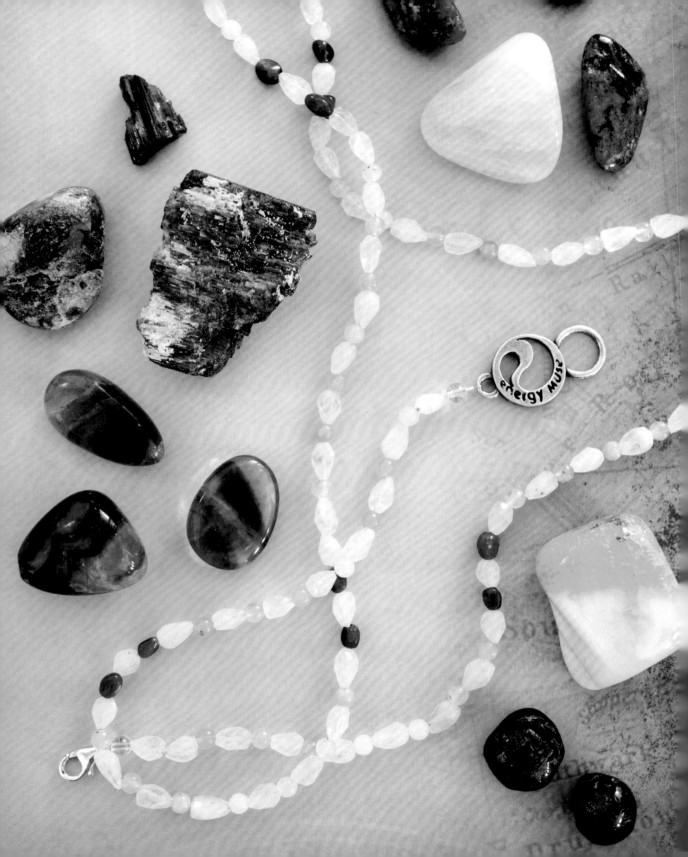

更多助孕礦石

為了增強懷孕的能量，如果你感到有這樣的需求，也能在儀式中加入以下礦石。它們可釋放阻塞的情緒，有助於增加生育力：

◆ **石榴石**可促進能量的流動和改變
◆ **螢石**可提升性慾
◆ **粉晶**可培養無條件的愛和自愛
◆ **薔薇輝石**可療癒情感創傷
◆ **綠玉髓**可讓自己敞開心房去接受

水晶的生育祕訣

若要更進一步提升生育力，可將寶石腰帶戴在無衣物遮蔽的腹部上，讓腰帶觸碰到你的肌膚。可用平坦的月光石、紅寶石、紅玉髓、黃水晶和綠玉髓製作腰帶。

月光石

守護智慧：
創造命運

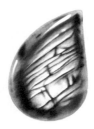

顏色：乳白色，從無色至白色都有

產地：可在許多地方找到，包括澳洲、巴西、緬甸、印度、馬達加斯加、墨西哥、斯里蘭卡和美國

歷史和傳說：月光石以生育之石著稱，與月亮的能量一致，因此和女性的週期有關。自中世紀以來，月光石就作為愛情和明晰的象徵。印度占星師相信擁有月光石可和月亮建立友善的關係。據說在滿月下握著月光石可讓你感覺與宇宙的生命節奏相連結。

療癒特性：這散發著乳白色光芒的水晶代表溫柔，據說可讓愛侶的關係更親密。月光石是神奇的礦石，可連結你的神聖女性特質和內在女神，有助於開啟存於你內在的月亮能量，因而為你保持更平衡的狀態。

流產的痛

在生下奧利安和嘗試懷上蘇菲亞蘿絲之間的期間，我懷孕了，但在三個月後失去了寶寶。我每天都獨自哭泣，並感到羞愧。我怪自己無法將寶寶留在自己的身體裡。我質疑生活中的一切，從我吃下的食物，到我的工作行程，再到我的心理狀態。我日漸消沉，彷彿有一朵非常陰暗的烏雲停在我心上，而且永遠也不會消散。

幾個月後，我的母親和我分享了一個故事。她看著我的眼睛說：「還記得你的祖母過世時，我悲痛欲絕，哭了好幾個月？有一天你看著我說：『媽，如果你不停止為祖母哭泣，她將永遠也無法好好安息。她必須知道你夠堅強，可以放她離開。』，便不再多說。這還是至今我收到最好的忠告。」

這正是我要展開療癒過程所需聽到的。

然而，我也需要試金石的協助，因此，我拿了一大塊的紅玉髓，並握在手中。彷彿這塊水晶在對我說：「我一直在這裡等著你。讓我們找回你的喜悅。」

每天在送我兒子上學後，我會前往聖塔莫尼卡（Santa Monica）的 YogaWorks，在那裡，當我呼吸、流汗和哭泣時，我會在我的瑜伽墊上放一塊紅玉髓。我壓抑著所有的遺憾，沒有告訴任何人我流產了，將自己與他人隔絕。我讓身體充滿悲痛，但在我使用紅玉髓時，它幫助我釋放那樣的情緒。我一個禮拜做五次，直到將所有的眼淚都哭出來。

那時，當有人問我感覺如何時，我已經可以坦露自己，我居然可以告訴他們關於流產的事，我大聲說了出來。當我終於將卡住的能量釋放出來時，療癒便開始了。我還找到其他同樣經歷過流產的女性，我突然間擁有在療癒時可以依靠的團體。

流產儀式

時長：每天 21 分鐘，持續 40 天

悲痛時，我們往往會忽略我們知道自己必須做的事。我花了幾個月時間才開始碰水晶，即使我知道這正是我需要的。將我點醒的是我母親提醒我曾對她說過的話。

如果你也經歷了流產或死產的狀況，而且尚未療癒，現在可運用這一刻作為敲醒自己的警鐘。不要再避開你知道自己必須做的事，允許自己康復。

很重要的是必須連續進行這項流產儀式 40 天（關於 40 天代表的重要意義，可參考第 18 頁）。如果你漏掉一天，必須從第 1 天重新開始。每天要投入的時間是 21 分鐘。如果你無法為自己每天投入 21 分鐘，你如何能期待自己得到療癒？沒有人可以替你做這件事。這取決於你，但你確實擁有展開療癒過程的力量，只是需要每天投入時間來滋養自己的靈魂，而你值得！

你將需要用到：

重燃喜悅和熱情的紅玉髓 1 個

釋放悲傷和痛苦的黑瑪瑙 1 個

釋放過去並與自己重新連結的煙晶 1 個

彩虹黑曜石 1 個，用來讓自己將真相帶出表面

計時器 1 個

日記 1 本

筆 1 枝

薰衣草香皂 1 塊

鼠尾草棒 1 根

羽毛 1 根

用來盛接鼠尾草灰燼的鮑魚殼或耐熱容器 1 個

儀式步驟：

1. 用鼠尾草煙燻你的環境並淨化水晶（第 22 頁）。

2. 淨化水晶後，手握水晶，閉上眼睛，深呼吸三次。大聲說出或心想以下的字句：「**我祈求愛與光的最高振動能量與我的高我連結，清除所有多餘的能量及任何先前的程式設定。我命令這些水晶保有放手、療癒和釋放的意圖。謝謝、謝謝、謝謝。**」

3. 以舒服的姿勢躺下。將黑瑪瑙和煙晶擺在鼠蹊部的兩側，並將紅玉髓擺在肚臍上，打造一個能量療癒三角陣。

4. 每天晚上睡前在身上擺好這樣的水晶陣，持續躺著15分鐘。療癒是一段有起有落的過程，因此有些時候你可能覺得沒什麼，但有些時候你又會被情緒給淹沒。請對這樣的過程保持耐心。

5. 早上第一件事，將彩虹黑曜石握在非慣用手中。將計時器設定5分鐘，開始在日記上自由書寫。將你內心最陰暗的部分全都傾洩在紙上。「為何是我？為何會發生這樣的事？」允許自己清除對失去寶寶所感到的痛苦、難過、悲痛、自我厭惡、失望和憤怒。將情緒發洩出來。在計時器停止時停止書寫。

6. 這時將計時器設定1分鐘。站起身，開始搖動你的身體。這就是搖動能量場的方式。搖動你的手、腳和腿。跳上跳下。搖去氣場中所有的負面情緒。動作盡量激烈，直到計時器停止。

7. 每天隨身攜帶紅玉髓，在當天開始有情緒產生時與它連結。與紅玉髓的能量連結將有助於你了解每個時刻要做什麼。

8. 每天用薰衣草香皂清洗身體，這可淨化附著的情緒能量索，並促進頭腦清晰。

9. 在40天結束時，將你寫在日記上的所有紙張撕下，放入壁爐、烤肉架或金屬桶中焚燒。看著你所有的悲傷和難過在大火中燃燒成灰燼，你不必再保有這些情緒。

10. 待灰燼冷卻後，將剩下的物品收集起來，也包括彩虹黑曜石、煙晶、黑瑪瑙和紅玉髓，全部埋在地下。請求你的較高力量協助你放下痛苦並原諒你感覺自己要負責的一切。隨著你將礦石埋在土中，你知道大地之母已將你的痛苦帶走。

11. 恭喜自己持續投入在你的療癒之旅中。你已透過這個過程獲得對自己新的洞見。你變得更有智慧也更堅強了！

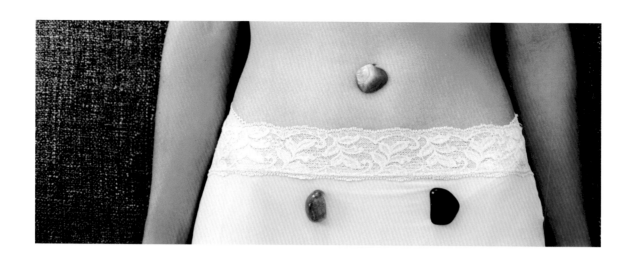

孕期不適

在提咪懷了她第一個孩子 JB 時,她認為傳說中的孕婦動人光采和自己無關。某天,她和我們的一群朋友共進午餐。她將自己塞進一件時髦的吊帶褲,再搭配法蘭絨襯衫——這是她沒懷孕時通常會做的打扮。但即使她盡可能擺脫自己像顆氣球的想法,她還是強烈地感到:**我再也無法好好做自己了。**

午餐期間,她看著女性友人們享受著花俏的雞尾酒,而她喝的是檸檬水。她的腦袋開始急速運轉。**為何我的腳踝這麼大?在我剩下的孕期中,我要如何對於錯失的這些樂趣進行心理調適?**她討厭自己看起來的樣子,也不喜歡有這樣的感受,懷孕似乎讓一切都不對勁。許多女性喜歡懷孕,但提咪一心只想著「**如果我無法忍受懷孕,那我要如何享受當個母親?**」

遺憾的是,對大多數女性來說,這種種的疑慮、恐懼和焦慮會在孕期的某些時刻出現。在前三個月,許多女性甚至不會分享她們懷孕的消息,因為她們害怕會失去這個寶寶。接下來,一旦她們安全度過了前三個月,所有關於成為母親的恐懼和焦慮都跟著浮上檯面。**我會成為一個好媽媽嗎?我可以負擔這個小孩一切所需嗎?我還會有我自己的時間,或是和另一半的約會之夜嗎?我甚至不認識自己的身體!**

我們過去從未體驗過的情緒就在這新生命在我們體內成長的神聖時刻中出現。這很理所當然,但卻令人不安。懷孕的沐浴愛河儀式將協助你在一個可以誠摯感受彼此內心的空間裡與自己的寶寶、身體,以及情緒連結。

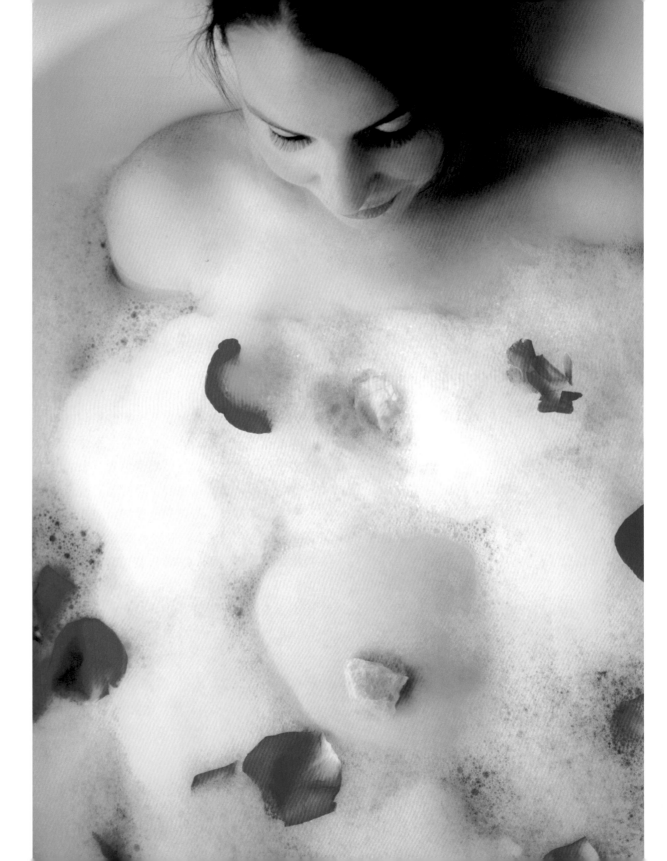

沐浴愛河：寶寶親密關係儀式

時長：10 至 20 分鐘，可視需求經常進行

你將需要用到：

粉晶 2 個，代表無條件的愛

無味泡泡浴液 1 杯

新鮮玫瑰花瓣 1 把

非必要：蠟燭、舒緩音樂、瀉鹽（1 杯）、精油

儀式步驟：

為了預防起見，懷孕時，我們建議在此儀式中不要用鼠尾草煙燻。

1. 淨化水晶，將水晶擺在戶外曬太陽至少 4 小時。
2. 手握水晶，閉上眼睛，深呼吸三次。
   大聲說出或心想以下的字句：**「我祈求愛與光的最高振動能量與我的高我連結，清除所有多餘的能量及任何先前的程式設定。我命令這些水晶保有愛、祝福和幸福的意圖。謝謝、謝謝、謝謝。」**
3. 將粉晶放入裝滿溫水（非熱水）的浴缸裡。
4. 加入泡泡浴液、玫瑰花瓣，以及任何其他的必需品，為泡澡打造完美的氛圍。
5. 進入浴缸後，將一塊粉晶擺在你的心臟位置，另一塊擺在腹部。深呼吸，觀想自己與寶寶建立心連心的連結。
6. 閉上眼睛。吸入自愛。呼出恐懼、批判和完美主義。吸入自信、信任和愛。呼出疑慮、擔憂和不確定。吸入興奮、祝福和幸福。持續這個過程 10 至 20 分鐘，直到你感到心滿意足、放鬆和平靜。
7. 完成時，將玫瑰花瓣撒在戶外的地上，讓花瓣回歸大地。讓粉晶曬太陽幾小時，重新灌注能量，讓粉晶為你的下次泡澡做好準備。

為神聖的誕生做好準備

我的女兒剛出生12小時，我的醫生來到我的病房確認我的狀況。他見到的景象讓他停下腳步。他問：「呃……現在方便進來嗎？」我躺在病床上，小小的礦石圍繞著我的身形排列。房間周圍擺放著大塊的粉晶、黃水晶和紅玉髓。所有物品的表面都擺滿了玫瑰。我的精油噴霧讓整個房間充滿薰衣草療癒的氣味，同時持續播放 om 的咒語。我的女兒躺在我懷裡，一名女性站在我身旁，正在移動我們身體的能量。

我說：「當然。這是我的靈氣大師。她只是在為我女兒進行她第一次的能量治療，歡迎她來到這世上。」

醫生什麼也沒說，但他臉上的表情已說明了一切。我敢保證他過去從沒聽說過這樣的事。

大多數女性會準備待產包，在分娩的時刻來臨時，待產包裡會有她們的一切所需，讓她們可以舒適地踏上生產之旅。儘管我準備了待產包，但我也有水晶和神聖誕生空間的專用包。裡面有我所需的一切，可確保我的生產空間是個充滿愛意且適合我寶寶進入的美麗環境。

令人意想不到的是，我為自己的生產體驗打包的不只是這些物品。我還準備了一個裝了冰塊的保冰箱，用來裝我產後的胎盤。我打算讓提咪從醫院將這胎盤帶走，然後拿去給我的針灸師。胎盤將做成膠囊來幫助我的荷爾蒙在產後恢復平衡，並有助於預防產後憂鬱。我們的計畫成功了，但 JB 注意到這放在冰箱裡的胎盤，他問：「媽，那是什麼？」

提咪回答：「那是海瑟的胎盤。不要碰。」我沒想到她必須告訴他兩次！

神聖誕生儀式

　　儘管你未必想做到如同我的分娩經驗那樣的程度，但你絕對會想為這個美妙的時刻打造一個空間，向生小孩的神聖能量致敬。這項儀式中的水晶將打造一個高振動空間，讓母親和寶寶在生小孩的過程中可以共享這個神聖的時光。在分娩開始時，準備好要隨身攜帶的物品。

你將需要用到：

次石墨立方體4塊，用來為房間做好空間防護

透石膏棒1根，用來提升空間的振動頻率

可以舒適地握在手中的黑碧璽2個，用來釋放恐懼、疑慮和痛苦

代表愛意的粉晶1小顆

接地用的赤鐵礦1個

用於平靜和保護的紫水晶1個

儀式步驟：

為了預防起見，懷孕時，我們建議在此儀式中不要用鼠尾草煙燻。

1. 在預產期之前，確保你的水晶已經準備好並完成淨化，將水晶擺在戶外曬太陽至少4小時。
2. 將所有的水晶擺在自己面前，閉上眼睛，深呼吸三次。
   大聲說出或心想以下的字句：「**我祈求愛與光的最高振動能量與我的高我連結，清除所有多餘的能量及任何先前的程式設定。我命令這些水晶保有穩定、為過多能量接地和內在平靜的意圖。謝謝、謝謝、謝謝。**」
3. 在房間的每個角落放一塊次石墨立方體作為保護。
4. 將紫水晶放在產床下，為空間維持平靜和保護。

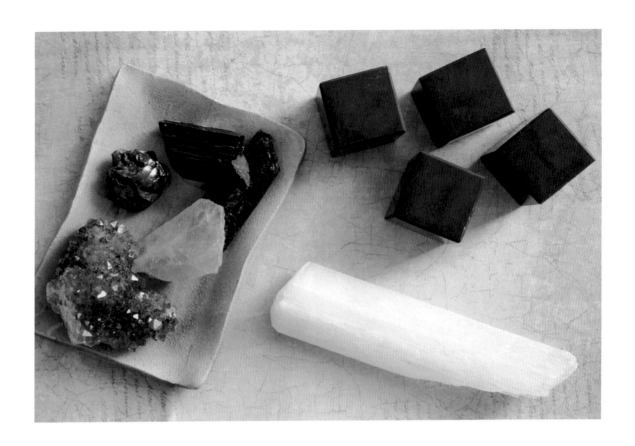

5. 將透石膏擺在你面前的桌上，以指引寶寶出來。我們的朋友兼助產士洛莉·布雷曼注意到寶寶會受到透石膏正面且高振動能量的吸引，而且會跟隨著這樣的能量來到這世界。

6. 分娩時，將粉晶擺在產床旁的安全處，讓自己敞開去給予和接受無條件的愛。

7. 在每隻手上各自放上一塊黑碧璽。觀想礦石拉出所有的恐懼、疑慮或身體上的疼痛。

8. 把赤鐵礦放在腳邊，讓你的能量接地。

9. 帶上你想隨身攜帶的任何其他神聖物品，可以是精油、願景板、特殊的音樂播放清單、親友的照片，或是代表你信仰的象徵或圖像。

新的開始

　　提咪剛生下她的第二個兒子威爾
(Will)，在他依偎在她懷裡時，他穿著他的
「回家連身衣」。而在提咪第一次帶威爾回家
時，她的長子 JB 正在房間裡玩。她將威爾
放低，讓 JB 可以看到他，結果 JB 瞬間舉起
手，打了威爾一耳光。

　　提咪立刻哭了出來，因為她才出生兩天
的寶貝兒子剛被哥哥打臉而處於驚恐中。她
用手臂將哭泣的寶寶抱得更緊。

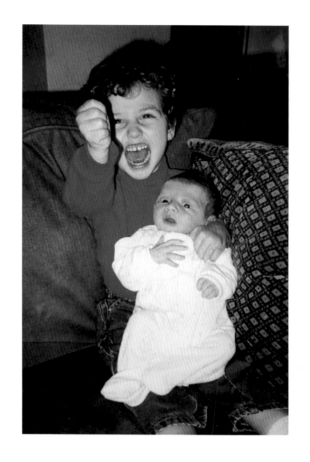

　　提咪理解 JB 無法完全消化正在發生的
事。畢竟有兩年半的時間他都是家中的獨生
子。她很感激她的母親和祖母都在那裡為她
和 JB 提供他們所需的額外支持，四代一起度
過了一段艱難的時期。

　　正是在這樣的時刻，我們作為母親才意
識到寶寶生命第一年的神聖性。這是你和孩
子無止境關係的開始。彷彿心臟離開你的身
體而活，因為你是如此愛你的寶寶，希望好
好養育他們，並保護他們免受傷害和痛苦。
就是在這段時期，你有能力創造與孩子之間
神聖和靈性的關係。

　　儘管你並不總是能保護寶寶免受痛苦，
但你可以向他們展現什麼是無條件的愛，並
發展出如此強烈的羈絆，讓你們可以和彼此
坦誠地分享各種酸甜苦辣。

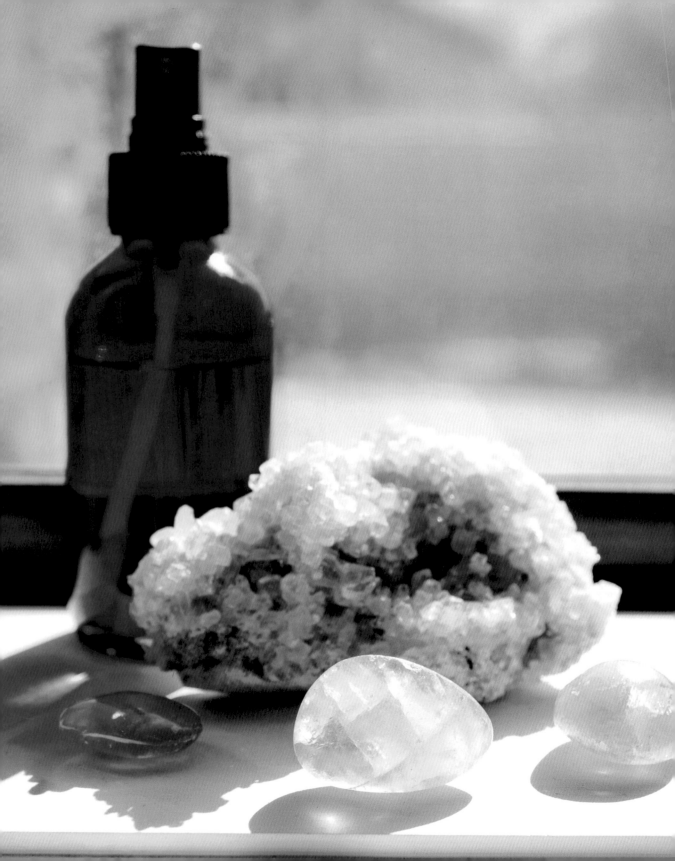

新開始儀式

時長：在需要時進行 40 天

生小孩是既深刻又強烈，會改變一生的體驗。花點時間為這新的生活調整非常重要，讓你可以療癒，同時和你的新生兒建立親密的關係。許多古文明相信這前 40 天是母親必須努力適應母親身分，同時建立安全且受保護的環境，讓寶寶可以適應離開子宮生活的時期。

新開始儀式將協助你保持環境淨化與和諧，讓你可以專注和寶寶建立親密關係，同時也能活在當下，和其他的孩子保持連結。

這項儀式的重點是打造高振動的保護環境，讓你的家人可以建立親密關係。在這個空間裡，很重要的是號召你的另一半、家人和一群朋友來減輕你的負擔，例如為你送餐，或是協助處理家務。這段時期的重點是盡可能放手，這樣你才能好好花時間陪伴新生兒。如果你有其他的小孩，請記住這對他們來說也是過渡時期。召喚你的耐心，並請練習以下口號：**一天一次深呼吸！**

你將需要用到：

讓能量接地的碧玉 1 小顆（小到能放入玻璃噴霧瓶的開口）

保護用的黑瑪瑙 1 小顆（小到足以放入玻璃噴霧瓶的開口）

和諧用的藍紋瑪瑙 1 小顆（小到足以放入玻璃噴霧瓶的開口）

天青石 3 顆，用來放在每個房間的一個窗台上，可帶來平靜和令人振奮的高振動能量

約 110 克大小的藍色或琥珀色玻璃噴霧瓶 1 個（建議使用玻璃而非塑膠，因為塑膠的毒素可能會滲入你的噴霧內容物之中）

泉水或蒸餾水

儀式步驟：

1. 淨化水晶，將水晶擺在戶外曬太陽至少4小時。
2. 手握水晶，閉上眼睛，深呼吸三次。
   大聲說出或心想以下的字句：**「我祈求愛與光的最高振動能量與我的高我連結，清除所有多餘的能量及任何先前的程式設定。我命令這些水晶保有家中和諧、親密關係和團結一致的意圖。謝謝、謝謝、謝謝。」**
3. 將天青石擺在你最常待的房間，以及新生兒的房間和兄弟姐妹臥房的窗台上。將水晶擺在陽光照得到的窗台上，將能量傳送至房內。天青石具有平靜的能量，也能吸引天使進入生活環境中。
4. 若要製作能量淨化噴霧，先將水晶放入玻璃瓶中，碧玉具有接地的能量，黑瑪瑙具有淨化的能量，而藍紋瑪瑙具有和諧和喜悅的能量。
5. 接著，為瓶子裝滿水。
6. 若要淨化房間裡的能量，全天都可在空房間裡使用噴霧。

「成為母親可能是你整個人生中最療癒、釋放、自我實現和更高層次的體驗。
這是終極的服務。」

養生大師、Philosophie 創辦人兼凱（Kai）和利奧（Leo）的媽媽
——蘇菲亞．賈菲（SOPHIE JAFFE）

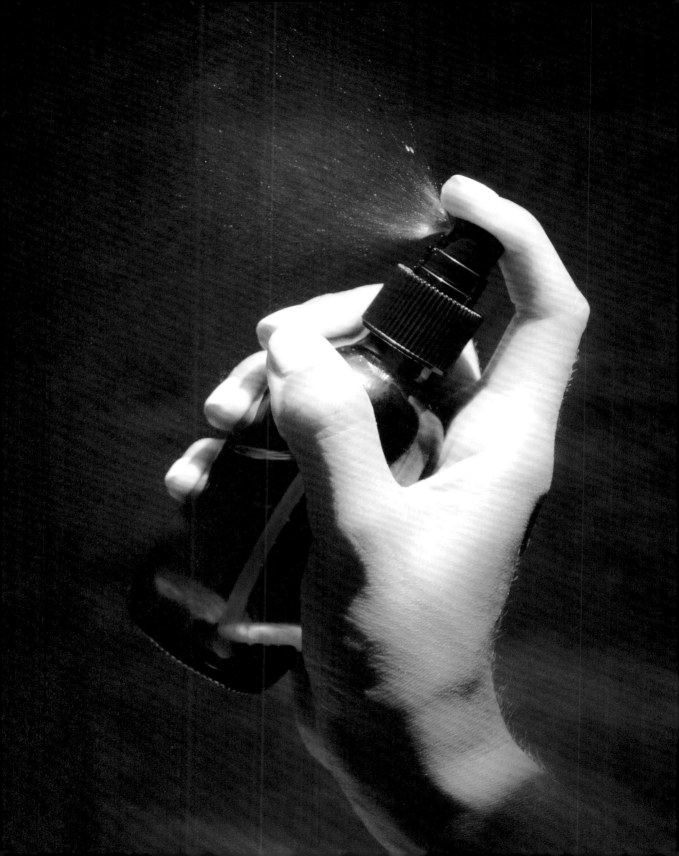

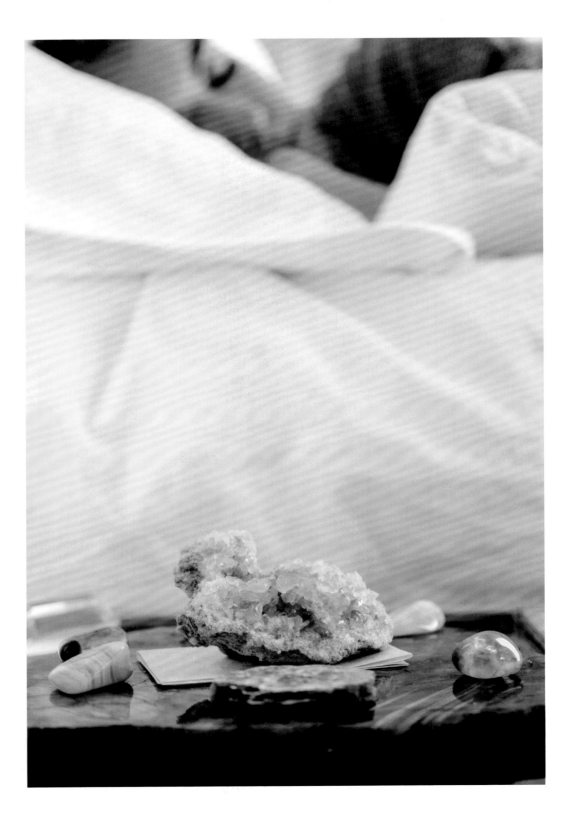

甜蜜好夢

改善夜間睡眠品質的祕訣與技巧

「睡眠是最深層的淨化。」

整全營養師
——凱莉‧李維克（KELLY LEVEQUE）

人們經常問我：「哪些水晶對於失眠和焦慮最有幫助？」我總是會先詢問接下來的問題，才會開始選擇要混用的水晶：你的臥房內是否有鏡子、電視機或電腦？

我必須承認，在一夜好眠這部分，我幾乎一直都很幸運。但我有一些祕訣助我在人生中的大多數時刻都能持續睡得香甜。不放鏡子、電視機或電腦，我的臥房沒有什麼裝飾，因此我經常在走進臥房時因為它的荒涼而嚇到，尤其是和屋裡其他的房間比較時。我的床擺在磁場上最有利於睡眠的方向（可試著 Google **風水睡眠方位表**），而且靠在堅固的牆上作為支撐。

我總是設法在每天早上清理和淨化我的臥房。我知道要每天做聽起來很花時間，但一夜好眠對我來說就是那麼重要。我也發現當我沒有每天淨化和清理臥房時，房間會讓

人感覺沉重和濃密，而這會影響我的睡眠。

因此，如果你想要的不只是羨慕我可以一覺到天明的能力，可以擺脫鏡子和螢幕，或是至少在睡覺時設法將它們蓋住。會反射的表面，尤其是鏡子，會讓你房間的能量倍增。這同樣的能量會整夜來回跳躍，在你睡覺時依舊活躍。

你可稱這是迷思、風水禁忌，或是迷信，但有些文化相信在夜晚睡覺時，靈魂會離開身體。如果你的靈魂看到鏡中的倒影而受到驚嚇，可能會造成你睡不安穩，而且做惡夢。有些人相信鏡子必須蓋住，做夢者遊蕩的靈魂才不會被困在鏡中。

此時，我並不了解你的狀況，但我試圖在此生完成許多靈魂工作，因此，保持靈魂的完整比以往任何時候都更重要（如果你不相信這個理論，可在家做實驗，將臥房裡所

有的鏡子、電視機、電子產品和會反射的裝置都蓋起來一個禮拜，看看會不會睡得比較好）。

對於想緩解失眠狀況的人們，我的下個問題是：你的臥房裡有水或水的圖像嗎？這一樣可能只是個迷思，但據說臥房裡的水可能會為你帶來財務損失。而擔心財務狀況當然會讓你夜不成眠。

我的第三個問題是：你的房間是否很凌亂？凌亂的臥房也會讓你的思緒感到混亂，這也會讓你難以入眠。

第四：你是否曾用鼠尾草淨化臥房，將所有的窗戶打開，並讓陽光照進來？如果沒有，請試試看，我保證這會帶來很大的變化。

終於來到水晶的部分。粉晶、紫水晶、透石膏和藍紋瑪瑙是助你一夜好眠的水晶盟友，可擺在臥房的床頭櫃、窗台，或是你的枕頭下，以創造出非常具有禪意且舒緩的能量。

因此，這是我的必備配方，就像我的護身符般已行之多年……直到它突然間失去效用。某天晚上，我在凌晨一點時醒來，彷彿是早上七點般非常清醒。有什麼不太對勁。外面一片漆黑，而我的思緒不停快速轉動。**我必須睡覺，我必須睡覺。如果我不快點睡著，我明天就會跟行屍走肉一樣。**這句「咒語」在接下來的一小時持續在我腦中反覆播放著。我決定審視我的臥房，看看是哪裡不對勁：

臥房整潔：沒問題。

床擺在最佳的磁場方位，而且靠著實心牆：沒問題。

沒有鏡子或反射平面：沒問題。

臥房已清理和淨化：沒問題。

在枕頭下和窗台及床頭櫃上擺放具寧靜效果的水晶。沒問題、沒問題、沒問題。

哎呀！我的環境維持在適合睡眠的空間，但我的腦袋不太配合。是時候進行更深層的思考了，因為我已經幾個禮拜都睡不好了。我生活的壓力很大，整個世界、政治、化學凝結尾[2]、金錢、我的家人，一切都壓得人喘不過氣來。通常我可以將這些全部一起重新審視，並回到當下，但情況已不再如此。而那一天在凌晨一點後，我的思緒帶我經歷了充滿恐懼和負面思考的不愉快旅程。我不夠強大，無法讓這一切停止。

我走到戶外，抓起一顆正在用月光淨化的彩虹黑曜石。我將它拿起，祈求協助。我跪了下來，頭靠在地上，手裡拿著水晶，完全臣服。我有種錯覺，以為自己可以應付一切。我忘了自己與更高力量——我可以隨時

---

2. chemtrails，飛機劃過天空時在天空留下的飛機雲，歐美國家的陰謀論者認為這是政府利用飛機進行人為噴灑化學物的殘餘，企圖控制人口和氣候，但沒有得到證實。

取用的力量來源——的連結，而我的自我意識阻擋了這樣的連結。

我完全釋放，並開始哭了出來。隨著夜空變為早上的黎明，我才憶起自己並不孤單，而且永遠也不孤單。大地支持著我，我和神（較高力量）的連結維持著我的生命，而我的心已敞開好準備要去愛和被愛。當我憶起這個事實，我感到更自由了。突然間，我的焦慮和恐懼不再控制著我。我站起身，帶著我的彩虹黑曜石走回屋內，然後睡著了。

床上的礦石

如果你睡不好，需要考量的因素有很多。從你的飲食，到疾病、壓力、電磁場暴露、生活改變、沮喪等等，都會影響你的睡眠模式。既然我們討論的是水晶，請確保臥房中的水晶能量符合你正在運作的能量。

我的意思是：在我失眠期間，我發現我臥房裡的水晶散發出柔和、寧靜和充滿愛意的能量。然而，隨著焦慮的增加，我可以感到自己正迅速失去與身體的連結。沒錯，用充滿愛的振動和寧靜包圍自己非常重要，但我當時真正需要的是穩定和情緒平衡的礦石，可以幫助我再度與自己的身體建立穩固的連結。我需要的是可以幫助我深呼吸，並將我的想法重新帶回當下的水晶。因此，是時候更換我臥房裡的礦石了！

我從個人收藏中挑選了不同的水晶，而我可以立刻感覺到哪些水晶在那一刻與我共振。我在磁場上被讓人感到滋養、保護和基礎力量的水晶所吸引，因為那正是我需要的能量支持。

有兩個禮拜的時間，我在滾石的圍繞下入睡，當我窩在床單當中，滾石會碰到我的身體。我將彩虹黑曜石擺在腹部，平坦的瑪瑙擺在下背部，一條繃帶纏著我的身體中段，以便在我睡覺時將它們固定。我後來又在身體周圍和枕頭下加入了小塊的努烏邁特石（Nuummite）、黑碧璽和次石墨。我將大塊的煙晶擺在床下，雙手放上一塊赤鐵礦，然後入睡。

我的先生是否覺得和床上的礦石共枕眠有點過頭了？他當然這麼覺得，但猜猜怎麼了？這確實奏效了！我終於能夠再度熟睡。早上是會有點麻煩。我必須找出夜裡跑到床墊各處的所有礦石，但這只是睡得香甜的小小代價！

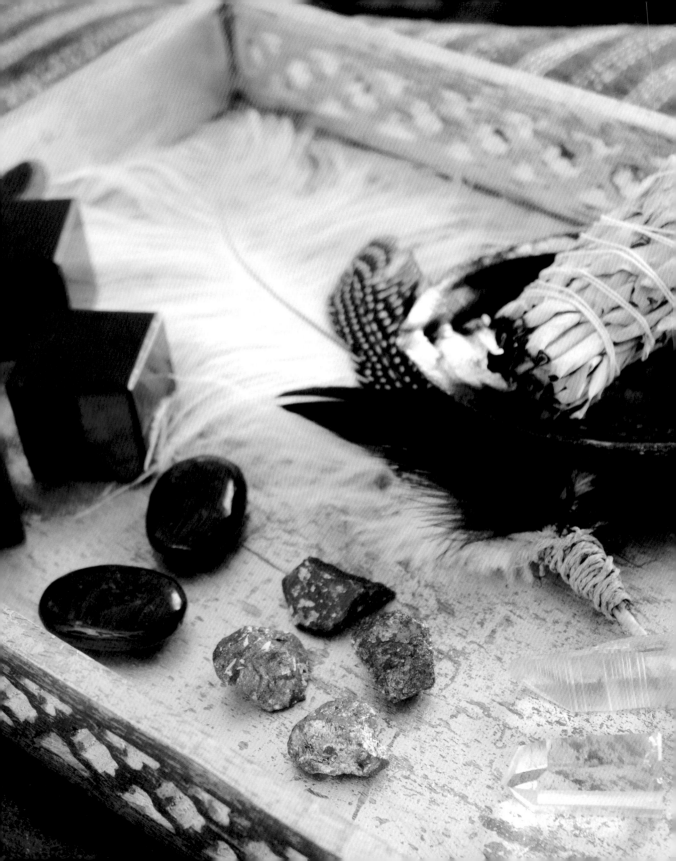

臥房重新校準儀式

時長：每天晚上，連續 14 天

　　在替換房間的水晶後，我終於能夠調和身體的能量，並讓身體重新接地。這項儀式也能幫助你做到同樣的事。感覺接地並向大地的能量扎根，將促進心靈的平靜祥和，進而有助於你獲得一夜好眠。

你將需要用到：

代表正面能量和保護的努烏邁特石2顆

擴張用的列木尼亞種子水晶（Lemurian Seed crystal）1顆

為你的生活帶來色彩和快樂的斑銅礦4個

次石墨立方體4塊，用來抵消電磁場能量，穩定你臥房裡的能量並接地

啟動水晶陣的白水晶柱1小根

鼠尾草棒1根

羽毛1根

用來盛接鼠尾草灰燼的鮑魚殼或耐熱容器1個

儀式步驟：

1. 用鼠尾草煙燻你的環境並淨化水晶（第22頁）。
2. 將所有的水晶擺在自己面前，閉上眼睛，深呼吸三次。
   大聲說出或心想以下的字句：「**我祈求愛與光的最高振動能量與我的高我連結，清除所有多餘的能量及任何先前的程式設定。我命令這些水晶保有穩定、為過多能量接地和內在平靜的意圖。謝謝、謝謝、謝謝。**」
3. 在臥房的每個角落放上1塊次石墨立方體。
4. 將4個斑銅礦擺在窗台上陽光可以照到的地方。

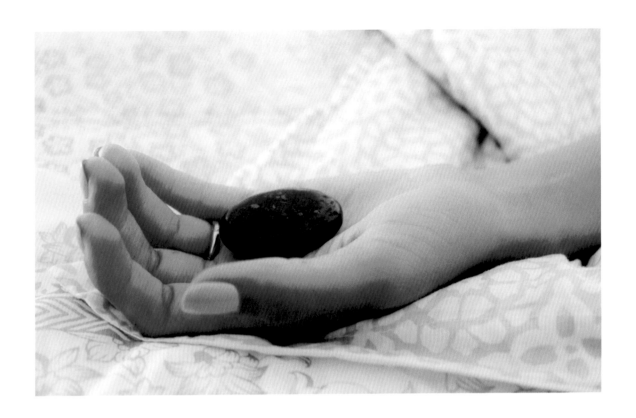

5. 拿起白水晶柱，先從次石墨立方體開始，畫出無形的線連接所有的立方體，接著是斑銅礦，直到連結所有礦石的能量。可將這想像成孩提時期玩的「連連看」。

6. 上床時，將列木尼亞種子水晶擺在枕頭下，每隻手上放上一塊努烏邁特石。

7. 在你帶著水晶靜靜地躺在那裡時，感受水晶接地和平靜的能量，並感謝你即將體驗到的一夜好眠。

8. 醒來時，將列木尼亞種子水晶和努烏邁特石擺在床邊的桌上，但讓所有其他的水晶在你的房間裡連續14天不受打擾。

9. 14天後，收集你所有的水晶，擺在太陽下至少8小時，為水晶重新灌注能量。

10. 在水晶曬完太陽後，將水晶收起來，可視需求經常重複這項儀式的步驟1至9。

心理重建

　　大多數人都處於某種痛苦，不論是情感上還是身體上的。我們大多在感到不舒服時，會想將這些不想要的感受推開，同時告訴自己，我們「之後」再來面對。我們在明明有事時假裝沒事，如此一來就不必處理不愉快的感受。我們或許以為已經忘記這些感受，只是在我們試圖入睡時它們又再度浮現。

　　如果你有睡眠的困擾，水晶可以協助你重新設定睡眠模式，而且睡得更好。它們是你可以保存的大地能量實體形式，而且可以每天使用。它們有助於你平靜心靈、敞開心房，而且會溫柔地帶領你面對任何壓抑的情緒痛苦。不是讓你逃避問題、痛苦和感情包袱，你可以花上必要的時間重新心理建設——處理、感受和療癒，而這將為你帶來一夜好眠。

螢石

守護智慧：
彩虹守護者

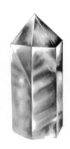

顏色：從無色到紫色、綠色和黃色都有

產地：可在許多地方找到，包括巴西、中國、歐洲和墨西哥

歷史和傳說：螢石具有不勝枚舉的療效，你健康的牙齒或許可以證實。可用來保護牙齒、骨頭和免疫系統，構成這種水晶的氟化鈣具有許多實用的用途。儘管歷史上鮮少有關於螢石的神祕學傳說，但螢石自古羅馬時代以來便一直用於裝飾目的。以拉丁文中的「流動」為名，螢石的作用就像是金屬之間的熔劑。今日，螢石可促進不同狀態的轉變，而不只是用於金屬的熔煉。

療癒特性：讓螢石淨化你的心靈和環境，引導你從焦慮的狀態進入寧靜。這是一種具吸收能量的水晶，可抵消周圍的負面能量。睡覺或冥想時在附近擺放螢石可確保心靈的清明，以及脈輪之間的和諧。

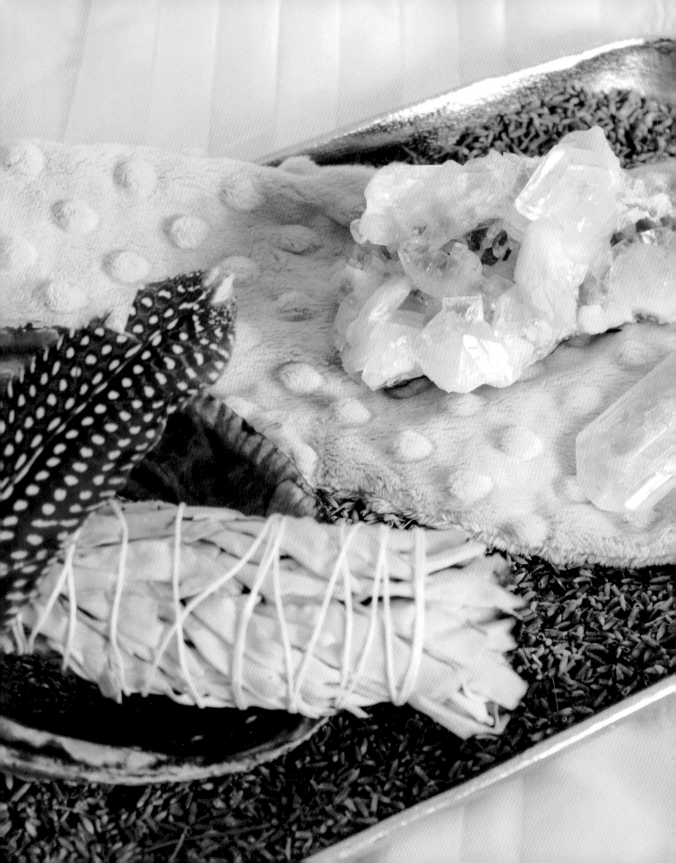

釋放痛苦、平衡情緒和恢復儀式

時長：每天晚上，連續 14 天

　　睡眠是休息的時刻，但也是你身體忙碌的時刻。睡眠對我們來說極其重要，這是我們的身體修復和恢復的時間，但有些夜晚就是怎麼樣也睡不著。不論是你正遭受身體上的痛苦、情感上的痛苦，還是在心中反覆上演負面想法的迴圈，這項儀式將有助於你進入夢鄉。

　　夜晚將裝滿紫水晶（可擴充直覺）的眼枕擺在眼睛上，這將協助你開啟一個充滿可能性的世界。這些擺在眼睛上的水晶也能放鬆神經、平靜心靈和眉心輪，並平衡身體——全都同時運作來促進甜美的睡眠。螢石將舒緩你的神經，而魚眼石將提高空間的振動，讓你的情緒體開始進行療癒。

　　如果你正遭受身體上的痛苦，需要一些額外的協助來恢復和修復特定的身體部位，可將次石墨墊鋪在那個部位上。我們發現次石墨對於緩解疼痛、關節炎、循環和身體康復是強大的水晶療癒工具之一。由於次石墨天然的礦物和分子結構，因而對身體有舒緩疼痛和抗發炎的效果。

　　注意：你可將這項儀式與臥房重新校準儀式（第 169 頁）結合，為自己的空間增加接地和釋放壓力的能量。

你將需要用到：

裝滿紫水晶、亞麻籽和薰衣草的薰衣草色眼枕 1 個，用於鎮定和放鬆

魚眼石 1 顆，用來釋放壓力和焦慮

螢石 1 顆，用於減輕擔憂，並協助情緒療癒

鼠尾草棒 1 根

羽毛 1 根

用來盛接鼠尾草灰燼的鮑魚殼或耐熱容器 1 個

非必要：緩解疼痛用的次石墨墊 1 塊

第 10 章：甜蜜好夢

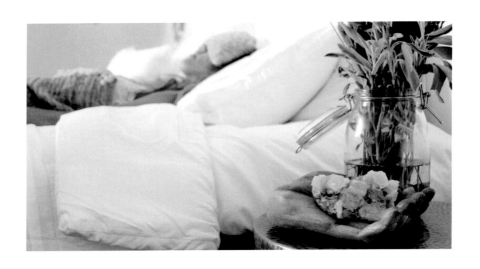

儀式步驟：

1. 用鼠尾草煙燻你的環境並淨化水晶（第22頁）。

2. 手握水晶和眼枕，閉上眼睛，深呼吸三次。大聲說出或心想以下的字句：「**我祈求愛與光的最高振動能量與我的高我連結，清除所有多餘的能量及任何先前的程式設定。我命令這些水晶保有釋放、情緒平衡和療癒的意圖。謝謝、謝謝、謝謝。**」

3. 如果你選擇將這儀式與臥房重新校準儀式（第169頁）結合，可參考該儀式的步驟2至6。

4. 將螢石擺在你的枕頭下。

5. 將魚眼石擺在床邊的床頭櫃上。

   非必要：如果你有使用次石墨墊，可擺在身上感到疼痛的部位。

6. 上床時，將眼枕擺在眼睛上。如果在睡覺時掉落，也不必擔心！只要在夜間醒來時再放回眼睛上即可。

7. 既然每天晚上都要使用水晶，很重要的是至少每14天，或是在你覺得有需要時為水晶淨化。將水晶和眼枕集中，擺在陽光下至少8小時，讓它們重新充滿能量（如果你結合了兩種儀式，請同時將所有水晶都放在陽光下淨化）。

8. 淨化水晶後，視需求經常重複步驟1至6。

紫水晶

守護智慧：
直覺之眼

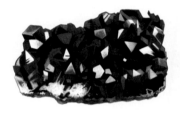

顏色： 從淡紫色到深紫色

產地： 可在許多地方找到，包括巴西、加拿大、印度、馬達加斯加、納米比亞、俄羅斯、烏拉圭、美國和尚比亞

歷史和傳說： 你已準備入睡，但有一件明天必須記得的事，還有你希望已為那場會議做好準備，還有哎呀，你過去做過每一件丟人的事的記憶又湧上心頭。為什麼我們的心靈要這麼對我們，而我們要如何讓這停止？可用水晶王國中最能放鬆精神的礦石之一來撫平睡前的焦慮。據說以色列的大祭司會將紫水晶配戴在護胸甲上，而今日紫水晶仍持續成為靈性成就的象徵。

療癒特性： 讓紫水晶滿足的能量洗去日復一日讓你夜不成眠的壓力。作用在眉心輪和頂輪的紫水晶可讓你充分享受自己的直覺。不論是被什麼卡住，讓你無法放下，都會由你內在想睡覺的渴望所接手。對於睡不安穩的人來說，這也是可以讓你一夜好眠的絕佳水晶。紫水晶投射的正面能量是讓人做惡夢的負面能量的天敵。

睡眠是新的超能力

嚮往光是聽到「一閃一閃小星星」的歌詞就會讓人睡眼惺忪，因為你知道是時候入睡的時光嗎？就像兒時的誘發因子，水晶是大地之母提供的天然助眠工具。

它們內含多種可增加睡眠撫慰效果的礦物質，有助於讓呼吸更深沉，進而運用你所需的內在平靜讓大腦得到急需的休息。將水晶擺在寶石盤上可為臥房創造出撫慰人心且平靜的氛圍，促進深沉且寧靜的睡眠。

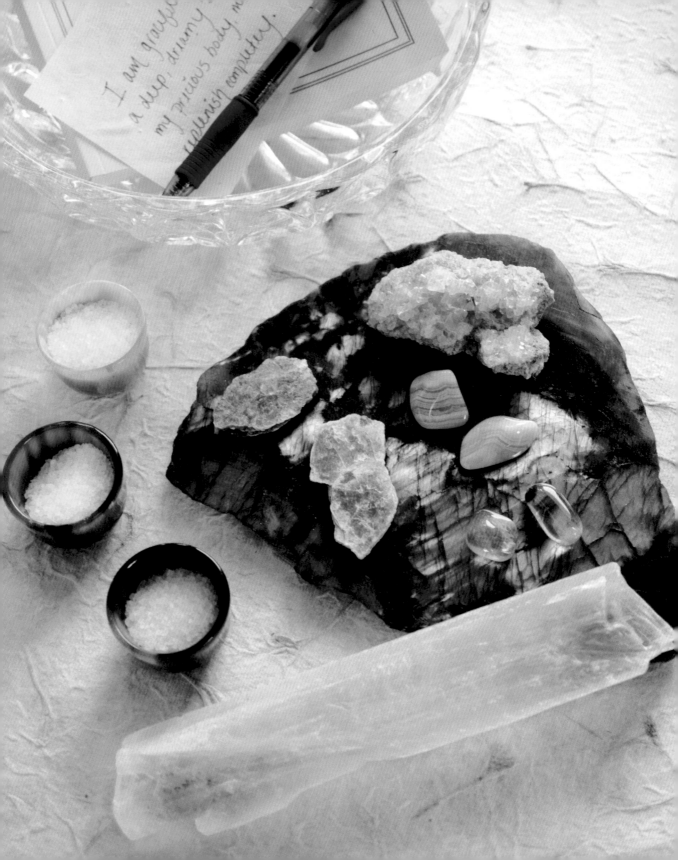

進入夢鄉水晶陣

時長：每天晚上，連續 14 天

為你的臥房打造水晶陣，讓這個空間充滿寧靜、祥和和正面的能量，這有助於你一夜睡得香甜並做夢。做夢時，你可能會接收到對問題的答案、來自潛意識的重要訊息，或是過去事件的解決，有助於你了解為何會發生某些事。持續透過寫日記的方式將夢境記下，你將發現特定的夢境或夢境模式會一再發生。了解這些模式或訊息有助於你揭開夢境的潛在意義，並為你的生活帶來正向的改變。

你將需要用到：

用於誘發夢境的拉長石盤1個

小型天青石晶簇1個，用來帶入平靜且振奮人心的高振動能量

用來釋放焦慮的鋰石英2個（焦慮會被石英成分所放大）

代表寧靜和祥和的鋰雲母2個

用來釋放壓力和焦慮的藍紋瑪瑙2個

用來清理能量的透石膏棒1根

啟動水晶陣的白水晶柱1根

至少可裝2杯水的玻璃碗1個

海鹽3大匙

用來記錄睡眠宣言的紙1小張

每天早上用來記錄夢境的日記1本

藍筆1枝（藍色是真理的顏色，據說用藍色墨水寫字時較能保留資訊）

鼠尾草棒1根

羽毛1根

用來盛接鼠尾草灰燼的鮑魚殼或耐熱容器1個

儀式步驟：

1. 用鼠尾草煙燻你的環境並淨化水晶（第22頁）。
2. 將所有的水晶擺在自己面前，閉上眼睛，深呼吸三次。
   大聲說出或心想以下的字句：**「我祈求愛與光的最高振動能量與我的高我連結，清除所有多餘的能量及任何先前的程式設定。我命令這些水晶保有安寧、平靜和恢復活力的意圖。謝謝、謝謝、謝謝。」**
3. 將拉長石盤擺在床邊的桌上。
4. 將天青石晶簇放在拉長石盤中央。
5. 用以下礦石在天青石晶簇周圍排成一個圓圈：1個鋰石英、1個鋰雲母和1個藍紋瑪瑙。再重複一次排列，直到在天青石晶簇周圍排成一個圓圈。
6. 在紙上寫下睡眠宣言，摺起，擺在天青石晶簇下。例如，你的宣言必須類似「我很平靜，睡得很熟，而且正在體驗生動的夢。每天早上醒來，我感到再度充滿活力。」
7. 拿著白水晶柱，先從鋰石英開始，在盤中的水晶之間畫出無形的線，連接每個水晶的能量。可將這想像成孩提時期玩的「連連看」。
8. 將透石膏擺在床下你在睡覺時頭部的位置。
9. 在玻璃碗中裝入每一大匙的海鹽配一杯的水，以吸收可能在夜裡釋放出的負面能量。應將這個碗擺在房內不會受到打擾的角落。
10. 每3天將玻璃碗的內容物取出，倒入馬桶中沖掉，接著重複步驟9。
11. 將日記和筆擺在床邊的桌上，讓你在醒來時可隨時記錄你的夢。如果你有偏好，也可以將你的夢境大聲說出來，用手機或平板電腦記錄下來，而不是寫下來。
12. 在這14天的時間，每天一醒來就立刻將夢記錄下來。如果有幾天記不得也不必擔心。
13. 每14天，或是在你覺得有需要時就可淨化水晶。收集你的水晶，擺在太陽下至少8小時，為它們重新注入能量。
14. 曬完太陽後，將水晶收集起來，重複這項儀式的步驟1至13，持續體驗令人夢寐以求且可充分休息的睡眠。

天青石 Celestite

守護智慧：
宇宙搖籃曲

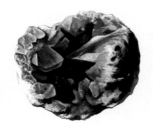

顏色：淡藍色

產地：馬達加斯加、墨西哥和美國

歷史和傳說：天青石的名稱來自拉丁文，意思是天堂的。儘管天青石的詞源主要可能和淡藍色的色澤比較相關，而非天使傳說，但它的神聖能量還是不容忽視，據說可以幫助吸引天使進入你的生活。

療癒特性：儘管是高振動的水晶，天青石的能量相當溫和，具有撫慰人心的作用。可連結至最高次元，讓你的眉心輪、頂輪和心輪感到平靜。可直接和守護天使及宇宙溝通，祈求靈性祝福。如果你正經歷來自不尋常狀況或困難關係的壓力，使用天青石可促進和解。

「夢是今日回應明日問題的答案。」

「睡夢預言家」兼「整合醫學之父」
——愛德加・凱西（EDGAR CAYCE）

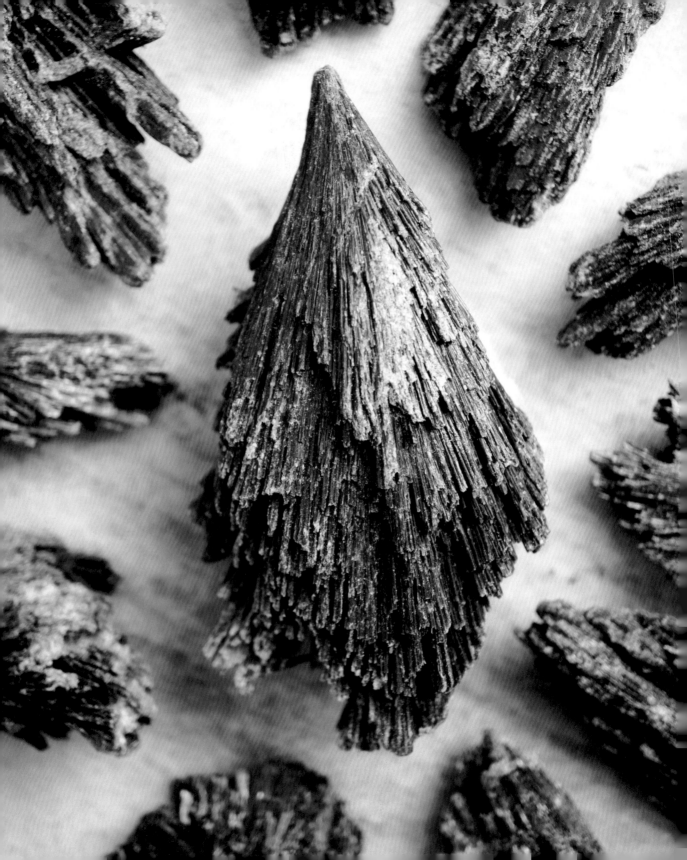

第 11 章

別再吸取我的能量

清除生活中的負能量

> 「當身處美容保養室時，我試圖讓所有的談話避開閒言閒語和負面思維。
> 永遠記得，不要讓任何人用他們的髒腳走入你的心中。」
>
> Goddess of Skin 創始人
> ——戴兒・布雷奧（DAYLE BREAULT）

當提咪一走進房間，我們甚至還沒有開始交談，我就可以感覺到她的生活發生了什麼事，而且她感到很沮喪，反之亦然。我尤其記得某天當她現身在我家中，她的一隻眼睛布滿血絲。

我問：「你的眼睛怎麼了？」

「我想我抓傷了。或許我在沙發上躺一下就會好多了。」

她看起來很不舒服，我對她深感同情。但我立即心想「這會不會是結膜炎？！」

我快速跑去用我的必備書籍：露易絲・賀（Louise Hay）所著的《創造生命的奇蹟》（You Can Heal Your Life）查閱關於結膜炎或紅眼症的靈性意義。書上說紅眼表示你對生活中所見感到憤怒和沮喪。

我回到樓下，遞給提咪一些眼藥水，問她：「你最近過得如何？你想要說些什麼嗎？」

她在眼中滴了幾滴眼藥水，承認自己當天稍早曾到勒戒所查看兒子的狀況（這時我可以理解她的憤怒和沮喪來自何處）。她不得不處理這沉重的陰鬱狀況，而她並沒有應對的機制。

她開始哭泣，而且哭了好久。她內心的感受突然全都爆發出來，過去五年所有的陰鬱、難過和憤怒一下傾洩而出。她一直很努力想成為每個人堅強的後盾，因此她壓抑自己的感受。對她來說，是時候誠實面對自己了，她必須和目前的狀況正面對決，並開始療癒。

她最後發現她的眼睛更加惡化了，眼藥水並沒有幫助，於是她回家休息。

在她離開後不久，我感到沮喪和憤怒。我承接了她大量的情緒。我們是如此緊密相連，以致我可以感受到她的痛苦和難過。隔

天醒來時，我感到能量耗盡，因此我用鼠尾草煙燻了房子。接著我接到提咪打來的電話，向我證實她確實有結膜炎，但醫生已經幫她滴了眼藥水，而且不會傳染給任何人。她感謝我前一天晚上讓她發洩情緒，讓她在宣洩後感到舒暢許多。

我很高興她覺得好多了，但這並沒有改變我的感受。即使我已經用鼠尾草淨化了我的空間，我還是覺得自己彷彿被卡車輾過。能量耗盡的我在沙發上縮成一團，閉上眼睛，希望小睡片刻可以讓我煥然一新。

電話聲將我喚醒，是提咪打來告訴我前晚故事的最新進展。她兒子的狀況惡化了。當我們結束通話時，她的聲音在我腦中揮之不去，而且整晚在我腦中迴盪著。

隔天早上醒來時，我感到腦袋很混沌……而且我得到結膜炎了！我的能量徹底枯竭了。我轉身對我先生說：「我想提咪成了我的能量吸血鬼。她吸乾了我所有的能量，是我放任這件事發生的！我忘了在自己周圍設置『能量防護盔甲』。她此時需要我的全力支持，但我不知道自己的能量會在何時用完，而她的能量會在何時恢復。」

能量索彼此糾纏對我們任何人來說都沒有幫助。我們必須「切斷」彼此的能量索，這樣我們才能各自恢復活力。

我敢肯定你們大多數都有類似的經驗。我們往往容易因為我們最重要的人而能量枯竭。切斷來自某人的負面能量絲毫無損你對他們的愛。事實上，情況正好相反。你越是強大和接地，你越能為他人提供支持。在本章中，我們將讓你知道，你可以如何以健康的方式切斷能量，同時仍維持你們的關係。

能量索和你的氣場

每個人都有氣場——一個看不見的能量磁場，可延伸至身體周圍的90至150公分。當有東西干擾你的氣場時，例如來自電視的聲波、電腦的電磁場，或甚至是親友，都可能會讓你失去平衡。

可將這氣場想成是一個具保護性質的大泡泡。當你感到快樂和喜悅，你的氣場就會耀眼明亮。如果你感到精疲力盡和能量低落，你的氣場就會變得黯淡。

「能量索連結」用以形容兩個來源之間的共享能量。也可以將這想成是連結兩人的能量。在能量是平均共享時，這些能量索可以是正面的，或是在發生不平衡時，就會是負面的。不平衡的狀況會瓦解你的氣場，導致你的保護泡泡產生破洞或裂痕。

在你與某人相處後感到精疲力盡或能量枯竭的任何時刻，這可能是他們不自覺地「連結你的能量索」。如果有人想從你身上得到什麼，即使他們沒有實際出現在你身邊，也可能會發生這樣的事。

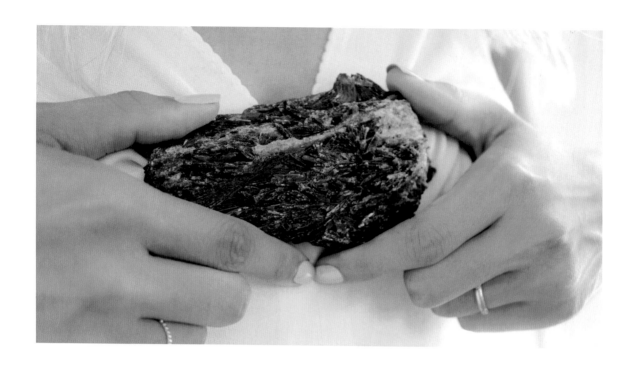

例如，假設你剛和重要的另一半分手。你無法停止想著這個人，即使你知道他並不適合你。你們的關係不健康，這正是你終止這段關係的原因。但現在你的前任正糾纏著你，試圖說服你復合。即便你們已經分手，但你發現要抽離是很困難的。這就是一種能量枯竭，是時候「切斷能量索」了。

切斷能量索比看起來要容易，只要辨認出你仍感受到某種程度的拉扯，就能賦予你掌控的力量。要如何從一開始就預防自己被某人的能量索附著？很簡單：盡可能保持個人能量清澈和喜悅。可每天使用切除能量索儀式來維持保護泡泡健康而強大。

問：工作時，我無法用鼠尾草煙燻我的空間，那我要如何巧妙地避開負面的同事或能量吸血鬼？

答：你需要一塊紫水晶（至少是你的手掌大小），以及一些新鮮的鼠尾草！首先清理並淨化水晶。其次，為它賦予打造保護能量盾的任務，以避開工作環境中的負面能量。第三，從當地的雜貨店取得一小束的新鮮鼠尾草，並插在裝水的小花瓶中。如果你無法燒鼠尾草，還是可以將它淨化的能量帶入你的環境中！

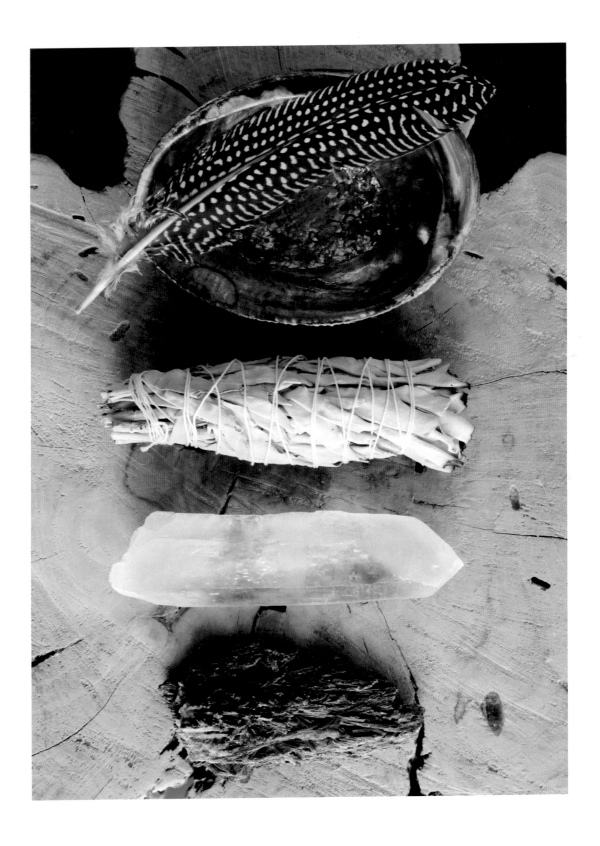

切除能量索儀式

時長：11 分鐘，在需要時便可使用

　　我和提咪每天進行健康的切除能量索技術。我們不只是在一天中與許多人互動，我們也經常不知不覺地與彼此的能量索連結。當我們其中一人心情不好，另一人可能也會開始有同樣的感受。儘管我們絕沒有讓對方能量枯竭的意圖，但這樣的狀況就是會發生。

　　「切斷能量索」並不是要把人們踢出我們的生活，你只是在去除他們轉移到你身上，或你轉移到他們身上的多餘能量。

　　這個簡單的儀式將讓你得以切斷與任何榨乾你能量的人或事物之間的能量索。切斷能量索後，你將使用特定的水晶，將療癒之光傳送至你保護泡泡中可能被削弱的地方。在需要時使用這項儀式，你可不斷地維持強大的保護泡泡和明亮的氣場。

你將需要用到：

黑色藍晶石 1 片，用來切除多餘的能量，並修復脈輪和氣場的所有裂縫或破洞

用來打造並啟動新能量場的白水晶柱 1 根

計時器 1 個

鼠尾草棒 1 根

羽毛 1 根

用來盛接鼠尾草灰燼的鮑魚殼或耐熱容器 1 個

儀式步驟：

1. 用鼠尾草煙燻你的環境並淨化水晶（第 22 頁）。
2. 手握水晶，閉上眼睛，深呼吸三次。

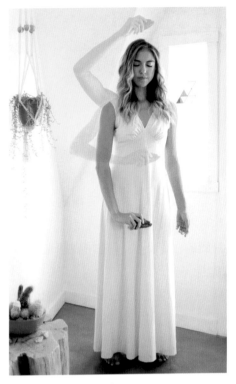

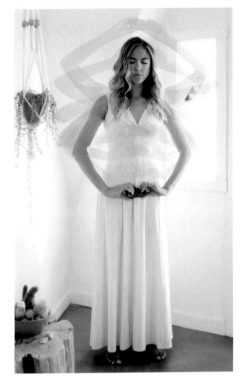

步驟 5   步驟 6

大聲說出或心想以下的字句：「**我祈求愛與光的最高振動能量與我的高我連結，清除所有多餘的能量及任何先前的程式設定。我命令這些水晶保有釋放、療癒和光明的意圖。謝謝、謝謝、謝謝。**」

3. 找一個你可以舒適地站著，雙腳牢牢踩在地上的空間。站立有助於你保持接地，並向大地之母的能量扎根。務必將計時器擺在容易拿取的地方。

4. 用慣用手握著黑色藍晶石片。

5. 由於能量索經常與你能量場內的脈輪相連，很重要的是必須處理所有的脈輪中心。先從你脊柱底部的第一脈輪（或稱海底輪）開始，最後來到你頭頂的第七脈輪（或稱頂輪），用黑色藍晶石作為刀刃，沿著你的脈輪線，在你的能量體前「切斷」能量索（不要用礦石直接碰觸你的身體；你切斷的是從你的身體

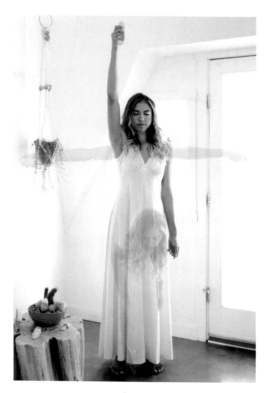

步驟 8

散發出來的能量體）。這將切斷任何連結至你脈輪內的能量索，同時清除它們所攜帶的多餘能量。

6. 先從第一脈輪，或者說海底輪開始，拿著你的黑色藍晶石，輪流在七個脈輪中央各停留一分鐘，最後是你的第七脈輪，或者說頂輪。這會將療癒能量傳送至能量索先前附著的每個地點，修復脈輪和氣場上的所有破洞和裂縫。

7. 結束時，將黑色藍晶石擺在一旁，用你的慣用手拿起白水晶柱。

8. 將你慣用手的手臂朝頭上完全伸直，握著白水晶柱，尖端朝向天空，用手臂以順時鐘方向繞圈，先向下至雙腳，然後再回到空中，在自己周圍畫一個圓。

9. 閉上眼睛，觀想自己內在有一顆散發著白光和紫光的光球。你應感覺自己完全被一顆光球泡泡所包圍。這個泡泡應作為你全新且潔淨的能量場。

10. 經常重複步驟1至9，以切斷所有多餘的能量索，並淨化你的能量場。

靈性衛生

你是否曾走進看似潔淨整齊的空間，但卻感到沉重和陰鬱？為了保持家中整齊，我們必須拖地、清除家具的灰塵，並擦洗浴室。但我們要如何讓家中遠離靈性髒汙和精神混亂呢？當然是進行出色的靈性淨化！

負面能量幾乎無法避免，我們都有。爭執、難聽的話、惡毒的想法、電子產品、低振動頻率的音樂，都會造成能量卡住。這種隱蔽的多餘能量就類似一層灰塵。這會讓人卡住，而且無法逃脫，除非你加以釋放。

負面能量就如同灰塵一樣，會隨著時間而堆積。較低振動的能量可能會變得沉重和濃密，影響你的氣場、心情，以及家中的整體氛圍。在爭吵、疾病、混亂、離婚、重大生活轉變，甚至是有許多人的歡慶活動後，為家中進行實際**和**靈性上的淨化非常重要。

用鼠尾草煙燻你的房子、燃燒乳香，以及搖藏鈴都是在靈性上可有效淨化環境的方法。這些技巧都很簡單，可每天使用。然而，我們建議時不時進行深層的靈性淨化。這就類似春季的大掃除，而且可讓你的環境能量恢復活力，讓人感覺輕盈、明亮且充滿活力（關於更多空間清理的資訊可參考第21頁）。

黑色藍晶石

守護智慧：
不執著

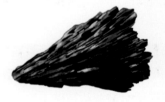

顏色：黑色

產地：巴西和印度

歷史和傳說：有些人認為大天使米迦勒的保護劍是以藍晶石的刀刃製成的。為什麼？因為你不會想招惹這種水晶。藍晶石的名稱來自希臘文，意思是深藍，而這是最受歡迎的矽酸鹽水晶之一。各種藍晶石，無論是藍色、綠色，還是黑色，都被視為超自然作用的強大導體。

療癒特性：黑色藍晶石可保護你的能量場免受關係影響，或是避免有人對你的正面振動能量大快朵頤，但卻沒有提供任何回報。在你的能量耗竭時與藍晶石的能量連結，可促使你評估狀況。一旦了解要面對的是什麼狀況，你便能釋放有害的負面能量，並再度提升你的振動頻率。這種水晶可運作在所有的脈輪上，將你的能量場帶回和諧狀態。當擺在七個脈輪上時，它會導引療癒能量去修復任何的裂縫或破洞。黑色藍晶石會清理不平衡和能量堵塞，讓你全身恢復正面的能量流。

靈性淨化儀式

時長：視你的空間大小而定

可視需求經常進行

　　即使我們盡力避免，但負面能量還是時不時會找到方法進入我們的空間，連我們的玄關和窗戶都可以作為這些能量從外界滲透進來的入口。這項儀式有助於你為環境恢復平衡和和諧。這項儀式分為兩部分：首先，你將實際且積極地清潔空間。這將讓你的家、工作場所，或是其他任何你會待的地方恢復正面的振動能量。接著你將添加水晶作為額外的保護層。這些水晶會盡可能防止負面和多餘的能量進入。

第1部分：
清潔你的空間

你將需要用到：

裝滿水的大水桶1個，用來混合淨化和清理的溶液

橡膠手套1雙

身體清潔用毛巾

5顆檸檬的檸檬汁，用來淨化、清理，並阻擋惡毒眼光攻擊的能量

裝海鹽的容器1個（至少750克），用來清理和淨化

蒸餾白醋1/2杯，用於淨化和清理能量

新鮮鼠尾草1株，用來清除驅趕負面能量

藏鈴或頌缽1個

鼠尾草棒1根

羽毛1根

用來盛接鼠尾草灰燼的鮑魚殼或耐熱容器1個

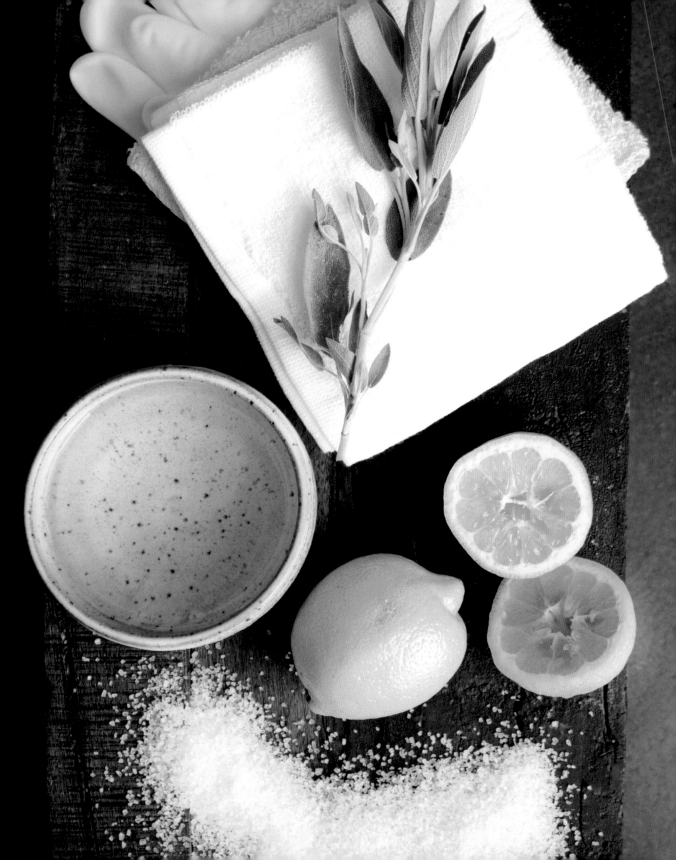

儀式步驟：

1. 在水桶中加入檸檬汁、1杯的鹽、醋和新鮮鼠尾草。
2. 為此溶液設定意圖，為這個空間維持淨化和清理的能量。
3. 在為空間做準備時，將水桶放在戶外曬太陽（如果那天沒太陽也不必擔心，你的溶液仍然有效！）。**注意**：視你的空間大小而定，你可能必須製作多批溶液；如有必要，請重複步驟1至3。
4. 當溶液在戶外灌注保護能量時，開始為你的空間做準備。先從通風開始。將所有的窗簾和窗戶打開，讓房間充滿天然的光線和新鮮空氣。陽光具有清理的效果，而打開窗戶將讓能量流動。
5. 徹底清理你的空間，將角落的所有東西移開。這可釋放可能滯留在這些空間中塔塞、卡住的能量。用鼠尾草煙燻整個空間，讓這淨化的煙霧進入每個裂縫和角落（第23頁）。
6. 走遍整個空間，同時搖著鈴或敲頌缽，讓聲音的振動分解所有多餘的能量，騰出空間讓良好、潔淨的能量得以進入（第28頁）。
7. 將溶液帶進空間，拿起毛巾，戴上橡膠手套。
8. 將毛巾浸入溶液中，擰去多餘的液體。清潔所有的門、門把和窗戶。這可清除任何進入這空間的人所殘留的能量，而且可以保護這個區域免受外界混亂的影響。
9. 結束時，再用鼠尾草煙燻房間一次。
10. 沿著門檻，將海鹽倒在玄關外，以預防多餘的能量進入。
11. 視需求重複步驟1至10，以淨化和清理更多的空間。

第2部分：
用防護水晶陣盆栽來保護你的空間

現在你的空間已經受到淨化，並去除多餘的能量，你已經準備好啟動這項儀式的保護要素了！

你將需要用到：

用來裝水晶陣的大花盆1個（直徑至少20公分）

米（足以裝滿花盆的量），用來吸收任何多餘的能量

黑碧璽1個，用來吸收負面或有毒的能量，並打造防護盾

黃鐵礦4個，用來驅離負面能量

拉長石4顆，用來接地、保護和驅離負面能量

用來啟動水晶陣的白水晶柱1小根

鼠尾草棒1根

羽毛1根

用來盛接鼠尾草灰燼的鮑魚殼或耐熱容器1個

儀式步驟：

1. 用鼠尾草煙燻你的環境並淨化水晶（第22頁）。
2. 手握水晶，閉上眼睛，深呼吸三次。

   大聲說出或心想以下的字句：「**我祈求愛與光的最高振動能量與我的高我連結，清除所有多餘的能量及任何先前的程式設定。我命令這些水晶保有清理、保護和驅離負面能量的意圖。謝謝、謝謝、謝謝。**」
3. 將米填滿花盆，直到距離盆頂約2.5公分處。
4. 將黑碧璽擺在米中央。
5. 將4顆拉長石均勻擺在黑碧璽周圍，排成圓圈（在12點鐘、3點鐘、6點鐘和9點鐘方向）。
6. 將黃鐵礦擺在每顆拉長石之間。
7. 拿著白水晶柱，先從拉長石開始，在花盆中的所有水晶之間畫出無形的線，連結彼此的能量。可將這想像成孩提時期玩的「連連看」。
8. 此時你的水晶陣已經啟動，將花盆擺在屋子的主要入口處。
9. 將花盆留在選好的地點達6個月，或是直到你覺得是時候換米為止，重複步驟1至7。

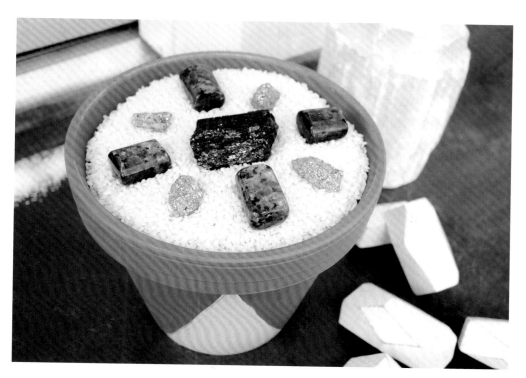
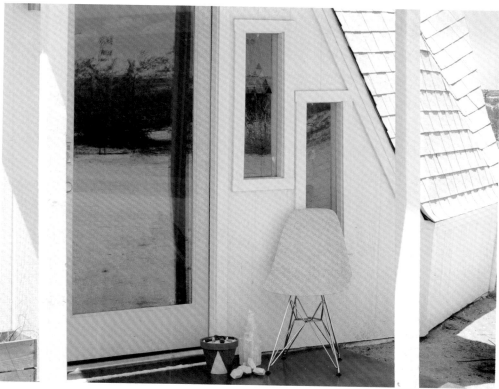

「我要吸走你的能量」

你是否曾經感到自己從內到外都清潔溜溜？這可能發生在你讓壓抑的情緒都浮出表面，傾洩而出，並大哭一場之後。你可能有種彷彿為身、心、靈重新設定的感受。你的人生或許突然間讓你感到充滿希望，而且你甚至或許可以更大口呼吸。通常就是大約在這時候──當你放鬆警戒，「他們」就會感受到並意識到你的光。

我們所稱的「他們」，就是指「能量吸血鬼」。能量吸血鬼往往在你最意想不到的時候出現。沒錯，他們是真實存在的，而且他們到處都是！但這些吸血鬼想要的不是你的血，他們想吸的是你的能量。

要如何知道能量吸血鬼看起來是什麼樣子？一開始他們看起來只是一般人，通常心中具有最良善的意圖。他們可能是你的同事、鄰居、好友或家人。有時能量吸血鬼甚至可能是你自己！

「吸取」他人的能量可能很容易在無意間發生，尤其當有人過度恐懼、自尊心低落，或是抱持著「我好可憐」的態度、感到嫉妒、沉迷於八卦，或是過度負面或憤怒時。如果你的免疫系統和氣場因為壓力、營養不良，或是缺乏睡眠而受損，也會很容易成為能量吸血鬼的獵物。

當有人感到無力和不自信，他們會尋找他人的能量之光來汲取，以提振自己的精神。即使看不到發生的過程，但你也可以感受到這帶來的影響。所幸水晶是強大的盟友，可保護你免受負面事物的傷害。

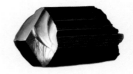

黑碧璽

守護智慧：
力場保護

顏色：黑色

產地：非洲、巴西、巴基斯坦和美國

歷史和傳說：碧璽會以各種的形狀、能量和顏色出現，從粉紅色、綠色，到黑色都有。古埃及傳說暗示碧璽在從地心展開的旅程中會經過彩虹，因而形成一系列美麗的色彩。許多非洲薩滿、澳洲原住民和美洲原住民部落會攜帶碧璽來避開危險。

療癒特性：黑碧璽是最強而有力的保護水晶之一，可去除負面能量。這種礦石會在你和他人之間設置能量界線，讓你不會沾染多餘的能量。若擺在房間的四個角落，黑碧璽可用防護罩將房間密封。在這樣的防護場下，這種礦石也有助於平衡能量，並驅離房間裡的較低振動能量。

靈性保護力量帶儀式

時長：至少穿戴連續 21 天

　　你是否曾注意到部分你最愛的超級英雄會在每隻手腕上戴上手環或腕帶？好吧，現在你可以運用這個祕密，戴上水晶手鍊，將保護能量「帶」在身上。黑瑪瑙會吸收負面能量，而黃鐵礦會驅逐或反射負面事物，因而成為強而有力的保護組合。

　　在身體的對側穿戴這些水晶不僅能創造能量場內的平衡，也可保護你免受靈性攻擊、邪惡的魔力、能量吸血鬼，甚至是惡毒之眼的傷害。這項儀式簡單而有效，可運用水晶的能量作為你的日常保護。

你將需要用到：

彈性的黑瑪瑙手鍊1條，用來為你的身體周圍打造看不見的能量盾，以吸收負面事物，並保護你免受不必要的影響

彈性的黃鐵礦手鍊1條，作為保護、反射的能量盾；它類似鏡子的性質，可將任何多餘的能量反射回原來的發送者

鼠尾草棒1根

羽毛1根

用來盛接鼠尾草灰燼的鮑魚殼或耐熱容器1個

儀式步驟：

1. 用鼠尾草煙燻你的環境並淨化水晶（第22頁）。
2. 手握水晶手鍊，閉上眼睛，深呼吸三次。大聲說出或心想以下的字句：**「我祈求愛與光的最高振動能量與我的高我連結，清除所有多餘的能量及任何先前的程式設定。我命令這些水晶保有保護、轉化負面能量，以及防止靈性攻擊的意圖。謝謝、謝謝、謝謝。」**

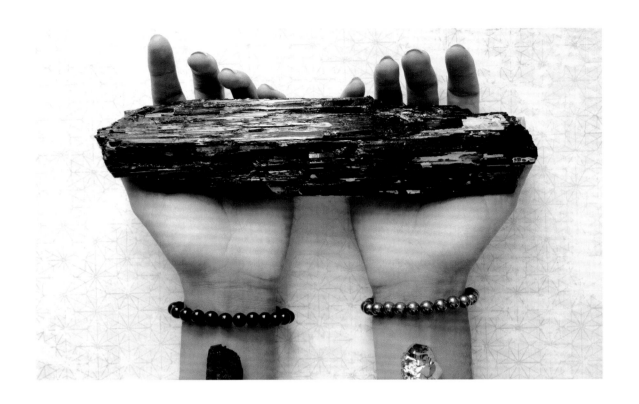

3. 將黑瑪瑙手鍊戴在左手腕上。身體的左半邊據說是最敏感，而且負責「接收」的一面。在左手腕戴上黑瑪瑙手鍊可為你的接收側阻擋負面能量、靈性攻擊、能量吸血鬼，以及任何其他多餘的能量。

4. 將黃鐵礦手鍊戴在右手腕上。身體的右半邊代表你向世界發出的能量，被稱為你的「付出」面。既然你是從身體的右邊向外放射能量，你會想確保為自己釋放出正面且具保護性質的能量。在右手腕戴上黃鐵礦手鍊作為反射盾，因為它類似鏡子的性質可將所有多餘的能量反射回去。將這兩條手鍊放在手腕上，你便為自己戴上了可防止負面能量和靈性攻擊的保護罩。

5. 在手腕上戴上這水晶能量組至少連續21天。

6. 在整個儀式期間，可視需求重複步驟1和2來淨化你的手鍊。如果在這段期間中的任何時刻，你感覺自己受到嚴重的靈性攻擊，可立即淨化手鍊。

黃鐵礦

守護智慧：
導向

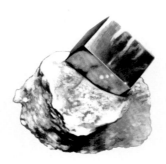

顏色：淡黃銅色

產地：法國、義大利、日本、墨西哥、祕魯、西班牙和美國

歷史和傳說：黃鐵礦由於和真正黃金明顯相似，經常被稱為「愚人黃金」，具有強大的保護能量。黃鐵礦自古便獲得薩滿智慧守護者的高度評價和運用。這種礦石將有助於吸引財富、豐盛和好運。由於類似鏡子的性質可驅趕任何多餘的能量，古文明經常穿戴黃鐵礦作為保護盾。

療癒特性：在穿戴黃鐵礦時，你的氣場便可抵擋負面事物和靈性攻擊的傷害。它也將吸引大量的好運和正面事物，甚至有助於你點石成金。

「釋放會耗竭我能量的關係後，我創造出空間，可和讓我容光煥發的人連結。」

呼吸法老師
——艾希莉・尼斯（ASHLEY NEESE）

第 11 章：別再吸取我的能量

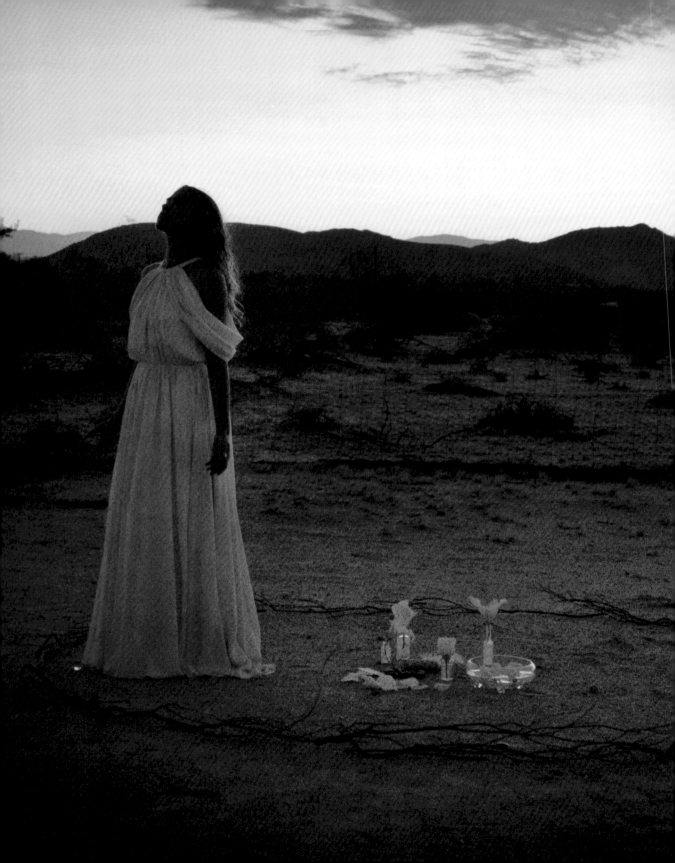

與月亮和諧相處

自我探索天體儀式

「我留下了一盞燈……」
——宇宙

當時我正處於人生中「現在該怎麼辦」的時期。我已經踏上靈性之旅一段時間，而即使我感到自己已經比過去更敞開心房，更能有意識地覺察，但內心深處還是感到缺乏連結。或許是因為資訊量超載。我變得像海綿一樣，竭盡所能地閱讀所有我能到手的自我成長書籍。我來到了人生的轉捩點，感覺自己彷彿已盡力蒐集了所有自我提升的資訊，但我卻沒有因為這些資訊而感到更清晰，而是更困惑。

是時候合上書本了。我無法再回去重讀同樣的概念。我需要的是「活在當下」，而非智力上的刺激。

我也準備好迎接新的老師了。

而共時性讓我遇見一位女巫醫，她邀請我參加美洲原住民出汗小屋的淨化儀式。她在每個月或是滿月時會舉辦這樣的活動。一開始，我有點猶豫。我過去從未參加過出汗小屋儀式。但既然我一直感到很陰鬱和能量枯竭，我想大汗淋漓或許可以為我帶來一些好處。

小屋是鋪有帆布毯的圓頂狀結構，入口掛有幕簾。他們請我攜帶鼠尾草、菸草和花等供品，以獻給那些為小屋中央的露天火坑持續添加熱石頭的人。我們可以選擇穿泳衣，或是什麼也不穿。我發現我周圍的其他12名女性全都裸體，身上只包了一條毛巾。我感到侷促不安且不自在，但其他人都表現得好像這沒什麼大不了的。因此我靜靜地站著排隊，決定也要像她們一樣。

這天晚上很冷。在我們等著要進去時，我快凍僵了。但在我進入小屋的那一刻，顫抖停止了。在每個人都進入小屋後，人們開始添加熱石，門關上了，突然變得一片漆黑。我看不見任何人，但可以感覺到和別人肩並肩。

女巫醫開始唱起美洲原住民的歌曲，大家都加入了她。我花了點時間才會意過來，但我很快也加入了。每個人輪流高聲向大靈祈禱。女性們開始坦露心聲——分享私密和個人的故事，以釋放內心揮之不去的痛苦和悲傷。在每個人都說完以後，又唱了更多的歌，門終於打開了。新鮮空氣從未讓人感覺如此美好！我汗流浹背，現在我可以理解為何大家都選擇不穿衣服了。

坑裡加了更多的熱岩石，門再度關上。這一輪，我們是為其他人祈禱。似乎變得越來越熱。女性們哭泣和祈禱，熱岩石上澆了水，蒸氣瀰漫著整個空間。我熱到幾乎無法呼吸。最後門再度打開，人們分發著飲用水。

又添加了更多石頭，重複著同樣的流程。這一輪是進行療癒。而且又變得更熱了。汗水從我身上傾瀉而下。我感到很黏膩不舒服，分秒計算著結束的時間。我問自己**「我為什麼會在這裡？」**

那一刻門打開了，但我們還剩下一輪。我認為我再也無法忍受了，我想離開，但我留了下來，即使我們被告知這將會是最炎熱的一場。我的腦袋急速運轉。怎麼可能比現在更熱？

我將身體緊縮成團狀，向熱屈服。我感覺到汗水將我的恐懼、難過和負面的想法傾倒出來，在黑暗中，我可以看見自己的靈魂被淨化了。

門最後一次打開了。當我用雙手和膝蓋爬出小屋時，我感到全身的毛孔都充滿感激。我感激大地、四大元素，以及在小屋裡和我共享這神聖空間的女性們，但主要還是感激我的人生。

第一次站著超過三小時，我感覺彷彿重生了。在我完全赤裸地站在戶外時，我的能量變得更輕盈，並對腳下的大地感到敬畏。我仰望天空，看到滿月的光輝照在我身上。我倒抽了口氣！她美到令人屏息。她一直都是如此耀眼嗎？我的視線離不開她。我站在那裡，沐浴在她神祕的光芒中。

在那一刻，我意識到自己剛展開了一段新關係，即和月亮的關係。這麼久的時間，我一直和水晶一起俯視大地，而我現在才明白，在我正上方有個全新未探索的世界。

月亮覺醒

在這初次的出汗小屋體驗後，我每年的每次滿月都會參加一次。每次的體驗都不同，但同樣很辛苦、令人暢快，而且可以改變心態。我越是淨化自己的心智、情緒和身體包袱，我就感到越自由。在這段時間，我不僅可以透過肉體的眼睛和耳朵來觀察，也能運用我的靈性感官。我意識到在超越理智以外的地方，有一整個靈性世界的存在。我們和大自然、四元素和天上的星星都不是獨

立存在的，我們都是彼此相連的。這是我親身體驗、親眼目睹和感受到的。

當我身處那出汗小屋裡時，我發展出和大地深層且個人的連結，但在我出去時，真正偷走我的心的是月亮。後來我坐在月光下好久好久，吸收她的光線和能量。我為她的能量所著迷，因而啟發我去研究受月亮磁場頻率影響的生活領域，而這包括種植藥物、女性的生育週期、海洋潮汐，甚至是農業。我所學的每件事都極其合理。我們祖先過去完全是配合著月亮而生活，例如種植、打獵和捕魚。他們的生活步調與月亮的季節和週期一致。他們了解與月亮階段和節奏連結的重要性，如此才能與自己的階段和節奏建立連結。

我越是站在大地上與月亮連結，我就越強烈地收到以下的訊息：月亮有資訊要與我分享，如果我能放慢速度並花夠久的時間傾聽。我堅持看著月亮穿越夜空。我讓自己有時間自省。很快地，我發覺月亮反映了**我**所能成為的一切——輕盈、明亮、始終如一、不斷變化、始終相互連結。

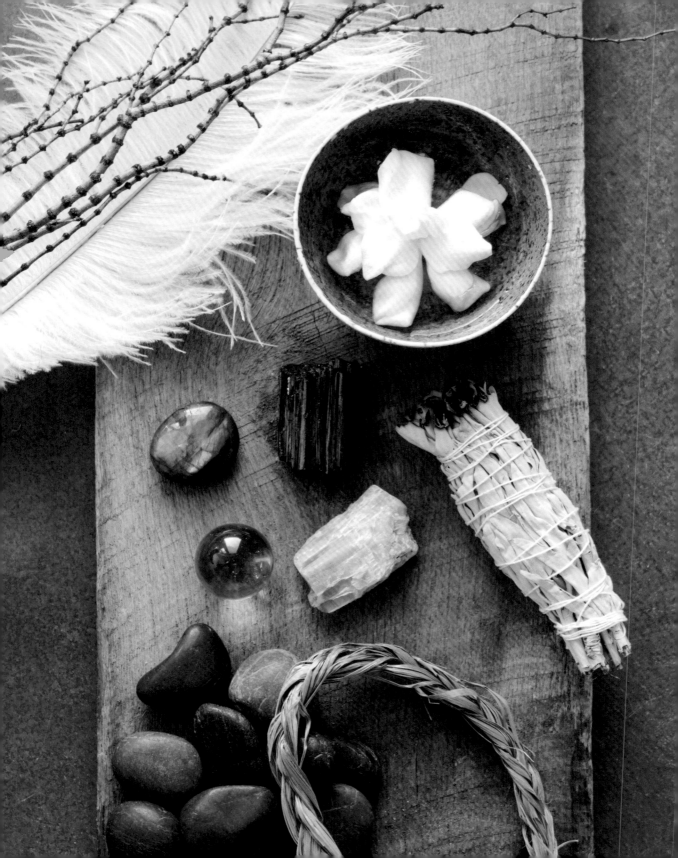

月亮母親曼陀羅儀式

時長：從新月開始，連續 28 天或一個月亮週期的每天晚上利用 3 至 7 分鐘進行

　　這項儀式讓你能夠運用月亮的完整週期來校準你的顯化過程。這讓你有時間在連結月亮神聖的能量時優雅地自省、探索和轉化。使用月亮母親曼陀羅將讓你順利度過月亮週期的不同階段。你會意識到月亮處於不斷的變動中，會隨著宇宙的節奏成長和釋放。正如我在出汗小屋中所做的那樣，當你每天在夜空下使用曼陀羅時，你將會在身體上與大地和月亮週期連結。

　　儘管實際上有八種月相，但你將運用的是月亮週期的四個不同階段：新月、盈月時期、滿月和虧月時期。新月代表月亮母親週期的開始，而且也是新的開始和種下新種子的時刻。而這就是你開始建立曼陀羅的時候。隨著月亮變圓，盈月時期就是這些新的開始開花的時刻。月亮的能量緩慢增強，同時帶來新的能量、機會和明晰。滿月是它力量的顛峰，也就是極盛期。這段時間會放大你身、心、靈持有的能量，也會闡明你不再需要的事物。最後，月亮變得黯淡，並趨向黑暗。虧月時期代表放手的時刻。月亮完成了它完整的週期，而這是休息的時刻。

　　隨著你在這儀式中同時與大地和月亮的能量連結，你不只是和**自己的**自然節奏連結，也是和你周遭神聖宇宙的節奏連結。你將感受到宇宙同樣對萬物的廣闊連結，而且你將了解在靈魂中你具有無限的可能。

你將需要用到：

足量的枝條，用來排成直徑至少100公分的圓圈

玄武岩13顆，用來代表一年中的13個月亮週期（你也能使用你在大自然中找到的13顆石頭）

作為供品的花，用來代表生命、愛和美。選擇與月亮能量共振的花，例如卡薩布蘭卡百合（Casablanca lilies）、梔子花（gardenias）或茉莉。

水一碗，用來讓花漂浮

甜草辮1條，用來吸引正面能量和高昂的情緒

羽毛一根，用來代表曼陀羅的精神，以及搭配鼠尾草煙燻你的空間

鼠尾草棒1根，放在曼陀羅的中央作為淨化，並用來淨化你的空間

黑碧璽1顆，用來代表陰暗狀態的新月，表示月亮週期開始

月光石1顆，代表盈月時期

白水晶球1顆，代表全盛時期的滿月

拉長石1顆，代表虧月時期

計時器1個

用來盛接鼠尾草灰燼的鮑魚殼或耐熱容器1個

儀式步驟：

1. 查閱月亮曆（可在網路上找到），找出下次新月的時間。
2. 新月時，在戶外找一個可以讓你的月亮母親曼陀羅維持28天不受打擾的地方。理想上，曼陀羅的直徑至少要100公分。如果你的空間不夠大，或是無法在戶外找到打造曼陀羅的地方，可在托盤上打造迷你的月亮母親曼陀羅，讓你可以每晚帶到戶外。
3. 用鼠尾草煙燻環境並淨化水晶（第22頁）。
4. 將所有的水晶擺在自己面前，閉上眼睛，深呼吸三次。
   大聲說出或心想以下的字句：「**我祈求愛與光的最高振動能量與我的高我連結，清除所有多餘的能量及任何先前的程式設定。我命令這些水晶保有新機會、連結、釋放和療癒的意圖。謝謝、謝謝、謝謝。**」
5. 用枝條打造直徑約100公分的圓圈，或是符合你托盤大小的較小圓圈。
6. 在曼陀羅中央擺上13顆玄武岩、裝有花的水碗、甜草辮、羽毛、鼠尾草棒，以及任何你可能想納入的供品。

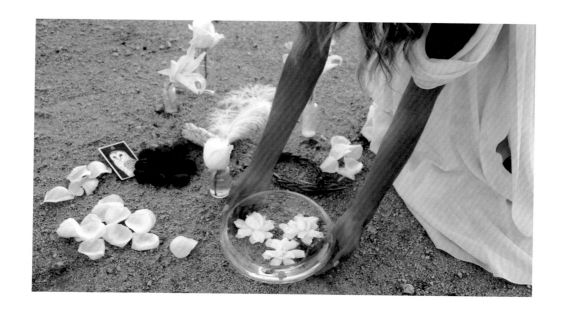

7. 將曼陀羅視為時鐘的表面，把黑碧璽擺在3點鐘方向來代表新月。

8. 將白水晶球擺在9點鐘方向來代表滿月。

9. 將月光石擺在12點鐘方向來代表盈月時期。

10. 將拉長石擺在6點鐘方向，代表虧月時期。

11. 打造好曼陀羅後，坐著或站在中央（如果可以的話）。閉上眼睛，觀想你希望帶入生活的新事物。新月是顯化你心中一直存有的意圖、目標或夢想的絕佳時刻。設定計時器，讓自己有5至7分鐘的時間釐清自己想要顯化的事物。

12. 新月和滿月之間約有14天的時間，顯化會在盈月時期發生，而月亮會漸漸蓄積力量。在接下來的14天，每天晚上都設定計時器，在戶外的盈月下，和你的曼陀羅相處3至5分鐘時間。注意月亮如何變化和積聚力量，同時你想顯化的目標也會開花結果。思考你將採取什麼樣的步驟來創造、顯化和實現。

13. 在滿月的夜晚，坐著或站在曼陀羅中央（如果可以的話）。抬頭仰望月亮，與月亮的能量連結，沐浴在它的光輝中。這是月亮的力量達到顛峰的時刻，也

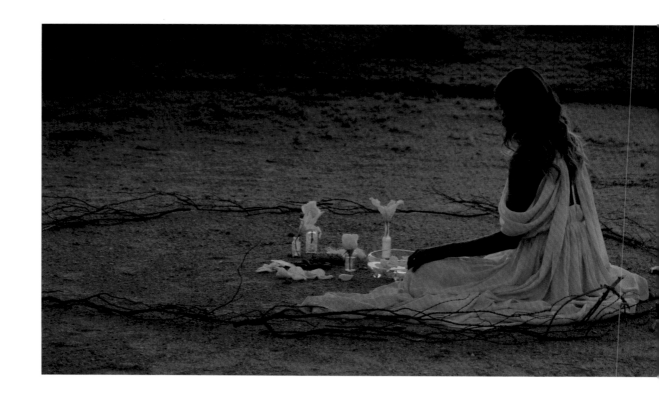

是可以看到你想顯化的願望實現的時刻。你是否看到自己的夢想達成？設定計時器，給自己5到7分鐘的時間思考。

14. 月亮週期的最後14天，即虧月時期，是適合省思、放手和休息的時刻。在這14天裡，每天晚上都設定計時器，在戶外的虧月下，和你的曼陀羅相處3至5分鐘時間，思考你的顯化狀況。你會改變什麼事？你如何能為下次的週期做好更萬全的準備？這是滋養自己的時刻，對這能量感到感激，並讓自己恢復後再重新開始。

15. 結束這項儀式時，淨化水晶，將你可以歸還大地的月亮母親曼陀羅元素歸還給大地，例如將它們撒在你的後院、田野或公園裡。所有其他的物品，例如鼠尾草和甜草可再度使用。只要你願意，可經常重複這項儀式來和月亮週期調和，並請永遠記得要從新月開始。

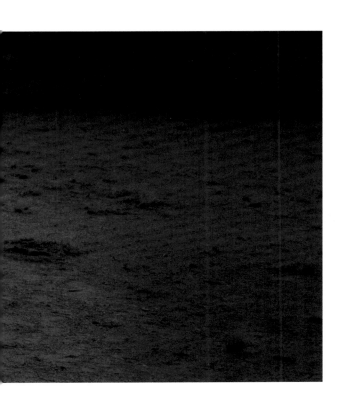

與新月的能量調和

　　許多年前，當我首度展開連結月亮母親的旅程時，有位充滿智慧的女巫醫傳授我一個祕密的新月儀式。她從未解釋這個特殊慣例的原因，但我不得不說，在使用超過15年後，這真的有效。在此之前，我從未向任何人分享這個新月的祕密——直到我們坐下來寫這一章之前，我甚至沒有告訴過提咪，但我覺得是時候讓大家體驗它的能量了。

拉長石

守護智慧：
魔法師

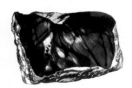

顏色：帶有虹彩的深灰色、藍色和白色

產地：加拿大、馬達加斯加、墨西哥、俄羅斯和美國

歷史和傳說：拉長石據說可點燃霓虹的火花來照亮你的命運之路。拉長石是魔法和好奇心之石。底色是深灰色，但照到光時會出現閃爍的虹彩。傳說拉長石內含些許的北極光，因此賦予它被稱為拉長暈彩的繽紛閃光。它是令人心馳神往的礦石，可以帶你踏上色彩繽紛之旅。它將揭露任何未知的狀況，也象徵性地提醒你從多重角度進行更深遠的思考，而不是只看表面的價值。

療癒特性：穿戴或握著拉長石有助於你開發更高的意識狀態。也是保護性礦石，因此它將讓你的能量體維持接地，同時讓你探索宇宙的擴張狀態。它可增強心智和精神的力量。拉長石讓你敞開心扉，促使你更能意識到自己真正的意圖。一旦你睜開眼睛，它將鼓勵你尋找解決方案。

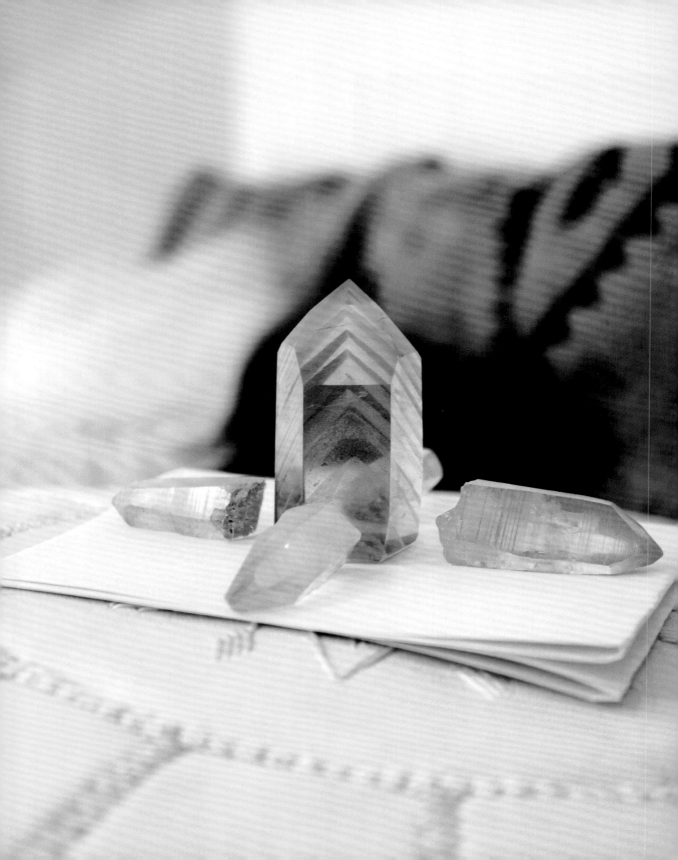

新月許願儀式

時長：約 11 分鐘；從新月開始

　　新月象徵新的開始和全新的啟程，因此是許願、設定新意圖和種下新種子的理想時刻。可在剩餘的月亮週期裡觀察它們的萌芽和成長。

　　這項新月許願儀式讓你向月亮母親的能量致敬，同時在她新週期的夜晚許願。定期練習設定新月的意圖，可讓你有意識且謹慎地投入夢想和目標中。這也會讓你與她神聖的女性能量保持連結。寫下意圖的力量也不容忽視。

你將需要用到：

第212頁的新月許願表複本1張

金屬銀的墨水筆或記號筆1枝——銀色與月亮連結

藍筆1枝（藍色是真理的顏色，據說用藍色墨水寫字時較能保留資訊）

幽靈水晶（phantom quartz）柱1根，可帶來靈性成長和進化

列木尼亞種子水晶4個，代表種下新的種子、願望和夢想

啟動新月陣的白水晶柱1小根

鼠尾草棒1根

羽毛1根

用來盛接鼠尾草灰燼的鮑魚殼或耐熱容器1個

非必要：彩色原子筆或鉛筆

儀式步驟：

1. 用鼠尾草煙燻你的環境並淨化水晶（第22頁）。

2. 手握水晶，閉上眼睛，深呼吸三次。

   大聲說出或心想以下的字句：「**我祈求愛與光的最高振動能量與我的高我連結，清除所有多餘的能量及任何先前的程式設定。我命令這些水晶保有我無限潛能的意圖。謝謝、謝謝、謝謝。**」

3. 查閱月亮曆（可在網路上找到），尋找下次新月的時間。

4. 在新月時，拿出你的新月許願表、銀色墨水筆、藍筆和水晶，在戶外找一個環境舒適，而且可以坐著的地方。

5. 用你的銀色墨水筆在紙上畫出一個圓圈的輪廓和四個月亮。

6. 用你的藍筆在圓圈中寫下最多10個願望。以「親愛的 ＿＿＿＿＿，（可填入任何符合你信仰的事物，例如上帝、更高源頭、天使、零點能量，或是類似的實體）」開頭。接著列出你的願望。在新月開始這特定時間的24小時內寫下願望非常重要（如果你在寫下意圖時需要協助，可參考第13頁）。

   非必要：用任何喜歡的方式裝飾你的新月許願表。你可加入色彩，或是在圓圈的內外畫圖，但你的文字必須保留在圓圈內。

7. 在許願表下方指示的位置加上你的簽名和日期。

8. 大聲說三次「謝謝」，強調你的所求已存在於這個宇宙中。

9. 將你的新月許願表對摺，接著再對摺一次。

10. 將許願表擺在可以28天或整個月亮週期不受打擾的地方。

11. 將幽靈水晶柱擺在你摺好的新月許願表正上方。將四個列木尼亞種子水晶尖端朝外地擺在幽靈水晶周圍的基本方位，即東、南、西、北。

12. 拿起你的白水晶柱，先從幽靈水晶開始畫出無形的線，接著朝四個列木尼亞種子水晶移動，直到連結所有水晶的能量。可將這想像成孩提時期玩的「連連看」。

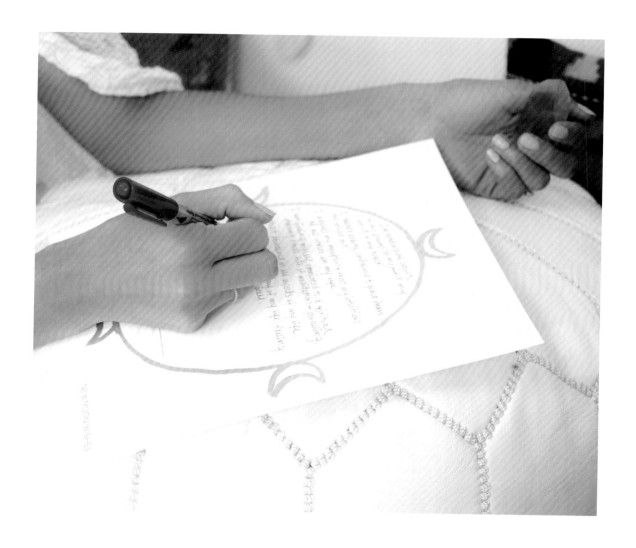

13. 讓你的新月許願陣維持28天不受打擾。28天後，在下次新月的前一天晚上，將水晶移除，並打開你的許願表。思考你的願望，看看哪些實現了，哪些仍需要時間生根。將後者移至下個月的新月願望中。

14. 淨化水晶，只要你想和月亮週期調和，便可經常重複這項儀式，記住永遠都要從新月開始。

第12章：與月亮和諧相處

新月許願

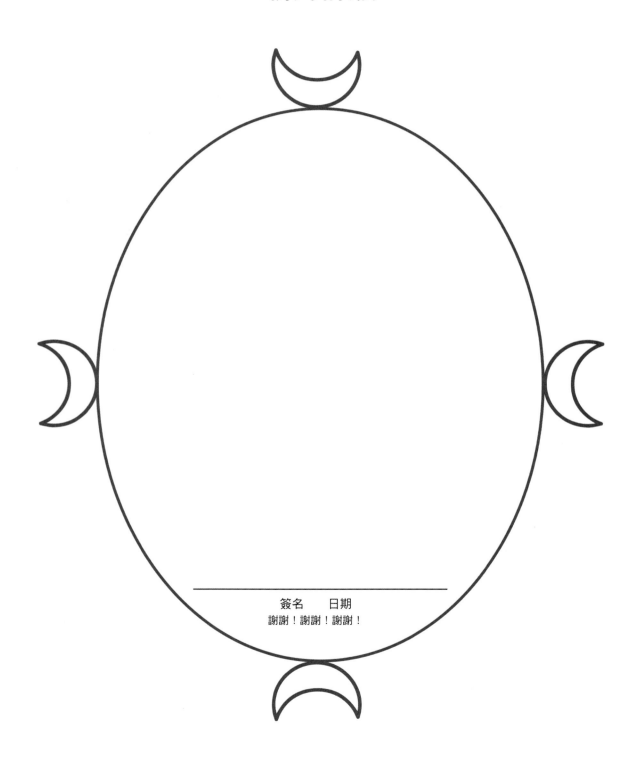

簽名　　日期

謝謝！謝謝！謝謝！

幽靈水晶

守護智慧：
超越極限

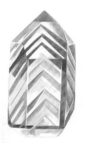

顏色： 清澈、無色、透明至半透明；由於由不同的礦床所組成，可有多種顏色

產地： 全世界都可找到，包括巴西和美國

歷史和傳說： 你或許看不見幽靈水晶的能量，但你肯定能在房間裡感受到它的存在。哇哈哈哈！又稱異象水晶的幽靈水晶才沒那麼嚇人。就像鬼馬小精靈，這是友善的幽靈。它的名稱取自於水晶內部浮現的次生晶體生成物。這些生成物可由礦物組成，也可以其他石英的種類出現，例如粉晶或是煙晶。這種水晶包覆著這些次生晶體生成物，形成在主要晶體內漂浮著礦物或晶體的外觀。

療癒特性： 不意外地，這些水晶的重點在於成長。如果你感到生活卡住了，要知道幽靈水晶可以幫助你持續前進。幽靈水晶的能量也有助於指引你完成靈性之旅。具有向宇宙收發訊息的能力，這種水晶有助於你進行不同人生階段的轉換。幽靈水晶的轉變力量非常強大，對任何正在經歷人生重大變化的人來說都是理想的能量。

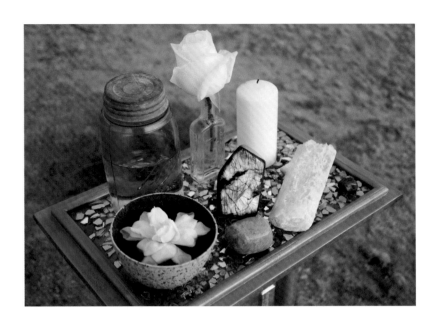

恢復女性精神

提咪在1990年代時居住在紐約，那時她經常在下班後和服飾業的朋友們到最時髦的場所聚會。她和朋友們會掃視整個空間，找出最棒的桌子——方便到酒吧，但又離窗戶夠近，她們才可以觀察外面的動向。她們的話題永遠不變，每個人都試圖用當天的銷售額來壓過其他人，並談論接下來要去見哪位大客戶。當時的服飾業生意興隆。如果你很幸運可以成為某個熱門服裝系列的代理人，金錢就會源源不絕地進來……而提咪代理的服裝系列非常、非常熱門！

某天晚上，即使是酒吧裡的飲酒作樂都無法蓋過提咪腦袋中一再重播的一天畫面。

那時，當她的老闆開始對她大吼大叫時，她學會了對他充耳不聞。他不斷地威脅她，如果她沒有業績的話就要把她換掉。而每天的羞辱終於開始帶來傷害。提咪生活在一個男人的世界，因為服飾製造業大多由男性所掌控。為了在這行中佔得一席之地，她會拋開自己的女性特質，和「男生一起玩」。儘管提咪討厭這對她帶來的影響，但她喜歡這種生活方式和帶來的收入。記住，那個時代的口號依舊是：「貪婪真好」。

然而很快地，幾天變成了幾個月，幾個月變成了幾年。提咪開始懷疑這是否是最適合她的生活方式。她在很久以前曾對自己承諾，在她變成「冷酷無情的婊子」的那一天，她就會離開這個產業。

這天晚上，有人又點了一輪的酒，接著一輪接一輪。她跟著朋友一杯又一杯地喝著，同時不停開著玩笑，然而她卻暗自擔心不已，最後她要求到屋頂酒吧呼吸一些新鮮空氣。她不經意瞥見欄杆外明亮的城市燈光，注意到有個女人獨自坐著。這個女人令她屏息，她似乎全身上下的每一個細胞都散發出內在的光芒。她穿著一件優雅、飄逸的洋裝，風吹拂著她帶有光澤的長髮。她靜靜地坐著。她並沒有試圖吸引屋頂上任何人的注意，但無論如何她還是做到了。沒錯，她非常迷人，但這並不是她吸引眾人目光的原因，吸引人的是她內在的自信和優雅，是她的泰然自若和女人味。

提咪低頭看看自己的衣服。她穿著貼身的藍色長褲，搭配清新的白襯衫和夾克，以及高跟涼鞋。她將髮型剪成短鮑伯頭。她現在也是故意穿得像男人一樣嗎？她意識到這是她的自信最低落的時期。提咪再看她一眼，她懷疑那位女性是否會任由別人以提咪老闆對待提咪的方式對待她。她會像提咪一樣忍受老闆七年來在言語和情緒上的嚴厲斥責嗎？提咪心想：「**我打包票她不會。**」

就在此時，一名男性出現在這名女性身後，吻了她的頸部。這名女性露出微笑。這是私密的時刻，因此提咪快速抬頭仰望夜空，看著照耀著她的滿月。

這時她崩潰了，一滴淚從她的臉頰滑落。她過去習慣將眼淚視為軟弱的表現，但此時她並不感到自己軟弱，而是準備好了。這位神祕的女性提醒了提咪她喪失的某項特質——女性精神。

提咪在那一刻意識到自己確實成了她發誓絕不要成為的「冷酷無情的婊子」。她外表並不刻薄，但已經與自己的真實自我格格不入。為了賺這些錢值得嗎？不。她一直過的這種生活方式總有一天會走到盡頭。是時候改變了。

隔天，提咪向自己發出以兩週為期限的解雇通知。

讓滿月促進你的宇宙連結

在滿月的夜晚，你可以感受到月亮強大的力量達到高峰。月亮正處於極盛期。這是令人嘆為觀止的美景。學習如何利用滿月的能量將你與自己的內在節奏——以及宇宙的節奏連結起來。

在滿月的光輝下待一會兒將有助於你和周遭的世界培養連結。這將會照亮你的內在之光，並鼓勵你放下疏離感。這將激勵你感覺與宇宙合一。如果你和提咪一樣，感覺與你的女性精神失去了連結，滿月便是重新取回這種精神的美妙時刻。

不只是女性，每個人都可以取得月亮的能量。月亮的光輝、美麗和優雅照耀著我們，讓每個人都可以吸收祂的光芒。

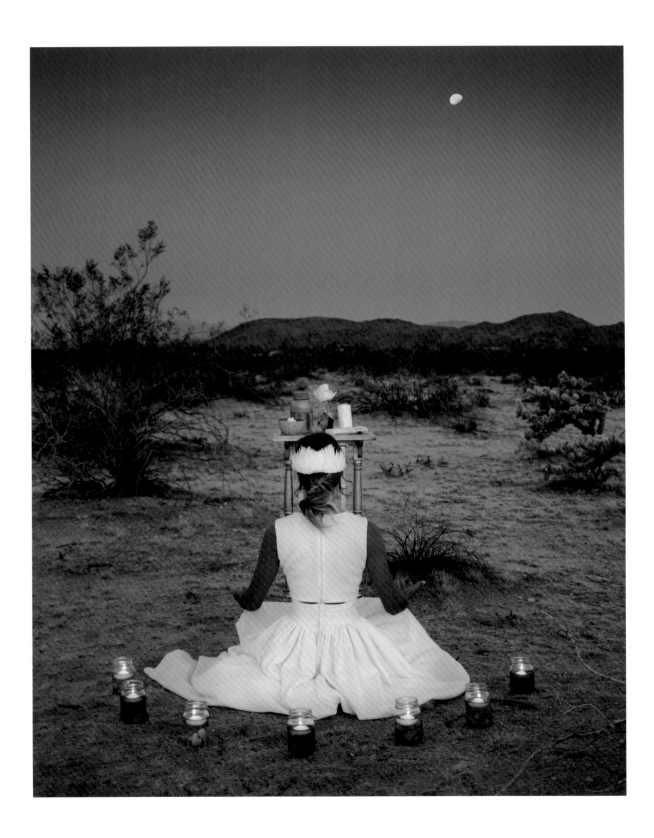

連接宇宙聖壇儀式

時長：滿月前 2 天布置聖壇，以及滿月當晚 11 分鐘

在滿月的夜晚，月亮母親用強而有力的光輝照亮大地。趁著月光在戶外打造聖壇，便可在身體上與這股能量連結，並將你的靈魂之光與宇宙之光結合。給自己時間同時連結月亮、大地和宇宙的能量，這有助於將你的身、心、靈等所有層面帶回平衡。你的宇宙連結聖壇將保有完整和一體性的能量，可加深你和宇宙的關係，讓你更能和自己調和，因為我們都是由同樣的月亮內在光輝所構成的。

你將需要用到：

作為聖壇表面的小桌子、托盤或毯子 1 張

透石膏（以希臘女神塞勒涅 Selene 為名，代表月亮女神）1 個

月光石 1 顆，可促進與月亮更深層的連結

拉長石 1 顆，可讓你與宇宙蒼穹的能量連結

綠簾花崗岩 1 顆，可透過愛的能量平衡陽性與陰性能量

至少裝有 1 杯飲用水的有蓋廣口玻璃瓶罐 1 個

作為供品的花。我們建議選擇可與月亮能量共振的白花，例如卡薩布蘭卡百合、梔子花或是茉莉。插在裝水的花瓶或碗中。

象徵純潔能量的白蠟燭 1 根

計時器 1 個

鼠尾草棒 1 根

羽毛 1 根

用來盛接鼠尾草灰燼的鮑魚殼或耐熱容器 1 個

非必要：代表宇宙能量的亮粉 1 撮

儀式步驟：

1. 用鼠尾草煙燻你的環境並淨化水晶（第22頁）。

2. 手握水晶，閉上眼睛，深呼吸三次。大聲說出或心想以下的字句：**「我祈求愛與光的最高振動能量與我的高我連結，清除所有多餘的能量及任何先前的程式設定。我命令這些水晶保有宇宙連結、完整和擴張的意圖。謝謝、謝謝、謝謝。」**

3. 查閱月亮曆（可在網路上找到），找出下次滿月的時間。

4. 在滿月夜晚的前2天布置聖壇。這是月亮週期中最有力的時期。請在戶外找一個可以3天（滿月夜再加上前2天）不受打擾的地方打造你的聖壇，並將桌子或毯子放在這個空間裡。如果你沒有可以打造聖壇的戶外空間，可在托盤上打造一個迷你的宇宙連結聖壇，在每天晚上移至戶外。

5. 將透石膏、月光石、拉長石和綠簾花崗岩（代表基石的四種水晶）擺在聖壇上。

6. 將花和蠟燭擺在聖壇上。如果你願意的話，可在聖壇上撒上一小撮亮粉來代表宇宙能量。

7. 將裝有飲用水的玻璃罐擺在聖壇上。

8. 將聖壇留在戶外，直到滿月夜的到來，並讓材料吸收月亮的能量。

9. 在滿月夜，前往你戶外的聖壇，點燃蠟燭。

10. 將計時器設定在11分鐘，並坐在滿月下的聖壇前。感受月光充滿你存在的每一個細胞。感受你下方的大地和你上方的宇宙。將任何不再適用於你最高福祉的事物釋放至大地。感覺一切事物回歸平衡——你的身、心和靈。感受你的靈魂和能量向外擴張，與宇宙能量合而為一。

11. 11分鐘後，熄滅蠟燭，喝下玻璃罐中的水。這水已灌注滿月和太陽的能量。

12. 在滿月的3天內拆卸聖壇。將所有能回歸大地的聖壇元素盡可能回歸大地——例如可撒在公園裡。將你的水晶帶回屋內，放在可以每天看到的區域，以便提醒自己你已與宇宙合一。所有其他的物品，例如蠟燭，可在下次滿月時再度使用。

13. 只要你想每個月與滿月保持調和，便可經常重複這項儀式。

綠簾花崗岩

守護智慧：
活在當下

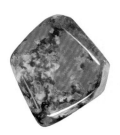

顏色： 綠色和粉紅色

產地： 巴西、南非和美國

歷史和傳說： 用綠簾花崗岩的能量為第三眼帶來清晰視野。以最早發現這種礦石的北卡羅萊納州尤納卡山（Unaka）為名，據說可透過促進存在感為冥想帶來幫助。據說也能釋放過去的能量，尤其是有害的能量。

療癒特性： 擺脫過去錯誤或傷痛的負面能量，活在平靜理解的時刻。綠簾花崗岩將引導你找到接地力量的所在。可消除負面力量，強化能量場。綠簾花崗岩尤其適合想走出情緒痛苦的人，以及試圖和寶寶建立連結的懷孕婦女。這種水晶對任何想強化現有靈性的人來說都有幫助。

「月亮會驅動你最深刻的感受，微調你的性格、你的本能和直覺，
以及你的情緒和你的反應。」

占星師兼作家
——蘇珊・米勒（SUSAN MILLER）

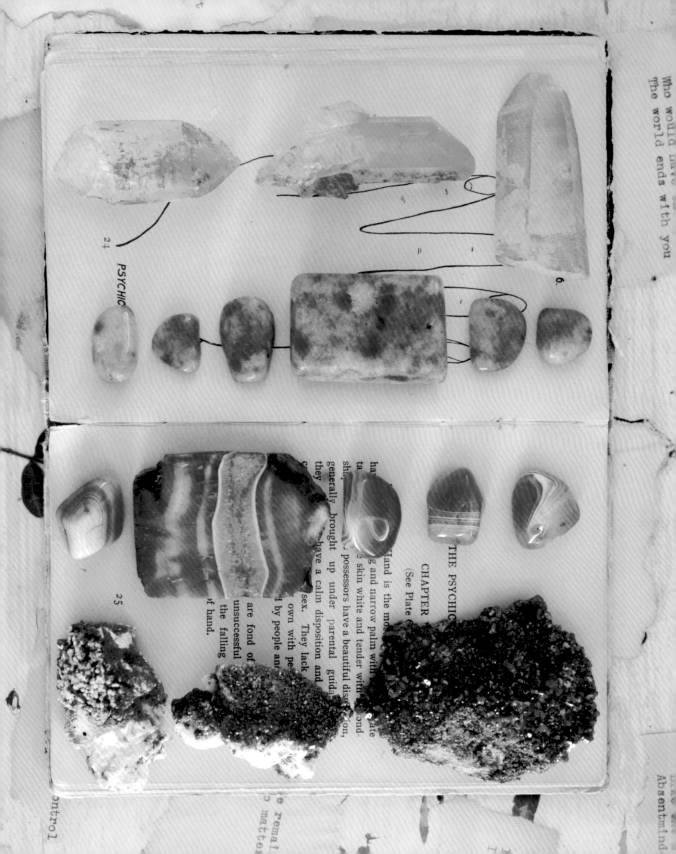

24

PSYCHIC

6.

25

THE PSYCHIC

CHAPTER

(See Plate 6

Hand is the mo
g and narrow palm with
skin white and tender wit
possessors have a beautiful dis
have a calm disposition and
generally brought up under parental guida
they
own with pe
by people an
are fond of
unsuccessful
the falling
f hand.

第 13 章

你的創意精神

釋放創造力的關鍵

「創意僅是一種自我表達，即來自高我，我們純粹來自源頭的能量部分。
既然我們都生而為這種能量的有形化身，創意不僅是我們與生俱來的權利，
而且我們就是為了創造而生。」

記者兼 The Numinous 創始人
——露比・沃林頓（RUBY WARRINGTON）

我在 2000 年開始設計水晶飾品，而我的第一個項鍊系列是以生命靈數為基礎。我從世界各地蒐集了幾百串寶石。當我第一次看到它們全部串在一起時，我感到驚奇。每一條都閃耀著光芒、能量和美麗，我迫不及待想趕快開始。

但每當我試著創造一種花樣，就停了下來。水晶本身很驚人，但我的設計缺乏想像和創意。我知道自己並沒有「進入狀況」。我一直在努力突破我的創意障礙。當然，只要我堅持下去，就會有點子浮現，對吧？

好吧，不完全是這樣。

經過無數小時，我盡了最大努力，但就是什麼也沒出現，顯然我的內在創意小孩已經停止活動。我孤身一人。我曾提到我有一個迫

在眉睫的期限嗎？ 如果我能準時完成系列作品，我的作品之一就有可能被國內的時尚雜誌報導，這是天大的好機會。我們的事業還非常新，而且 Energy Muse 是當時唯一一家設計水晶能量飾品的公司。在雜誌上曝光將賦予我們一個很大的平台，可以向主流介紹水晶能量。但我什麼也沒做出來，空空如也。

我陷入絕望。我必須趕快行動，而我只剩下一個辦法——讓自己沉浸在橘色當中（橘色可激發創意能量）。我跑到我的房間，套上一件橘色 T 恤，戴上紅玉髓耳環和太陽石項鍊，將橘子水晶柱扔進口袋，並大叫：「創意，我命令你立刻回到我身邊！」

橘色一定是和我的內在小孩去玩了，因為房間裡只有寂靜。沒有靈光乍現，也沒有

突如其來的美麗想像。只有越來越多的⋯⋯空無一物。直到我終於聽見房間裡響起一個極其微弱且悲傷的聲音，那是我自己的聲音在告訴我真相：我的創意不聽從任何人的命令，而她要在狀態良好且準備好時才回來。

這個真相對我來說打擊很大。我的眼眶充滿淚水，而且淚珠從我臉頰滾落。我以胎兒之姿躺在地上，像嬰兒一樣哇哇大哭。我怎麼會失去了我的繆思女神？我們曾有完美的關係。當我與我的創意同步時，我總是覺得活力滿滿。我可以感覺到她的生命力貫穿我的血管，敞開我的心房，讓我與宇宙調和，這真的很神奇。當我們在一起時，一切都很有趣、傻乎乎，而且好玩。我們在一起就有無限的可能。

但現在就是哪裡不太對勁。我和我的創意以不同的層次振動。時間所剩無幾。我要如何憑一己之力創造出驚人、神奇、強大，而且值得雜誌報導的設計？

隨著我的眼淚哭乾，而現實仍在持續，我接受我的創意拒絕讓我進入她神奇房間這件事。她在我最需要的時候拋棄了我。

我撫平我的橘色 T 恤，重新排列我的礦石，然後站著。我必須獨自創作項鍊。

後來我突然意識到，一個巴掌拍不響。因為我的創意拋棄了我，所以我也拋棄了**她**。

我抓起幾百條水晶串，小心地放入一個打開的盒子裡。我對它們承諾：從此刻起，不論我去哪裡，它們都會陪伴在我身邊。如果要讓這段關係成功，我們必須花更多時間相處。我們必須成為彼此的優先考量。我和我的珠子一起出席晚宴、採買生活用品、在瑜伽課上激烈運動，而且還睡在一起（你知道的，靠在一起）。

隨著我的期限逼近，我們之間終於開始有破冰的感覺。我越是與水晶互動，它們也越會與我互動。我意識到我忘了它們有多少層次，視光線或環境而定，它們看起來有多麼的不同。我不再對它們生氣，而是開始憶起我當初為何會愛上它們。

後來有一天我聽見「結合拉利瑪與拉長石，再加上一些珍珠。」我歡欣鼓舞。**我剛剛聽見的是我所想的那樣嗎？**我盡量不過度質疑那樣的聲音，迅速將手塞進盒中，輕輕拿出一些珠子。令我驚訝的是，我開始創作花樣了。華麗、動人、神奇的花樣！在15分鐘內，我的第一件設計就完成了。它很完美，能量平衡且完整。

我的心在歌唱。我承諾我的創意，再也不會將她視為理所當然。我正好趕上期限。生命靈數系列獲得巨大成功，而名為「七」的項鍊獲得了《Elle》雜誌的報導。

或許你也覺得自己的創意離開了。或許就像我一樣，你甚至也覺得自己被創意拋棄了。如果是這樣，那這一章就是為你而寫的。

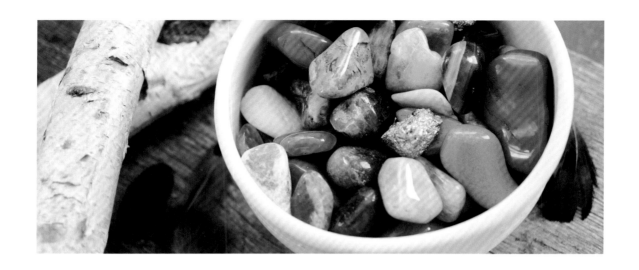

水晶教會我的事

　　藉由隨身攜帶一盒珠子，我鞏固了與我的創意、我的心，還有水晶之間的連結。我們又再度取得同步。我終於意識到，我就是那個將她拒之於門外的人。我的心思太專注在期限上，因此一時間抑制了她。我不再用心去創造。當我不再享受創意帶來的歡樂時光的那一刻起，就無法再聽見她的聲音了。不是她離開了我，而是我將她排除在外。

　　我也開始明白，一切事物都有自己的時機。為了實現目標而努力過頭，有時反而會讓你更偏離目標。只有在我改變策略，按自己的心意行事，我才能為我的繆思開路，讓她回來。如果沒有期限，我可能會完全放棄設計生命靈數系列，而改去做其他的事。事

後看來，期限是賜予我的最大祝福。它促使我感到不舒服並面對自己。我一直都可以選擇放棄，但我深知創意流湧現所帶來的亢奮，而我想要這種亢奮感回來，我想要**我**回來。

　　創意促使人類心靈更進一步檢視內在的可能性。水晶也有一樣的能力。每個水晶都有自己可以述說的故事。水晶內壁充滿著大地的訊息和智慧。運用這種智慧的方式就是透過靜心。深呼吸，將兩個水晶擺在身上，同時懷抱著對愛的能量完全敞開心房的意圖，你便能進入充滿創意的神奇之地。在寂靜中，你可以聽見心中的內在聲音。這個聲音比你腦袋中的聲音更了解你。

　　水晶教會我的不只是重新與大地的能量和智慧連結，也包括重新和我的心連結。在我做到的那一刻，創意的閘門就打開了。

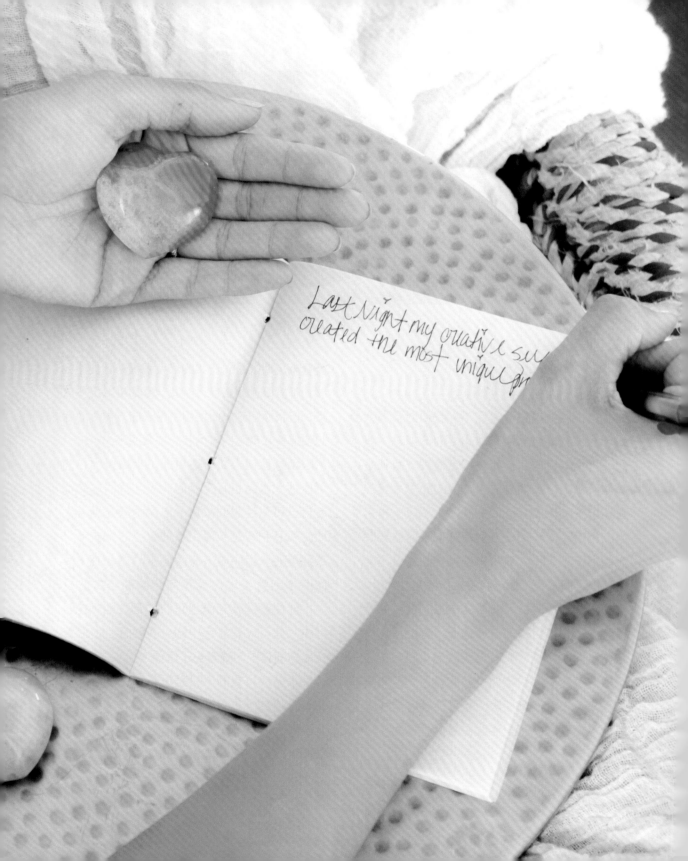

開發創意心靈儀式

時長：連續 7 天，每天 11 分鐘

你的心總是會引領你走向正確的方向。但你要怎麼知道？你會再度充滿熱情、靈感和幸福。這項儀式將讓你重新和喜歡玩耍、弄得髒兮兮的內在小孩連結，並感受創造之愛。

你將需要用到：

代表創意、熱情和喜悦的心形紅玉髓1個

心形粉晶1個，用來敞開心房，接受無條件的愛

日記1本

你最愛的筆

計時器1個

鼠尾草棒1根

羽毛1根

用來盛接鼠尾草灰燼的鮑魚殼或耐熱容器1個

儀式步驟：

1. 用鼠尾草煙燻你的環境並淨化水晶（第22頁）。
2. 手握水晶，閉上眼睛，深呼吸三次。大聲說出或心想以下的字句：「**我祈求愛與光的最高振動能量與我的高我連結，清除所有多餘的能量及任何先前的程式設定。我命令這些水晶保有創意、與心的連結和想像力的意圖。謝謝、謝謝、謝謝。**」
3. 上床時躺下來，將紅玉髓擺在臍輪（下腹部至肚臍的區域），並將粉晶擺在心臟位置。
4. 讓水晶在身體上靜置至少6分鐘。數字6是愛的數字，而且與心臟連結。

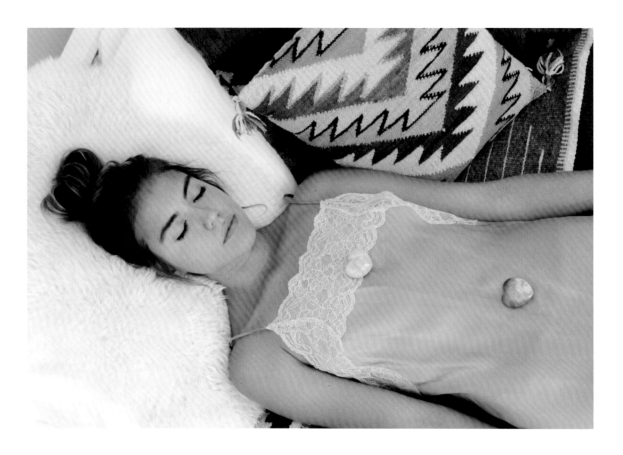

5. 當你和水晶靜靜地躺著，祈求你的心指引你接收創意和靈感的訊息。當你找到創意和心之間的連結，這就是魔法發生的所在。

6. 完成後，將水晶擺在枕頭下，讓水晶保有的能量在你睡覺時運作。

7. 早上醒來時，拿起水晶、日記和筆，找一個有平坦表面、可以寫日記的舒適地點。

8. 將心形的粉晶擺在日記旁。

9. 用非書寫手握著心形的紅玉髓，將計時器設定在5分鐘。

10. 開始書寫。將夜間下載的所有訊息全都記錄在紙上。即使有些訊息看似愚蠢，也請不要忽視，因為它們可能激發你的其他創意。

11. 連續7天，每天重複步驟3至10。

紅玉髓

守護智慧：
創意內在小孩

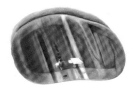

顏色：橘紅色

產地：可在全世界許多地方找到，包括巴西、馬達加斯加和印度

歷史和傳說：紅玉髓代表的就是派對人生。這種水晶的重點在於活力，從顏色到能量皆是如此。如果你覺查受困，或是你的心靈空間感到乏味，紅玉髓是你會想邀請它進入內在的能量。古埃及人穿戴這血紅色的寶石來為服裝增添活力和生命力。

療癒特性：這種水晶以賦予熱情著稱，似乎讓人較容易進行創意發想。不論你是想促進性生活、工作生活，還是創意生活，紅玉髓將為你注入一股活力。當你的自尊或信心受到考驗時可使用它。這種礦石可啟動主宰性與創意的臍輪。它將促進你連結本能。這種水晶非常適合在創意領域工作，而且需要大膽出擊和激勵能量的人。

跳脫舒適圈

我和提咪的創意過程截然不同。我很難用太多的結構來創作，而她擅長結構。我就像是陰，對上她的陽（又或許是反過來）。

提咪可以身兼數職，她的座右銘就是「把事情做好」。在你以為她正在查看電子郵件或聽有聲書時，她又突然加入了隔壁房間的談話。

她也很喜歡按表操課。當我完成了生命靈數系列作品，並向她展示新項鍊時，她對我的設計非常興奮，但她更興奮的是我趕上了期限（我總是在關鍵時刻完成，而這讓她壓力很大）。

提咪立刻開始擬定更多的待辦清單。她甚至沒有抬頭看我，說：「在系列作品完成後，現在有好多事情要做。我想確保每件事都做好。」這是**她的**創意過程展開的時刻。

提咪會說：「這就是我將創意結構和組織帶入生活的方式。」不意外地，我和她剛好相反。列太多清單會阻礙我的過程，我的創意會無法流動。我們兩人的創意過程組合創造出完美的合作效果，而且比我們個別所能達成的最終結果更好。

接下來的儀式將為你發揮我和提咪合作的效果，讓你跳脫舒適圈，擺脫自己對自己的阻礙。

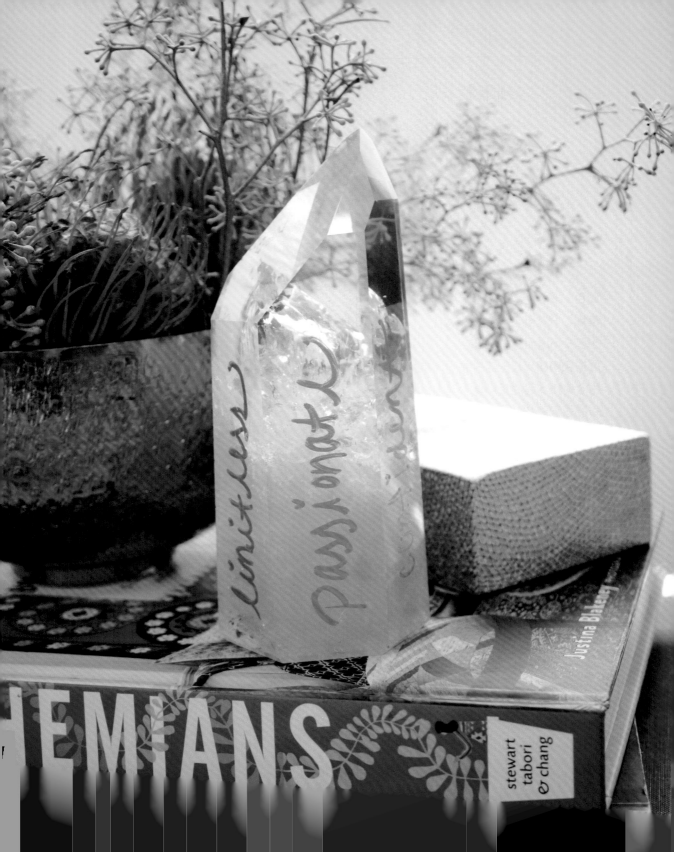

limitless passionate confident

HEMIANS

Justina Blakeney

stewart tabori & chang

打破框架儀式

想待在舒適圈裡是很正常的。這是你感到安全、滿足和穩固的完美場所。但待在這樣的舒適圈確實會使你被困在固定的框架中，並扼殺你的創意潛能。固定的框架既小又帶來限制，讓你無法成長和擴展。

如果你渴求更多的創意，可自問「**我是否過著受框架限制的生活？**」如果答案是「**是**」，那這就是你的警示。是時候在精神上、身體上和情感上離開舒適圈了，如此才能進入讓創意發光發熱的全新空間。實際將盒子割開的動作可重新設定你的心靈，讓你能夠取得宇宙無限的可能。

你將需要用到：

盒子1個——鞋盒、麥片盒或是餅乾盒（任何種類的盒子都可以）

剪刀1把

黑色記號筆一枝

用於成長、擴展和無限創意潛能的白水晶柱1根

用來在水晶上書寫的金漆筆1枝

鼠尾草棒1根

羽毛1根

用來盛接鼠尾草灰燼的鮑魚殼或耐熱容器1個

儀式步驟：

1. 用鼠尾草煙燻你的環境並淨化水晶（第22頁）。
2. 用剪刀將盒子剪開至完全攤平，而且可以看到整個內部結構。
3. 用黑色記號筆在整個盒子內部寫上代表你的恐懼、遺憾、限制性想法，或任何阻止你發展創意潛能的字句或圖像。

4. 寫下你想涵蓋的一切後，將盒子撕碎並扔掉。在扔掉盒子的同時，你也在能量上釋放了強加在自己身上的限制，並為你渴求的創意騰出空間。

5. 手握水晶，閉上眼睛，深呼吸三次。大聲說出或心想以下的字句：**「我祈求愛與光的最高振動能量與我的高我連結，清除所有多餘的能量及任何先前的程式設定。我命令這個水晶保有創意、靈感和擴張的意圖。我釋放周圍的任何限制。謝謝、謝謝、謝謝。」**

6. 用金漆筆在白水晶柱的每一面寫下代表你想擴張、創造或轉變的領域。這將為你的水晶柱設定意圖，為你維持進行轉變所需的能量。

7. 將白水晶柱擺在床邊的桌上，讓它的能量在你睡覺時運作。每天早上醒來時你就會看到它，並提醒自己，你正活出跳脫框架的人生。

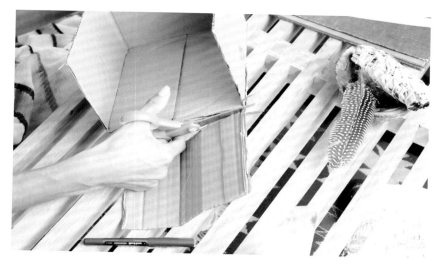

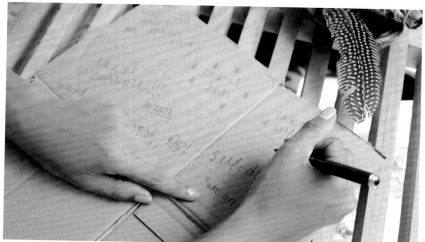

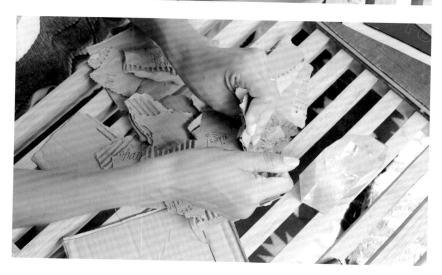

透過孩子的眼睛創造

　　每年我和提咪都會和社區團體的孩子們合作。我們自願開設藝術課，教學生如何製作寶石手鍊。由於孩子們在小學時學過地球科學，他們通常熟悉礦物界。許多孩子可以透過顏色、礦物質含量分辨礦石，甚至是來源的地區。

　　每次在開始上課時，我們都會敲頌缽。孩子們往往不需要提醒，就會立即採取冥想坐姿──盤腿、雙手放在膝蓋上、手掌朝上（好吧，這**是**加州！）。

　　我們總是會帶來各式各樣的珠子，並讓學生選擇他們想用來製作手鍊的珠子。沒有任何的指導方針。在大家都完成時，我們會讓他們圍成一圈坐著，讓每個人都可以站起來炫耀他們的作品。我們鼓勵孩子們給彼此正面的回饋意見。這樣的過程讓他們看見一個概念（串珠）可以多種方式詮釋。這也為大家提供一個安全、沒有批判的環境，讓他們可以自由地樂在其中並發揮創意。

　　這些課程是我們每年最有意義的活動之一，讓我們想起自己還小時會毫無限制地創造，單純隨心所欲。那時我們並不是很在乎最後的結果如何，或甚至是其他人怎麼想。

　　我們曾聽過這麼一句話：「創意成人就是生存下來的創意小孩。」但有時即使是創意成人，日常的生活責任也可能迫使創意精神躲藏起來。身為成人，我們可能就是看不見內在小孩的價值。我們必須重拾兒時的天真和好奇心。但要怎麼做？

　　想拋棄創意蕭條期，你所能做的最好的事，就是開始創造，**任何事物**都好。先像嬰兒學步一樣慢慢開始，不要期望自己可以在幾小時內就能從零分進步到一百分；這個過程是需要時間的！

　　接下來的儀式將激勵你的內在小孩回來遊玩。你在這項儀式中設計的創意精神魔杖將在視覺上展現你內在愛玩的創意。在蒐集裝飾木棍的寶物時，你將有時間內省。每件物品都需要你決定是否與現在的你共振。請記下（或如果你是和提咪一樣的人，請列清單）吸引你用來裝飾木棍的物品。這些物品將代表你創意自我的改造版本。

　　永遠記得，這項儀式的做法沒有對錯。最重要的部分是樂在其中、嘗試新的事物，並聆聽你的心。那麼每當你的待辦事項清單威脅要佔去你所有的時間時，創意精神魔杖就會提醒你再度擁抱內在小孩。

創意精神魔杖儀式

時長：這取決於你。你需要多久時間才能允許自己玩樂？

你即將展開一場創造性的尋寶之旅，蒐集用來裝飾創意精神魔杖的物品。沒有任何限制，最重要的是慢慢來，不要倉促地完成這個過程。確定你選擇的一切事物都有其意義。對某人來說，貝殼可能代表不再自閉，但對其他人來說，可能代表的是甲殼類美食。或許你收到了具完美緞帶的禮物，而你可以將這個緞帶綁在創意精神魔杖上。

讓自己好好玩耍，並讓找材料的過程成為你創意靈感再度流動的冒險旅程。

你將需要用到：

約30公分長且直徑至少2.5公分的木棍1根。木棍作為創意自我的實際象徵。木頭具有基礎的能量，因此可為你的創意提供穩固的基礎。如果你住在不容易取得木棍的地區，請造訪當地的手工藝品店（你可能必須去掉木棍上的樹皮，才能黏上裝飾）。

代表彩虹顏色的礦石6顆 —— 紅、橙、黃、綠、藍和紫色。運用這些彩虹的色彩可喚醒你靈魂內在的童心未泯。

◆ 紅色代表熱情。挑選一顆紅色調的水晶，例如紅碧玉或石榴石來取回能量和行動。

◆ 橙色（橘色）代表創意。挑選一顆橘色調的水晶，例如紅玉髓或太陽石來點燃熱忱和喜悅。

◆ 黃色代表快樂。挑選一顆黃色調的水晶，例如黃鐵礦或黃碧玉，可帶來光明和機會。

◆ 綠色代表和諧。挑選一顆綠色調的水晶，例如孔雀石或是東菱石，可帶來愛並敞開心房。

◆ 藍色代表溝通。挑選一顆藍色調的水晶，例如方鈉石或青金石，有助於自我表達並帶來真相。

◆ 紫色代表直覺。挑選一顆紫色調的水晶，例如紫水晶或是螢石，可帶來靈性成長和轉化。

熱熔膠槍1支和膠條幾條

剪刀1把

任何可以讓魔杖感覺如你希望的色彩繽紛、俏皮和具有創意的額外材料，例如紗線、額外的水晶、鈴鐺、緞帶、拉菲草（raffia）、線、布料、乾燥花，或是貝殼。

鼠尾草棒1根

羽毛1根

用來盛接鼠尾草灰燼的鮑魚殼或耐熱容器1個

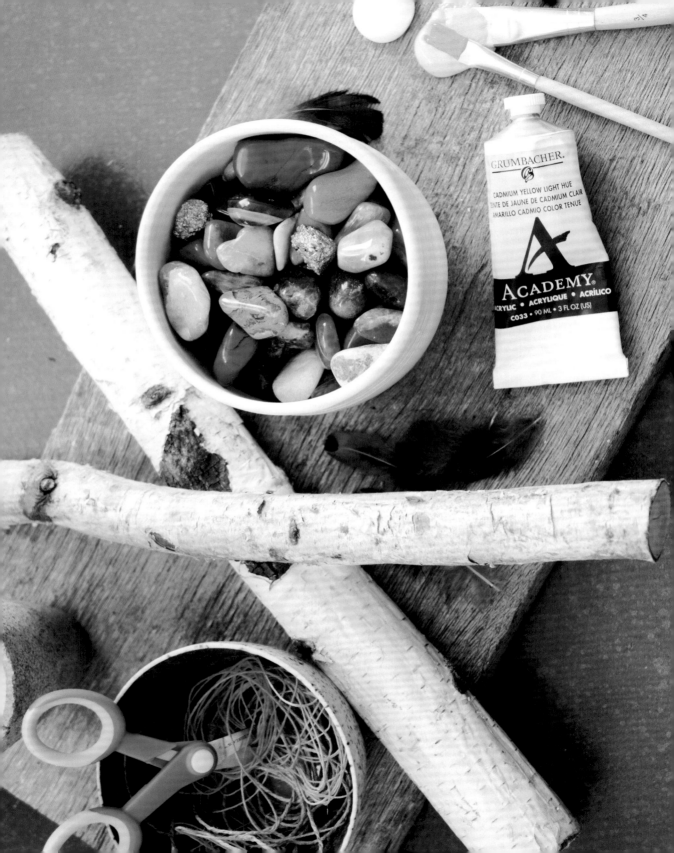

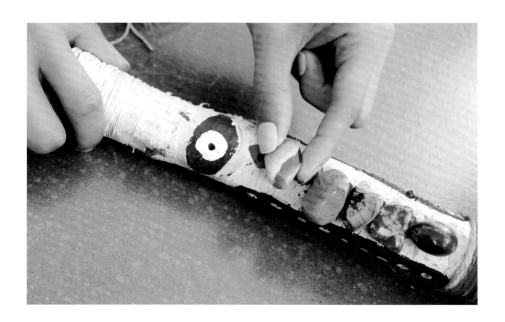

儀式步驟：

1. 用鼠尾草煙燻你的環境並淨化水晶（第22頁）。

2. 手握6顆礦石（以及其他你添加的礦石），閉上眼睛，深呼吸三次。大聲說出或心想以下的字句：「**我祈求愛與光的最高振動能量與我的高我連結，清除所有多餘的能量及任何先前的程式設定。我命令這些水晶保有連結、創意和靈感的意圖。謝謝、謝謝、謝謝。**」

3. 我們喜歡將這些水晶按照彩虹顏色的順序擺放，並由下往上黏在木棍上。如果你願意遵照這樣的方式，可從下方開始黏上紅色水晶，接著是橘色、黃色、綠色、藍色和紫色水晶。當然，將水晶黏成一排只是一個建議。你可以將水晶黏在任何你想要的地方，沒有任何規則！

4. 用任何其他你想要的材料來裝飾。

5. 在你完成創意精神魔杖時，請將它擺在你會寫日記、繪畫、做園藝、工作等的空間來和它連結。記得你的魔杖是用你的創意能量所打造，因此具有你可隨時取用的能量。請相信自己！你的創意精神永遠都在你的內在等待著你。

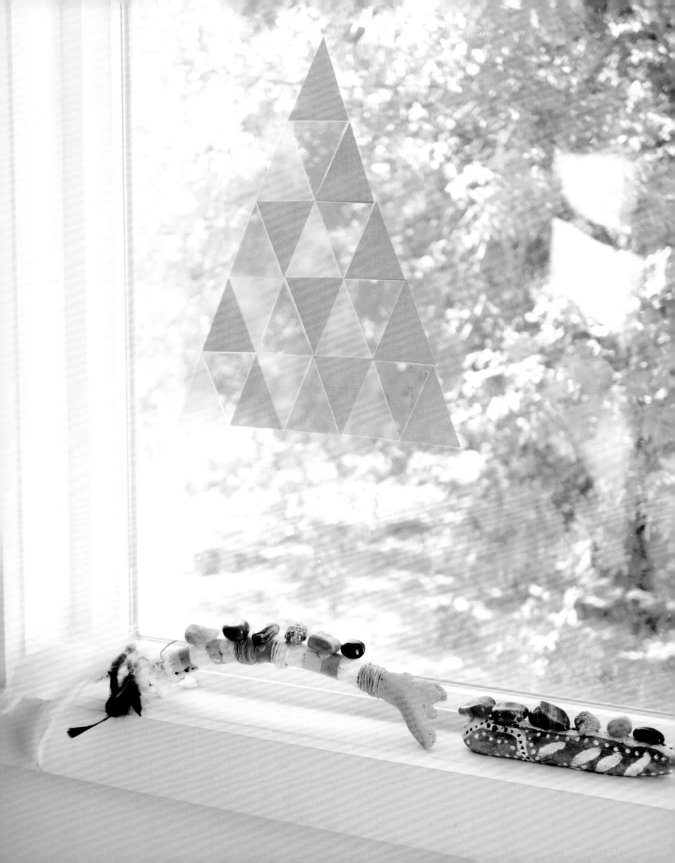

太陽石

守護智慧：
魅惑

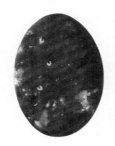

顏色：大多為橘色或紅色，可能帶有少許棕色、灰色和白色

產地：加拿大、印度、挪威、俄羅斯和美國

歷史和傳說：如同太陽會為地球上的所有生物賦予生命，太陽石也會為你的創意精神注入生命力。太陽石可促進能量、活力和創意。在北美原住民的傳說中，太陽石來自一名偉大的戰士中箭受傷後所流下的血液。這名戰士的血為太陽石賦予紅色的色調，並讓礦石承載著他的精神。在維京文化中，太陽石可作為羅盤。太陽石會被擺在船桅上，用來為航程和靈魂指引正確的方向。

療癒特性：太陽石充滿活力的能量非常激勵人心。這種礦石可滋養臍輪，增進信心、力量和領導力。擺脫自我懷疑，你的創意將會蓬勃發展。

「對我來說，創意是受到大自然所驅動的。每一季都會有新一批的材料出現，或是可以視為讓我創造的新鮮調色盤。大自然就是我廚房裡的靈感。」

名廚兼電視名人
——路度・勒費弗爾（LUDO LEFEBVRE）

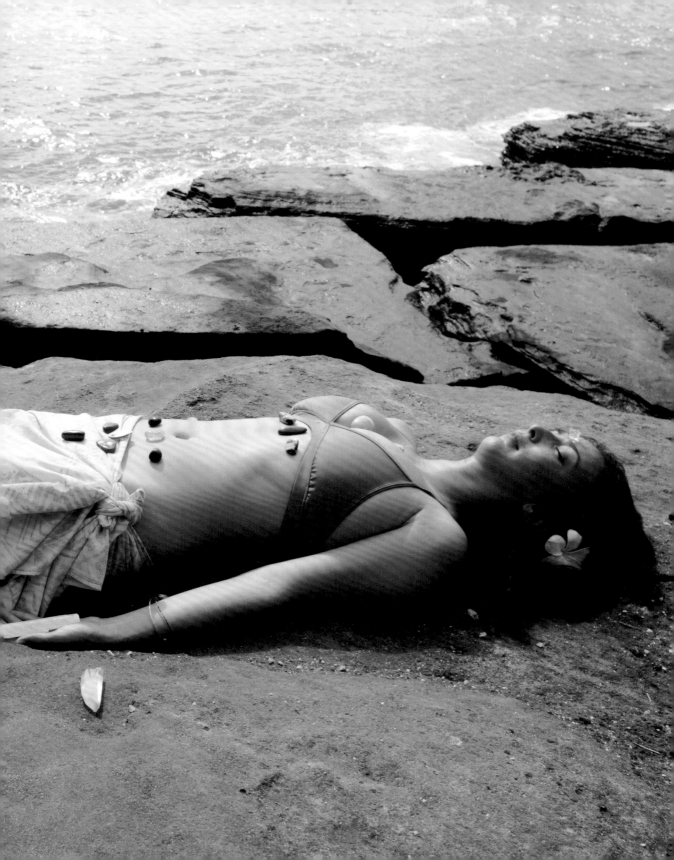

與靈性即時連線

在靈性之旅上擁抱光明與黑暗

「命運的真正概念終究是振動並傳播最有同理心且最高版本的自己。」

資深昆達里尼瑜伽老師兼 RA MA 學院、電視、影音創辦人
——潔卡大師（GURU JAGAT）

生活總是繞了一大圈又回到原點。在我還是小女孩時，經常在夏威夷島嶼度過我的夏天。因此不意外地，後來我的水晶之旅也始於大島。

二十多年前，我偶然發現一本關於水晶和脈輪的書，因而大受啟發，於是我打電話給作者，問她願不願意和我碰面。出乎我意料的是，她說：「好！」所以我訂了隔天前往夏威夷的機票，我的水晶之旅正式啟程。

我一到她家，空氣中便瀰漫著雞蛋花的香味。在風中搖曳的棕櫚樹令我昏昏欲睡。她將我帶到一間療癒室，指示我躺在地上的厚墊上。她告訴我的第一件事，就是拜訪佩蕾（Pele）的重要性。佩蕾是傳說中的火山女神，而祂的家就在基拉韋亞火山（Kilauea）的火山口。既然佩蕾主宰著大島的精髓，她告訴我透過走在火山上去實際體驗祂的能量非常重要。

我對佩蕾所知越多，對祂的能量就越好奇。有人將佩蕾視為夏威夷的神話，但許多人相信祂是真實存在的。祂是大地的女神，用熔岩火焰進行破壞，以挪出創造新生命的空間。祂的存在令人著迷但也難以預測。祂可能有時活躍且引人注目，有時又保持安靜。

在這位作者說明了佩蕾的能量後，她說：「我現在要把水晶擺在你身上和身體周圍，讓你可以感受佩蕾轉化的療癒能力，這可以為你的生活創造新的開始。」我非常清楚地記得那一刻。才幾秒鐘的時間，我便感覺到我的身體不斷朝地心深入，彷彿我向下生根、接地，並同時受到滋養，彷彿大地之母將我輕輕抱在懷裡。

過了一段時間，我身體下方的根基被連根拔起，一股能量湧上我的脊椎。我此時

的能量已超越我的身體，不再被困在肉身當中。我彷彿漂浮在一顆巨大水晶的空間中。我已經轉變為向宇宙擴張的多維光束流。

過了一小時。當我睜開眼睛，我知道通往另一個次元的入口已為我敞開，那是一個超越時間和空間的存在。我從未以同樣方式看待我的生活。整個宇宙的存在已超越我的肉眼所見。然而，同時我知道這樣的宇宙也存於我的內在，只是要不要取用的問題。

後來我持續跟隨島上多位夏威夷巫師（kahuna）研究古老的療癒法多年。

當我們首度開始撰寫本書時，我和提咪決定再一起踏上夏威夷之旅。幾年前，在我們創業初期，我們承諾自己每年都會做一件事來學習健康和靈性領域的新事物。為了這本書，我們想確保自己走在水晶世界的尖端，因此我們回到夏威夷，重新連結這座島嶼的神奇能量。

有人說夏威夷的七座島分別對應身體的七大脈輪。而我們最初的計畫是造訪三座特定的島嶼，以協助我們重新連結平靜的心靈、放鬆的身體、溫暖的心，以及阿羅哈（aloha，夏威夷語，含有愛、和平、希望與幸福的意思）的精神。為了重新點燃我們肉身內在的火焰，我們想拜訪大島（Big Island），即代表轉化和新生命的火之島，連結的是第一脈輪，或者說海底輪，與安全、生存，以及生活中一切堅固的事物（家、身體，以及我們走路的地面）有關。

第二站是摩洛凱島（Molokai），可重新與愛的精神連結。這個島被視為夏威夷的心臟，連結至第四脈輪，或者說心輪。第三站，也是最後一站的可愛島（Kauai），是最古老的島，連結至洞見與直覺，與第六脈輪，或者說眉心輪有關，是個可以釐清思緒和擴展思想的地方。

我們常聽說這些島嶼可能會擁抱你，但也可能將你驅離。如果你尊重它們，走進大自然，並敞開接受它們共時性的訊息，你將被引導走上改變人生的神奇之旅。我們即將查明這個理論是否正確。

第一站：大島，與身體連結

從踏上大島的那一刻開始，我們就感受到這片土地散發出的生命力。它是有生命的！我們聽見一個強大的訊息表示：我們能夠運用大自然的療癒力量來重新連結我們的真實本性。

為了重新接地並與我們的肉身重新連結，我們決定開車環遊整個島嶼，並沿途停靠聖地。大島被稱為「大」可不是白叫的，因此我們在每站之間有很長一段不間斷的時間可以釐清思緒並恢復內在穩定。在這段時間，我們給自己空間再度探索我們各自所需，以便釋放、療癒和成長茁壯。

我們越駛入島嶼深處，景色就越來越像是另一個星球，先從鬱鬱蔥蔥的綠色植物變成大片無人居住的區域，再到貧瘠的火山岩，接著變成充滿熱帶暴雨的森林。這時太陽突然從雲後露臉，照亮了白色的沙灘。

我突然間意識到，變化如此快速的環境條件就像是人生的隱喻。透過環遊大島的經驗，我清楚明白人是多麼容易被卡在自己的想法、感受和情緒中。事實是，我們擁有的只有**當下**。不論我們喜歡與否，都必須持續順應不同的氣候和景色。

在某個時刻，我們已經開車開了好久，我的思緒開始放鬆，於是一場捉迷藏的遊戲開始了。在開車的寂靜中，我與自己想要尋求真實身分的部分，以及自己想隱瞞陰暗面的部分面對面。

幾個小時過去了，景色仍持續地變化。我的腦中開始充滿各種疑問。**為何我要緊抓著羞愧、罪惡感、擔憂這些限制性的信念不放？為何我要選擇留在受傷的狀態，並對我過去曾視為好友、工作夥伴和舊情人的人懷抱著怨恨？這如何能為我帶來任何好處？**

當然，我可以輕易地在心中將這些傷人的情況合理化，但對方已經接受現實並展開新生活了。為何我沒有？緊抓著怨恨不放，讓我成了唯一仍持續受傷的人。而且更糟的是，這些陰暗的情緒能量都儲存在我的肉身中。這是多麼消耗能量並讓情緒低落！

當我們從車子裡出來，在這美麗的大島上散步時，壯麗的大地讓我明白悔恨是多麼微不足道。**此時**正是釋放這些情緒的時刻，而夏威夷為我們提供了完美的實踐——荷歐波諾波諾（Ho'oponopono），意思是「修正」。

我在幾年前造訪夏威夷時就已經探索過這古老的和解與寬恕實踐，而且有人為我引見名叫納希．古茲曼（Nahi Guzman）的夏威夷女巫醫。荷歐波諾波諾是清理和修正生活中任何問題的實踐法。在我們原諒他人時，我們也原諒了自己。

每當我親自拜訪納希時，她都會為我施行荷歐波諾波諾。回到加州時，她會透過電話為提咪或我施行這件事。在許多情況下，她會消除我們之間的隔閡，或是我們事業中的怨懟。

在她過世時，我感到心中的夏威夷已經缺失了一部分。我從未停止想念納希，但我已經停止做荷歐波諾波諾。我也因此忘記原諒自己和他人有多重要，如此才能療癒身體的物理能量。

那天我和提咪在大島上讓我想起這件事。我們將水晶聚集起來，和這塊土地接地，然後執行荷歐波諾波諾。在我們完成時，我們感到更輕盈、更快樂，而且沒有限制。

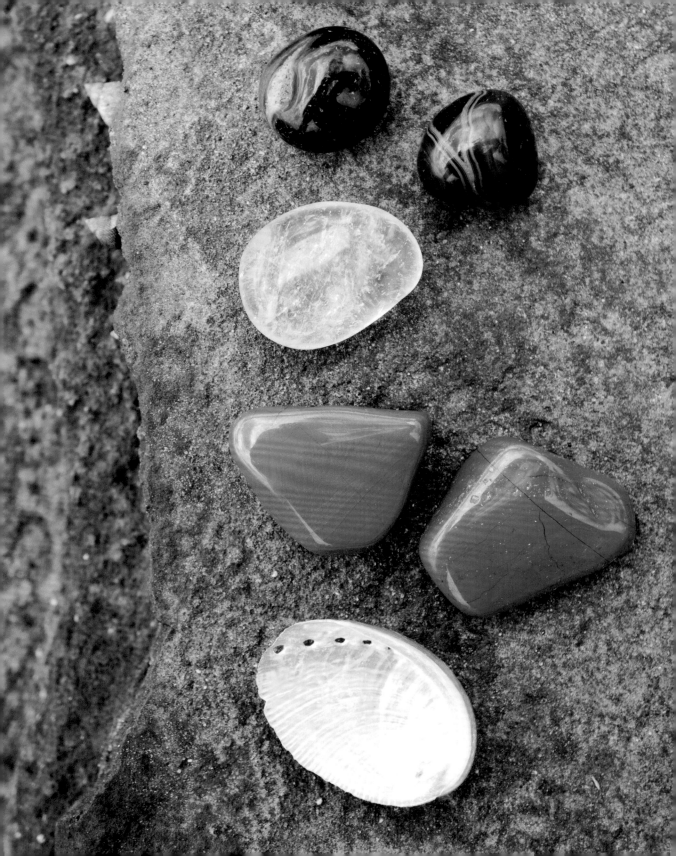

走上正軌儀式
（荷歐波諾波諾）

時長：連續 7 天，每天 11 分鐘

在今日步調快速的社會裡，我們不斷被資訊轟炸。保持接地從未像現在如此重要。

當你接地、專注、平衡，而且與大地的能量連結，不論發生什麼事，你都更容易保持鎮定。強大的基石是第一脈輪，或者說海底輪平衡的特色，因為海底輪是所有脈輪的基礎，可為其他的六大脈輪打好基底。

為了獲得荷歐波諾波諾的好處，很重要的是和大地的能量保持接地，你才會感覺受到支持。形式極其簡單的荷歐波諾波諾是一種自我療癒的實踐法，讓你為生活中的一切事物（不論好壞）負起全責，並朝修正的方向前進。這是個人持續發展的過程，並專注在四種面向上：感到抱歉、原諒、感激和愛。

這項儀式將有助於你連接第一脈輪的基礎能量和接地，並充分掌握生活中不順利的事。給自己時間和空間原諒自己和他人，你便能取回力量，並開啟重新開始的大門。

你將需要用到：

黑瑪瑙 2 顆，可用來釋放多餘的能量

用於穩定和滋養的紅碧玉 2 塊

用於接地和放手的煙晶 1 顆

次石墨 1 塊，用來抵消在儀式期間釋放的任何能量

小鮑魚殼 1 個，用來帶進平靜與療癒的能量

鼠尾草棒 1 根

羽毛 1 根

用來盛接鼠尾草灰燼的鮑魚殼或耐熱容器 1 個

儀式步驟：

1. 用鼠尾草煙燻你的環境並淨化水晶（第22頁）。

2. 手握水晶，閉上眼睛，深呼吸三次。大聲說出或心想以下的字句：**「我祈求愛與光的最高振動能量與我的高我連結，清除所有多餘的能量及任何先前的程式設定。我命令這些水晶保有寬恕、感激和愛的意圖。謝謝、謝謝、謝謝。」**

3. 背部朝下，以舒適的姿勢躺平。你可能需要有人幫你將水晶放在身上。在你的骨盆區，即第一脈輪的位置，將水晶排成向下的三角形。三角形是連結身、心和靈的象徵，而向下的三角形代表神聖的女性力量。

4. 將2顆黑瑪瑙擺在下腹部兩邊髖骨的內側，形成三角形上方的兩個角。

5. 將煙晶擺在黑瑪瑙中間，完成三角形的上緣。

6. 將次石墨擺在恥骨上方，形成三角形下方的頂點。

7. 將2塊紅碧玉擺在次石墨和黑瑪瑙之間，完成剩下的兩邊。

8. 將小鮑魚殼擺在三角形中央。

9. 讓水晶在身上靜置至少11分鐘，同時想著你生活中想釋放和「修正」的地方。

10. 使用傳統荷歐波諾波諾實踐法的字句，說：

    a. **「對不起」**──你承認無論自己吸引什麼到你的生活中，你都要負起全責。

    b. **「請原諒我」**──不論是你有意或無意對他人或對自己做出的行為，你請求一切事物的原諒。

    c. **「謝謝你」**──你對讓你有機會學習和成長的經驗表達感謝。

    d. **「我愛你」**──你賦予自己和對一切事物的愛。愛是具有最高振動的存在。

11. 你可以按照任何想要的順序說這四句話，而且可以依自己覺得合適的次數盡可能多說。當你的心敞開並受到療癒，允許奇蹟降臨。

12. 連續7天，每天重複步驟3至11。

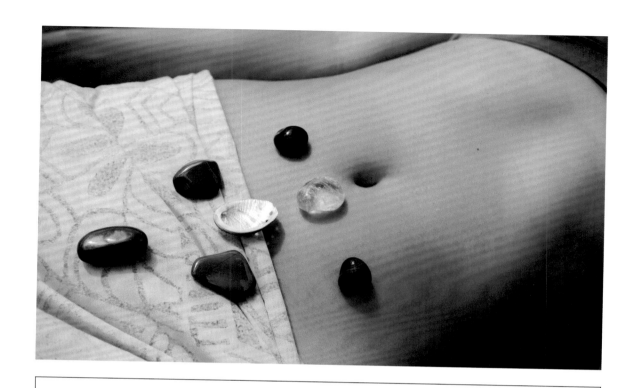

紅碧玉

守護智慧：
安定

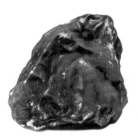

顏色：紅色

產地：可在許多地方找到，包括巴西、印度、馬達加斯加、委內瑞拉和美國

歷史和傳說：紅碧玉可穩定情緒。碧玉有多種色調。紅碧玉因含有鐵的雜質而發紅。紅色的色調讓荷蘭人相信紅碧玉可以控制血流。自西元1500年代以來，這種水晶一直被用於促進懷孕和創造熱情。

療癒特性：紅碧玉和海底輪有關。據說用紅碧玉啟動你的臍輪可增進性慾。這種礦石也有助於穩定混亂的情緒。如果你是愛擔心的人，可將紅碧玉帶入你的能量場，這將有助於減少那些持續不斷的有害想法。

七大脈輪

名稱	位置	能量連結	顏色	水晶
第一脈輪／海底輪	脊椎或尾骨末端	安全 生存 我們生活中一切堅固的事物（家、身體、我們走路的地面等等）	紅色	次石墨 煙晶 赤鐵礦 紅碧玉 黑瑪瑙
第二脈輪／臍輪	下腹部	性 熱情 創造 弱點 關係	橘色	紅玉髓 釩鉛礦（Vanadinite） 橘子水晶 橙色方解石（Orange Calcite） 太陽石
第三脈輪／海太陽神經叢	上腹部	個人力量 信心 責任 意志力	黃色	黃水晶 黃碧玉 黃鐵礦 虎眼石
第四脈輪／心輪	心臟	愛 原諒 與心、身、靈的連結	綠色和粉紅色	紅寶黝簾石 綠簾花崗岩 粉晶 薔薇輝石 綠玉髓 鉻雲母 孔雀石
第五脈輪／喉輪	喉嚨	自我認識 溝通 真實表達	藍色	綠松石 方鈉石 藍磷灰石
第六脈輪／眉心輪	額頭、兩眼之間	直覺 個人智慧 情緒智商	紫色	紫水晶 螢石 青金石 靛藍輝長石（Indigo Gabbro）
第七脈輪／頂輪	頭頂	與我們的靈性本質連結 較高意識	藍紫色和白色	鋰雲母 紫水晶 白水晶 列木尼亞水晶

第二站：摩洛凱島，與心連結

前往摩洛凱島成了我們旅程中最令人沮喪且耗時的部分。結果我們的航班安排有問題，我們不得不更改與我們即將會面的治療師潔莉（Zelie）預約的時間。所幸她可以配合我們，而這樣的努力非常值得。

當我們抵達摩洛凱島，彷彿我們正好跨越了它周圍無形的保護能量場。潔莉在看到我們來訪時露出微笑，並說：「你們真的來了！我本來不太確定……很多人說要來，但卻沒有來。」我們可以理解為什麼！

我們和這名充滿智慧和熱情的女性聊了好幾個小時，我們甚至很可能會聊到深夜。她告訴我們：「摩洛凱島是強大的祈禱之島。對夏威夷巫師或薩滿來說，這是最激烈的訓練場地，也是他們學到光明面和黑暗面同時存在的場所。」

她繼續解釋，如果我們從不承認陰暗的自己，我們就無法充分認識自己。我了解她說的，即使是在還小的時候，我們大多沒人會教我們去審視自己的陰暗面。這並不是一般家庭會在晚餐桌上聊的話題。「嘿，我害怕會被攻擊、拒絕和拋棄。你呢？」

潔莉承認在靈性的道路上有不同的層次，而且要處理我們的陰暗面需要靈性的成熟度。當我們開始踏上靈性之旅時，我們大多只想承認光明面。當我們確實開始審視陰暗面時，這可能會很艱難，尤其是如果我們和身體的連結不夠穩固，而且沒有與心臟中心連接時。在處理陰暗面時最好還是慢慢來。

和她一起坐著凝視夏威夷島中央的海洋時，我和提咪都知道我們必須更深入探索我們的陰暗面。

摩洛凱島教會我們必須完整地看待自己，我們必須和兩個面向合作，包括光明面和陰暗面，好的和壞的一面，它們絕不是完全分開的。

我們大多是在充滿光明的狀態下展開靈性之旅，沉浸在這一切的純粹幸福中。然而，隨著我們在旅途中逐漸成熟，我們必須進行重大的轉變，也就是承認我們不想在自己身上看見的面向。我們必須擁抱這些較深層的陰影，並接受這正是我們的一部分。

我們一開始純粹是以腦袋的想法出發，想到摩洛凱島檢視我們的靈性之旅，但我們離開時發現自己必須更專注在自己的內心。心是我們感受、連結真實自己，以及實現夢想的所在。在我們心中為陰暗面騰出空間時，我們也承認了自己的所有面向，並開始了解完整的自己。當我們擁抱自己的陰暗面，我們也對自己完全開誠布公，唯有此時，我們才有工具可以實現最高潛能，並真正地活在當下。

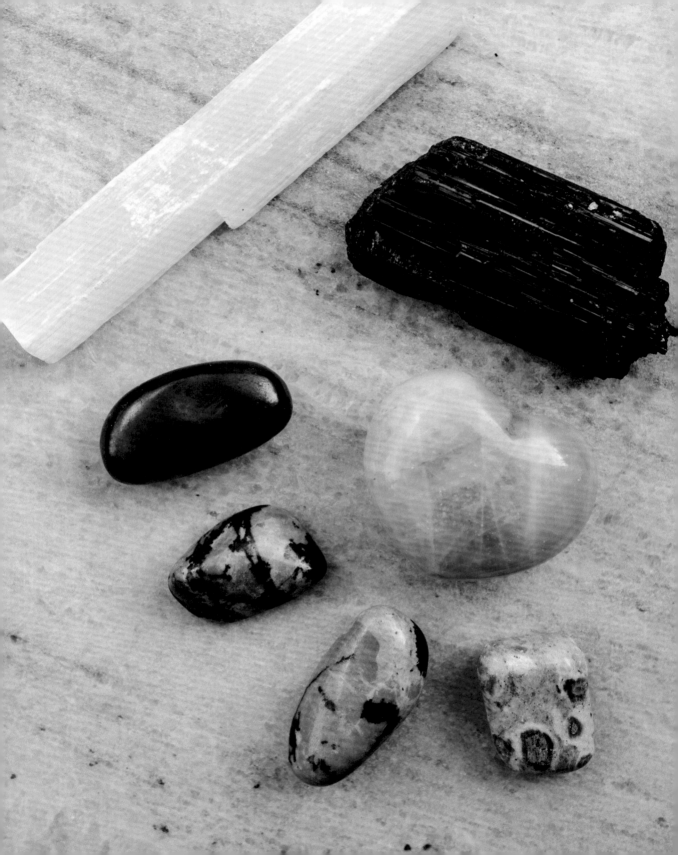

向陰暗面敞開心房儀式

時長：連續 7 天，每天 11 分鐘

不論我們願意承認與否，人人都有陰暗面。這包含了我們壓抑並深深埋進潛意識的層面。我們會這麼做，是因為我們相信我們的這些部分是無法接受的。

我們的人生經驗形塑了我們感受的方式，讓我們習慣壓抑「負面的情緒」，例如羞愧、難過、恐懼、罪惡感，以及憤怒。但為了能夠全心全意地認識自己，我們必須在心中為這些陰暗的層面挪出空間，承認它們的存在，並讓它們浮出表面，如此才能釋放情緒。

如果你想要的話，也可以將這項儀式與走上正軌儀式（第 243 頁）結合。你將進入接地和集中的狀態，並向自己的陰暗面敞開心房。當你知道光明就存於這些陰暗的自我當中時，就比較不會去壓抑這些陰暗自我，更能成為真正的自己。

你將需要用到：

象徵原諒、同理心和釋放恐懼的薔薇輝石 2 顆

次石墨 1 小顆，用來抵消在儀式期間釋放的任何能量

紅寶黝簾石（Ruby Zoisite）1 顆，可將負面能量變成正能量

心形粉晶 1 塊，用來敞開心房，接受無條件的愛

象徵光明能量的透石膏棒 1 小根（應可舒適地握在手中）

黑碧璽 1 塊，用來清理和釋放能量（應可舒適地握在手中）

鼠尾草棒 1 根

羽毛 1 根

用來盛接鼠尾草灰燼的鮑魚殼或耐熱容器 1 個

儀式步驟：

1. 用鼠尾草煙燻你的環境並淨化水晶（第22頁）。

2. 手握水晶，閉上眼睛，深呼吸三次。大聲說出或心想以下的字句：「**我祈求愛與光的最高振動能量與我的高我連結，清除所有多餘的能量及任何先前的程式設定。我命令這些水晶保有放手、允許和療癒的意圖。謝謝、謝謝、謝謝。**」

3. 以舒服的姿勢躺下，背部朝下平躺。可能需要請人協助將水晶擺在你身上。

4. 你將以倒三角形的陣法將水晶擺在你的第四脈輪，或者說心輪上。三角形是連結身、心和靈的象徵。

5. 將2顆薔薇輝石各自擺在兩邊的胸部或胸肌下方。這將打造出三角形底部的兩個角。

6. 將次石墨擺在薔薇輝石之間。

7. 將心形粉晶擺在心臟的位置。

8. 將約2.5公分大小的紅寶黝簾石擺在粉晶上方，形成三角形的頂點。

9. 為了帶進光明的能量，請將透石膏棒握在左手的接收手上。

10. 將黑碧璽擺在右手上，以便在能量上釋放不再適用於你的陰影能量。

11. 將水晶靜置在身上至少11分鐘，同時觀想你的光明與陰暗面同時存在於你的內在。讓心敞開，接受自己的陰暗面。

12. 如今你已承認並接受這些陰暗的層面，觀想透石膏用光包圍這些陰暗面，並將陰影的負面狀態釋放至黑碧璽中。

13. 連續7天，每天重複步驟3至12。你即將成為真實的自己！

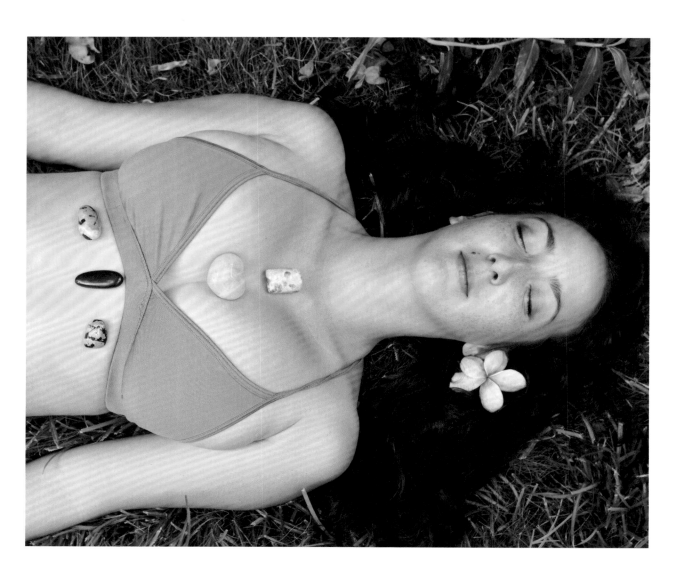

薔薇輝石

守護智慧：
拯救我

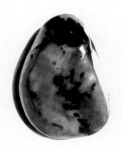

顏色：帶有黑色紋路的粉紅色

產地：可在許多地方找到，包括澳洲、巴西、印度、馬達加斯加、墨西哥、俄羅斯、瑞典和美國

歷史和傳說：薔薇輝石的名稱源自希臘文，意思是「玫瑰」。可將這種水晶當成你的盟友。黑白色的錳結合而形成這活潑迷人的紅色愛情石。與愛情有關是因為人們相信它具有寬恕的性質。俄國沙皇會在皇家的婚禮中贈送薔薇輝石作為婚禮的禮物。

療癒特性：寬恕並不容易。薔薇輝石能幫助你消除悔恨、難過和自我懷疑等感受。這種礦石也能啟發你恢復自我價值和情緒平衡。在與心輪連結時，薔薇輝石用內在的愛為我們提供滋養。唯有當我們寬恕自己，並再度開始去愛時，我們的心靈才能重拾熱情。

第三站：可愛島，與心智連結

我們一抵達可愛島，就遇見了一位好友席琳・韓特（Shirin Hunt），她是希塔（Theata）療癒師。她說：「可愛島是個強大的地方。如果你對能量開放，它會帶你去兜風。你所有的『東西』都會被帶到表面，並反映在你身上。」事實證明這是真的。

可愛島具有特別共時的能量。我們的想法和言語似乎會比我們過去習慣的時間框架更快地化為現實。事實上，萬物都以更快的節奏調和。彷彿這座島是個強大的老師，教導我們實相就尊基於我們心智所專注的事物上。可愛島的眉心輪能量正是我們擴展心智所需要的能量！

我們決定沿著納帕利海岸（Nāpali Coast）健行至哈納卡皮艾瀑布（Hanakāpī'ai Falls）。這是約13公里的健行，要穿過茂密的叢林，然後垂直向上250公尺，到達90公尺高的瀑布。許多人說這是世上最美的瀑布之一。

在開始健行之前，確認天氣狀況是否適合健行非常重要。不論是走哪一條路，我們都必須跨越三至四條溪流，而且總是有山洪暴發的可能。所幸那天的天氣預報沒有暴風雨，因此我們決定前進。

健行的第一段路是陡峭的斜坡，但壯麗的海岸風光鼓勵我們繼續前進。空氣中瀰漫著番石榴的氣味，我們面前出現了一片竹

林。當我們吸入那醉人的氧氣時，我們感到與大自然難以抗拒的連結。彷彿她在對我們說：「持續前進，看看前方有什麼。」

健行接下來的部分使我們感到敬畏、自我懷疑，並提升了我們精神耐力。到處都是蚊子，小路泥濘不堪。岩石地形讓人越來越難確定方向。而我們的腦袋開始捉弄我們。儘管我們的心想前進，但我們的腦袋卻告訴我們，我們的身體太累，而我們還有好遠的路要走。可怕的想法在我們腦海中閃過：**我們的水夠嗎？我們如何才能越過那些濕滑的巨石？或許我們現在應該掉頭，因為泥濘的紅色泥土越來越厚了。**

就在我們準備折回時，出現了一名健行者：「瀑布就在前方，你們就快到了！」這是宇宙要我們繼續前進的訊息。

又過了三小時。我們還是沒有抵達瀑布。我們的心和腦袋之間繼續交戰。每當我們決定要掉頭，就會有另一名健行者出現，傳達同樣的訊息：「瀑布就在前方，你們就快到了！」

此時的我們已心灰意冷且筋疲力盡，我們不知道自己是否還能繼續。此時只有一件事可做：我們必須戰勝我們的理智。我們必須壓下恐懼，專注在愛上。最終，我們的心勝出，而且我們終於抵達了瀑布。我們跳進那清新涼爽的水中，我們游至瀑布下方可以游泳的水塘裡。我們身上的泥濘和汗水已被洗淨，而我們的自我懷疑、心理障礙，以及狹隘的思想也是。

過了一會兒，我們從水裡出來，坐在瀑布後方小小的壁凹處。在那裡，我們非常清楚，人類心靈憧憬的不僅僅是喋喋不休的腦袋。儘管要完全淨空思緒或許似乎是不可能的，但我們可以選擇將腦袋大部分的空間填入我們想要創造的事物，例如喜悅和快樂。

可愛島請我們照照鏡子，而我們看到的是兩個人成功征服了腦袋裡的想法，並超越她們施加在自己身上的限制。我們向自己證明了凡事皆有可能，而以下這項儀式將協助你做到一樣的事。

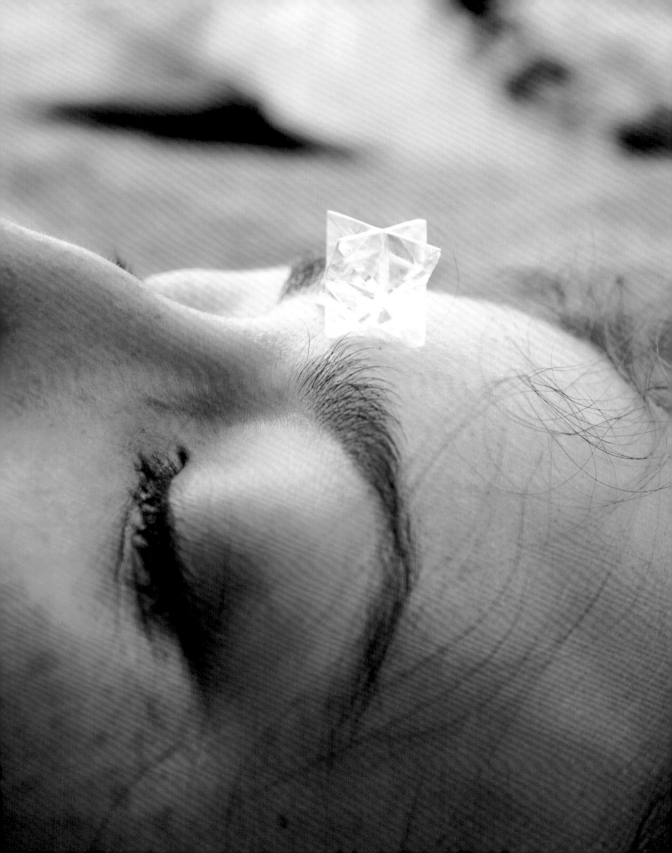

擴展心靈儀式

時長：連續 7 天，每天 11 分鐘

　　如今你已將身體與心靈連結，而你將需要擴展心智，同時將三者結合起來。如果你在倒三角形的上方擺上一個正三角形，就如同本章稍早在走上正軌儀式（第 243 頁）和向陰暗面敞開心房儀式（第 249 頁）中所使用的陣法，你就能創造出類似六芒星或一維的**梅爾卡巴**（merkaba）的象徵。

　　梅爾卡巴一詞是古埃及文中三個分開的字：「**梅爾**」（mer）的意思是光，在內在旋轉之光；「**卡**」（ka）的意思是人類心靈；而「**巴**」（ba）的意思是人類身體。梅爾卡巴是三維的神聖幾何形狀，被視為是試圖在心的引導下擴展身心靈的可能性時的實用工具。梅爾卡巴的能量會在白水晶的形式下放大。

　　列木尼亞水晶是「大師水晶」之一，據說是列木尼亞古文明的紀錄保存者。傳說中，列木尼亞水晶會被放在或種在世界各地不同的地方，讓心胸開放且準備好要與其儲存的資訊合作的人找到。許多人認為夏威夷就是過去列木尼亞存在的地方。這些水晶具有光明與希望的高振動能量，有助於啟動並調和你的脈輪。列木尼亞水晶上的溝紋或階梯狀條紋據說具有「天堂之梯」的作用。

　　藉由梅爾卡巴白水晶和列木尼亞水晶的使用，這項儀式將能種下新點子的種子，並讓新點子成長。這將有助於你相信你能夠超越目前信念和能力而擴展。任何你渴望的確實都是有可能的！

你將需要用到：

梅爾卡巴白水晶1小塊，用於擴展和無限可能

列木尼亞水晶4塊，用於種下成長和新點子的種子

鼠尾草棒1根

羽毛1根

用來盛接鼠尾草灰燼的鮑魚殼或耐熱容器1個

儀式步驟：

如果你願意的話，可將走上正軌儀式（第243頁）及向陰暗面敞開心房儀式（第249頁）與這項儀式結合，以創造完整的水晶體布局。

1. 用鼠尾草煙燻你的環境並淨化水晶（第22頁）。
2. 手握水晶，閉上眼睛，深呼吸三次。大聲說出或心想以下的字句：「**我祈求愛與光的最高振動能量與我的高我連結，清除所有多餘的能量及任何先前的程式設定。我命令這些水晶保有直覺、擴展和決心的意圖。謝謝、謝謝、謝謝。**」
3. 以舒服的姿勢躺下，背部朝下平躺。可能需要請人協助將水晶擺在你身上。
4. 將列木尼亞水晶擺在你頭部上方的地板位置，尖端向下對準你的頭部。
5. 雙手各握著一塊列木尼亞水晶，尖端對著自己的身體。將最後一塊列木尼亞水晶擺在腳踝之間，尖端向上對著自己的身體。
6. 觀想你的心智、身體和心輪被種下新的點子、祝福和正能量。
7. 將梅爾卡巴白水晶擺在第三眼上，即略高於雙眼之間空間的位置。
8. 持續將水晶擺在身上和身體周圍至少11分鐘，讓水晶充滿愛意和擴展的能量發散至你的全身、心輪和心智。請記住，你的人生是由無限的可能所構成的。
9. 連續7天，每天重複步驟3至8。

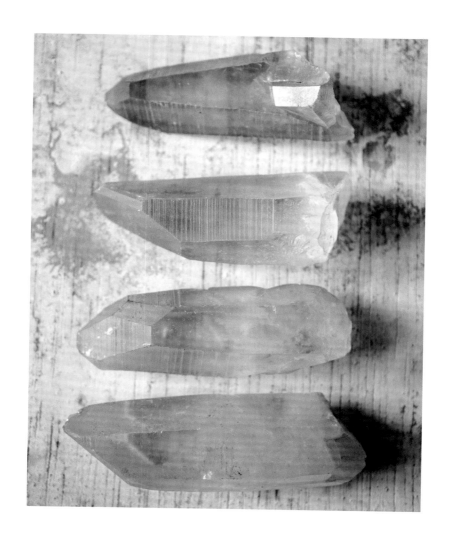

「靈性邀請我們踏進隱身在肉眼以外的光明空間裡，要我們放下人類的詮釋，以及我們以為我們所知的一切，從而擁抱無邊無際的神聖感知。這是一種召喚，要我們去信任我們看不見的事物，但同時「了解」我們存在的深處──內在的愛是召喚我們回家的源頭，也是萬物深處的神的源頭。」

瑜伽老師兼 Off the Mat Into the World 共同創辦人
——席恩 · 喬恩（SEANE CORN）

第 14 章：與靈性即時連線

列木尼亞水晶

守護智慧：
時空旅人

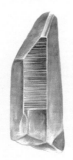

顏色：從透明到淡粉紅色

產地：巴西

歷史和傳說：沿著列木尼亞水晶切面爬升的階梯狀條紋造就出一種非比尋常的石英晶體。這些礦石據說是失落的列木尼亞文化所遺留下來的。人們認為這些條紋是以密碼編寫程式的，如果解開了，可能會帶我們進入新的實相。

療癒特性：這些智慧守護者是愛的大師。列木尼亞水晶可作用在你所有的脈輪，以淨化並調和脈輪能量的平衡。列木尼亞水晶的高振動力將融解所有的能量堵塞。可將這種水晶用於冥想中，用拇指輕輕摩擦條紋的部分，這將有助於你更能理解自己和自己的靈性。

路的盡頭

當我們穿越夏威夷群島，想尋找新的方法來和大家分享如何將能量接地、治癒心靈和擴展思想時，我們最終也治癒了自己。

當我和提咪在夏威夷的整個期間，彷彿我們一直開往路的盡頭。我們一直看到寫著「路的盡頭」的標誌。一開始我們懷疑這是否為某事即將結束的徵兆，但經過進一步的沉思後，我們意識到這完全是另一回事：我們願意走到路的盡頭，尋找將為他人帶來啟發的資訊。

我們來到這路的盡頭是為了幫助**你們**。

靈性的道路可能漫長而艱辛，但你絕對不是獨自一人。大地之母提供了許多協助引導你的工具。我們希望我們已經讓你更了解她最強大的工具之一，她的智慧守護者，也就是水晶神奇而古老的能量。

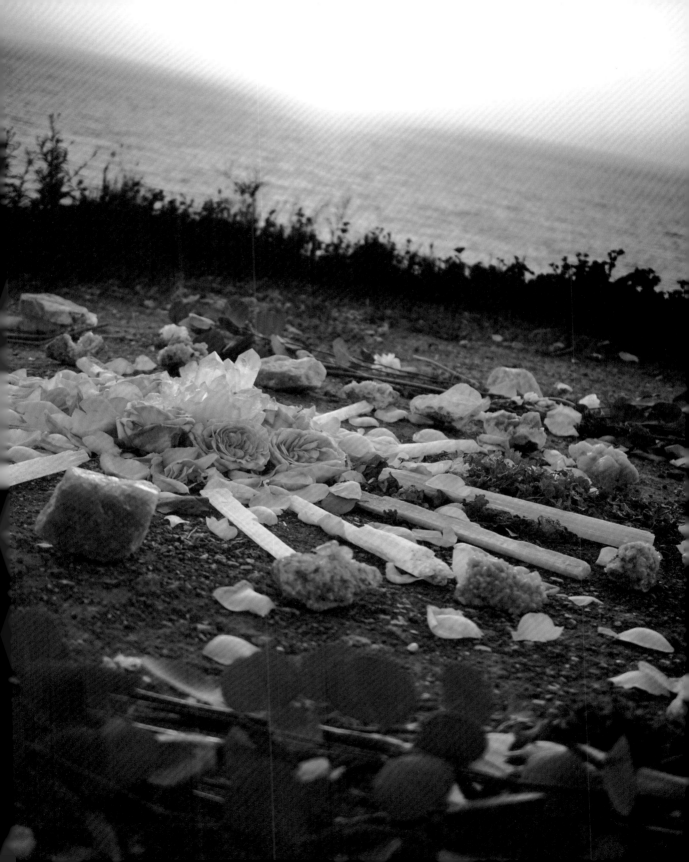

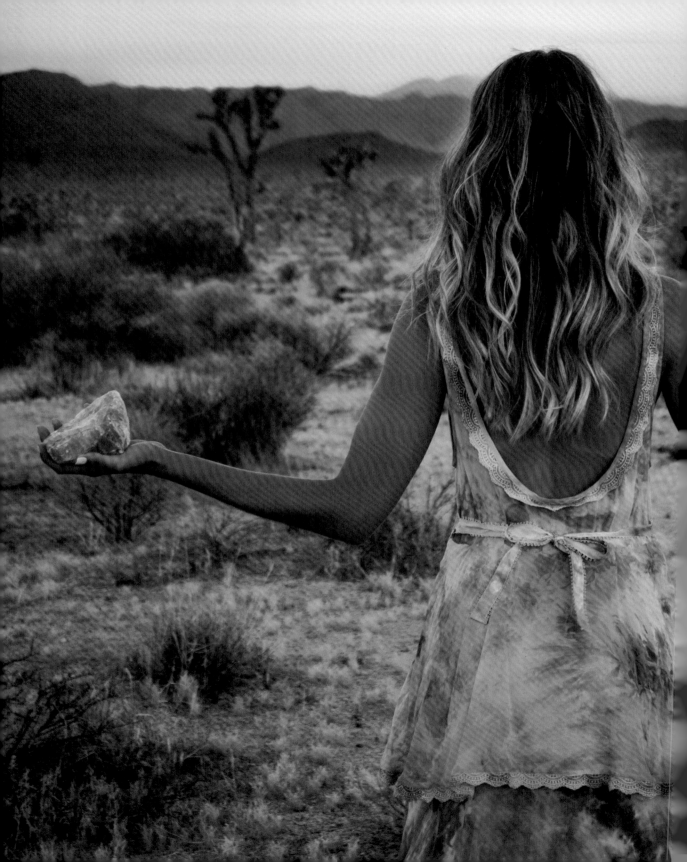

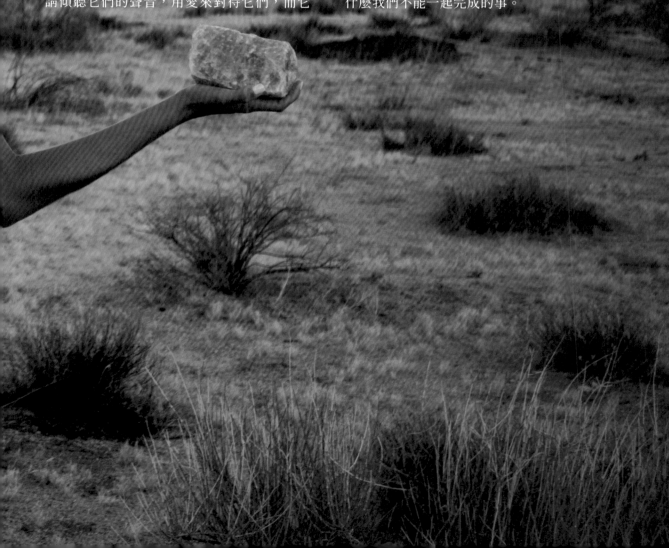

後記

我們希望我們的社會可以開始與大地之母合作，而不是與之對抗。數百萬年來，她一直不斷進化和適應，潮起潮落。她的故事就在我們在本書中向你們介紹的水晶深處。請傾聽它們的聲音，用愛來對待它們，而它們也會給你同樣的回報。水晶不只是石頭而已，它們是我們一直在等候的智慧守護者，它們提醒我們，我們都是比我們自己更大事物的一部分。一旦我們憶起這件事，就沒有什麼我們不能一起完成的事。

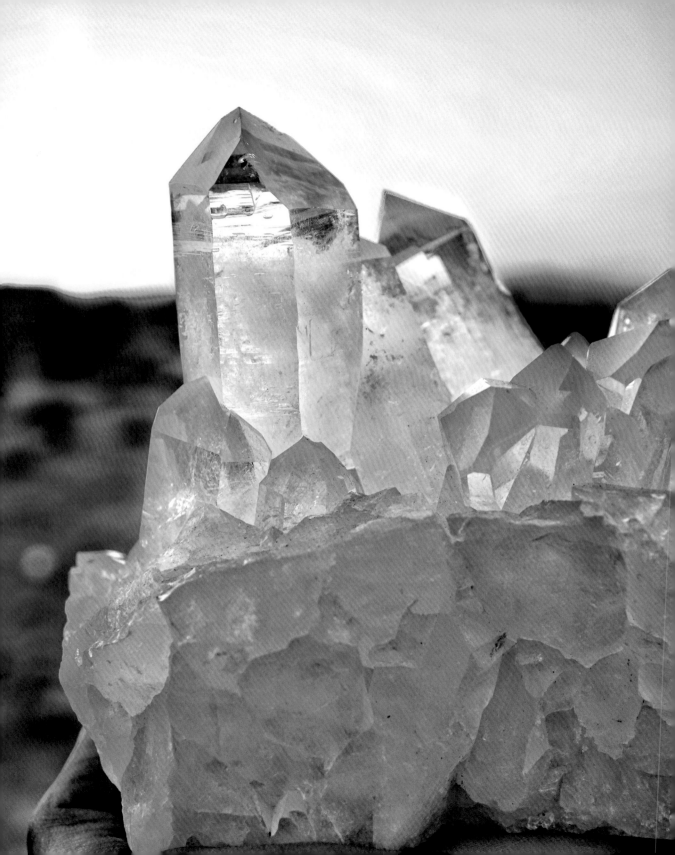

詞彙表

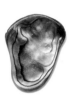

ABALONE SHELL 鮑魚殼
由於與海洋的親密連結，又被稱為海之耳。在用鼠尾草煙燻時經常會使用鮑魚殼。

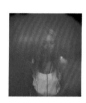

AURA 氣場
看不見的能量電磁場，可延伸至身體周圍的90至150公分。

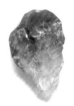

AMETHYST 紫水晶
天然的減壓劑，可增進內在力量、平靜、靈性成長和直覺。可以吸引正面能量，同時清除任何的負面能量。

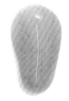

AVENTURINE 東菱石
最幸運的水晶之一，尤其是在顯化繁榮和財富方面。據說它幸運的能量可在任何情況下增加你的機會或優勢。

ANGELITE 天使石
連結你的天使，以保護你的全身。有助於釋放緊張、壓力和憤怒，同時有利於寬恕並促進療癒。

BASALT 玄武岩
因玄武質熔岩快速冷卻所形成的深色火山岩。可帶來穩定、促進勇氣，並提升你的能量層次。

APOPHYLLITE 魚眼石
高振動水晶，散發出可在靈性上激勵靈魂的光。持有這種水晶有助於即刻減輕你的壓力、恐懼、焦慮和擔憂。

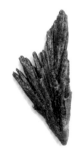

BLACK KYANITE 黑色藍晶石
一種平衡水晶，有益於空間清理、能量保護，並釋放不再符合你最高福祉的事物。有助於調和你所有的脈輪，去除每個脈輪中心所有的不平衡和堵塞。

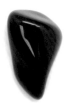

BLACK OBSIDIAN 黑曜石

持有靈性接地的振動能量，將你與大地能量連結。也提供靈性保護，並清除你氣場中所有的負面能量。

BLUE LACE AGATE 藍紋瑪瑙

最適合用於釋放焦慮和壓力的水晶之一。令人平靜的藍色散發出撫慰人心的振動能量，為人帶來心靈的平靜和放鬆。

BLACK ONYX 黑瑪瑙

強大的保護性水晶，有助於防護你的心智、身體和心靈免受負面能量影響。這種水晶可保護你的個人能量場，並有助於平息恐懼，讓你感到更安全無虞。

CARNELIAN 紅玉髓

代表勇氣、活力、性愛、自信和行動的水晶。可啟動前三個脈輪，帶來生命力的流動和創造性的能量。

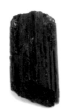

BLACK TOURMALINE 黑碧璽

最強大的保護水晶之一，可清除負面能量。有助於吸收電磁能量，並解開身體或空間內的能量堵塞。

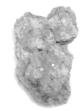

CELESTITE 天青石

以邀請天使進入你的空間聞名，而且能促進與更高次元的連結。具有溫柔、令人振奮的能量，可釋放沉重的情緒、難過和焦慮。

BLOODSTONE 血石

可移除身體和氣場任何的能量堵塞和負面能量。可增加耐力，促進持久性，並帶來活力。

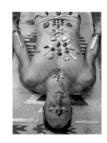

CHAKRA 脈輪

梵語中的「輪」。人們相信在人體中心存有七大脈輪或轉動的能量輪，第一脈輪始於脊椎底部，並沿著身體向上來到頭頂的第七脈輪（各個脈輪的額外資訊及每個脈輪中心的相關水晶可參考第246頁）。

BLUE APATITE 藍磷灰石

激勵和鼓舞人心的水晶，可釐清思緒、強化個人力量，並激發創意。也有許多人用這種水晶來協助達成他們的減重目標。

CHRYSOCOLLA 矽孔雀石

平靜、撫慰人心的水晶，可在壓力大、改變和過渡時期為人帶來慰藉。可以促進清楚的溝通和自我表達，並增加你愛的能力。

CHRYSOPRASE 綠玉髓

促進喜悅、樂觀和快樂，啟動並開啟你的心輪。提醒你允許自己敞開心房去接受。

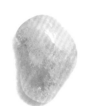

CITRINE 黃水晶

代表光明、快樂、豐盛和顯化的寶石。是少數不具備負面能量的水晶之一。

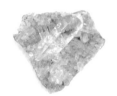

CLEAR QUARTZ 白水晶

象徵清明的礦石之一，可啟動並增強你設定的意圖，也可提升其他接觸水晶的能量層次。

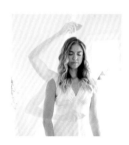

CORDING 能量索連結

可作為連結兩人生命力能量的能量共享。可能是正面，也可能是負面，可能是有意，或是在無意間發生。

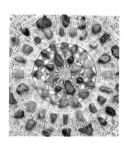

CRYSTAL GRID 水晶陣

顯化目標、渴望和意圖的有力工具，結合水晶的能量、神聖幾何圖形，以及你的意圖。這三者的結合有助於更快顯化成果。

DUMORTIERITE 藍線石

又稱耐心之石，可開啟洞察之門，啟動眉心輪。可增強學習的意志力。

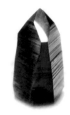

FLAME AURA QUARTZ 火光水晶

亦稱鈦晶（Titanium Quartz）或彩虹水晶（Rainbow Quartz）；一種可清除能量堵塞、恐懼和懷疑的水晶，對清除阻礙創造力的能量尤其有效。與它的彩虹能量連結據說可揭露你今生的靈性目的。

FLUORITE 螢石

容納彩虹的水晶。有助於恢復平衡並為混亂帶來秩序。螢石可提升專注力，讓頭腦清晰。

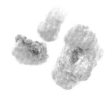

FRANKINCENSE 乳香

在索馬利亞（Somali）海岸和阿拉伯半島（Arabian Peninsula）採收的高振動神聖樹脂。燃燒乳香可為充滿負面能量的空間「消毒」，同時提供保護並提升你的靈性意識。

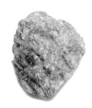

FUCHSITE 鉻雲母

因為帶有如仙塵般綠色和金色的閃亮斑點，經常被稱為仙女水晶。可促進喜悅、放鬆並帶來奇蹟，為你與心靈進行更深層的連結。

GARNET 石榴石

代表熱情和活力的礦石，可確保能量在全身順暢流動。連結至海底輪，有助於帶來更接地的感受，並讓你與當下的自己連結。

GOLDSTONE 砂金石

可生成能量的礦石，有助於你達成目標。銅色的斑點可擋掉多餘的能量。

GREEN CALCITE 綠方解石

散發出舒緩且平靜的能量，可恢復身心靈的平衡。有助於解除舊有的能量模式和信念系統，並帶來金錢與繁榮。

HEMATITE 赤鐵礦

終極的接地礦石，讓你保持更平衡、平靜且專注。可以清除身體任何的負面狀態，並吸收至礦石自己身上。

HIMALAYAN SALT 喜馬拉雅鹽

家中強大的清理、淨化和解毒能量工具。據說可吸收空間中所有的負面能量、毒素或過敏原，留下充滿光和正能量的淨化空間。

INDIGO GABBRO 靛藍輝長石

可增強直覺的神奇靈性礦石，可為冥想和連結靈性領域帶來出色效果。它的能量會緊抓著你，並將你的能量拉向地球的核心，助你感覺更專注，戰勝分心。

JADE 玉

財富、繁榮和豐盛之石，有助於達成目標、看見過去強加在自己身上的限制，並將你的夢想化為現實。

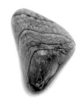

JASPER 碧玉

據說象徵大地之血。為你和大地的振動能量進行深層連結，帶來接地的能量，以及對大自然力量的更深入了解。

KAMBABA JASPER 剛巴巴碧玉

為你提供正面對抗恐懼的啟發和勇氣，也可減輕壓力和恢復身心靈的平衡。

KUNZITE 紫鋰輝石

以心為基礎的水晶，讓你的生活充滿愛的能量，也是有益於緩解焦慮、壓力，甚至是如失眠等睡眠問題的水晶。

LABRADORITE 拉長石

命運、意識和力量之石，為你連結光明的能量。可以創造出保護氣場的能量盾，並強化你個人的能量供給。

LAPIS LAZULI 青金石

意識、洞察和真相之石。是最古老的寶石之一，自開天闢地以來就存在於古老的故事中。圖坦卡門（King Tut）著名的金色石棺就使用了大量的青金石裝飾。

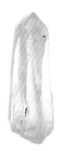

LEMURIAN QUARTZ
列木尼亞水晶

被視為是「大師水晶」之一，教導我們合一，並助你擁抱自己的個人特質。水晶上的溝紋或階梯狀條紋據說具有「天堂之梯」的作用，可解開水晶內部儲存的隱藏訊息及資訊。

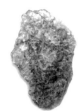

LEPIDOLITE 鋰雲母

培養寧靜、平和、平靜的能量。由於含有天然的鋰，是最適合用來釋放焦慮的水晶之一。在壓力大和混亂的時期可與這種礦石連結。

LITHIUM QUARTZ 鋰石英

促進情緒平靜、壓力釋放和放鬆。是強大但溫柔的礦石，可改善身心靈狀態。粉紅色來自天然存在的鋰，後者經常用於抗憂鬱和抗焦慮的藥物中。

MALA NECKLACE 馬拉項鍊

經常被稱為「冥想花冠」。以108顆珠子製成的馬拉項鍊傳統上用於持咒冥想（Japa meditation），即用念珠持續計算的方式反覆念誦咒語或肯定語句。

MALACHITE 孔雀石

轉化之石，具有清理與淨化心輪的作用。有助於心智的平衡，以緩解精神渙散和注意力不集中的感受。

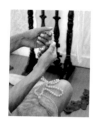

MANTRAS 咒語

用於冥想或顯化的心靈工具。咒語是強大的聲音或振動能量，可以用來讓心智專注，並進入深層的冥想狀態。

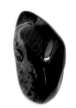

MOOKAITE 穆凱特石

帶來強大的療癒、接地和保護能量。有各種鮮豔的大地色系，這種礦石可促進你的冒險精神，鼓勵你走出舒適圈。

MOONSTONE 月光石

命運之石。與月亮的能量有強大的連結，可平衡體內的陰性或女性能量。這也是最有助於生育的水晶。

MOSS AGATE 苔紋瑪瑙

與自然和大地之靈相連結。帶來新的開始，並促進舊有習慣的釋放，因為它也能吸引財富和豐盛。

NUUMMITE 努烏邁特石

地球最古老的礦石之一，形成於三十多億年前。可吸出負面或外界的能量，淨化你的能量場，帶來穩定和接地的能量，有助於睡眠。

OCEAN JASPER 海洋碧玉

很適合用來提振精神的水晶。可讓你找到當下的快樂、平靜身心靈，以創造持續的幸福狀態。

ORANGE CALCITE 橙色方解石

令人振奮的礦石，有助於讓正能量在全身流動，尤其有助於創意和性愛領域。每當你踏上新的旅程或有新的嘗試時，這都是很適合隨身攜帶的美妙礦石。

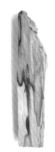

PALO SANTO 祕魯聖木

來自南美聖木的神聖木頭。焚燒時的煙據說具有醫療、淨化和有益健康的效力，可以激發創意並帶來祝福。

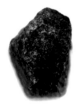

PEACOCK ORE 斑銅礦

類似孔雀尾巴的鮮豔色彩，是代表創意、快樂、創新和祝福的礦石，可以增進創造性能量，並激發新的點子。

PETRIFIED WOOD 石化木

曾是活生生、會呼吸的樹，經過數千年後變成了化石。可以安撫你的神經和恐懼，為你帶來幸福和安全感。

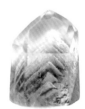

PHANTOM QUARTZ 幽靈水晶

在晶體的生長被打斷時產生。這時水晶會再度開始生長。每個礦床看似「幽靈」，或是水晶中還有水晶，展現水晶的生命故事與演化。

PROGRAMMING 程式設定

用你專注的意圖為水晶銘刻印記。

PYRITE 黃鐵礦

帶來成功、繁榮和財富。反射面可擋開負面能量，並作為防護盾。

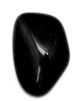

RAINBOWN OBSIDIAN 彩虹黑曜石

在情感創傷的經歷後，例如心碎、哀悼逝去的親人，或是悲痛的時期，可滋養內心，並為內心重新帶來活力。有助於療癒內心，並為情緒體恢復活力。

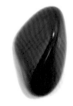

RED JASPER 紅碧玉

可提供穩定和保護的強大寶石。可激發正向態度，增加動力和能量層次，鼓勵你在生活中採取行動。

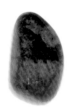

RHODONITE 薔薇輝石

寬恕與憐憫之石。也被稱為解救之石，具有強大的療癒振動，可釋放恐懼，為關係問題帶來幫助。

ROSE QUARTZ 粉晶

對各種的愛敞開心房：愛自己、愛家人、浪漫的愛，以及愛地球上的萬物。有助於提升你的自尊、恢復信心，並平衡情緒。

RUBY ZOISITE 紅寶黝簾石

火紅的紅寶石與地系黝簾石的組合。持有熱情和耐心的能量，是可以平衡體內男性與女性能量的心輪之石。

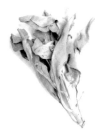

SAGE 鼠尾草

用來清理與淨化個人、空間或水晶負面能量的基本能量香草。在燃燒鼠尾草或用於煙燻時，是可以最快清理我們負面狀況的方法。

SELENITE 透石膏

用於能量淨化的理想水晶。這是少數可快速疏通停滯能量並去除負面能量的水晶之一。亦能喚醒平靜的能量，為人帶來深層的寧靜和心智清明。

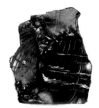

SHUNGITE 次石墨

21世紀的「奇蹟分子」。據說已有約20億年的歷史，可透過吸收和排除任何負面或有害健康的能量來為身體排毒。對電磁場（EMF，electromagnetic field）保護、淨化身體，以及整體的療癒和平衡都有絕佳效果。

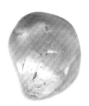

SMOKY QUARTZ 煙晶

具接地和穩定作用的礦石，可帶來定心的能量。有助於克服如壓力、恐懼、嫉妒和憤怒等負面情緒。

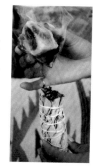

SMUDGING 煙燻

淨化和清理空間與水晶最快速也最有效的方式。焚燒鼠尾草可消除負面能量，中和空間中的能量，並強化你的直覺。這個動作有助於釋放擔憂、敞開心房、清除負面想法和感受，並能釋放精神上的壓力，為身體帶來協調。

SODALITE 方鈉石

由於含大量的鹽、錳和鈣，這種礦石具有為身體帶來協調與舒緩的效果。有助於強化你的信心、溝通、靈感和直覺。

SUNSTONE 太陽石

帶有太陽的光和快樂的能量，是非常有保護力的礦石，可刺激你的個人力量、創意、實力和領導特質。

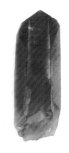

TANGERINE QUARTZ 橘子水晶

與臍輪連結，這種水晶可促進創意、情緒平衡，以及感官享受。它提醒你在與親友和另一半之間的關係中保持施與受的健康平衡。

TECTONIC QUARTZ
地殼變動水晶

具數百萬年歷史的白水晶。這些水晶上的條紋和凹槽是由地球深處的板塊運動所產生的。

TURQUOISE 綠松石

被稱為治療大師，據說是天堂、天空與大地之間的橋梁。作為喉輪的礦石，可促進發自內心的誠實和開放的溝通。

TIGER'S EYE 虎眼石

如太陽般的礦石，代表勇氣、強大、意志力及個人力量。有助於你正向看待任何情況，並提升樂觀的感受。在帶來新的機會、繁榮和財富方面也有驚人效果。

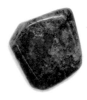

UNAKITE 綠簾花崗岩

可平衡心輪，以及每個人內在的男性與女性能量。這是有助於情緒療癒的強大礦石，讓我們能夠處理緊抓不放的負面情緒，並從愛來轉化自己。

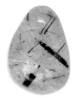

TOURMALINATED QUARTZ
髮晶

白水晶包含黑碧璽的組合。可擋掉負面能量，同時有助於解開體內的能量堵塞。

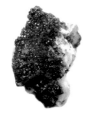

VANADINITE 釩鉛礦

與火元素和臍輪密切相關，這種水晶在提升創意和活力方面具有強大的效果。有助於你更專注在自己的任務上、清除任何的障礙，尤其是對創意的阻礙。

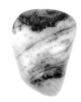

TREE AGATE 木瑪瑙

為你與大地和自然進行更深層的連結。可清除體內能量場的堵塞，打開豐盛與繁榮的流動。

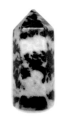

ZEBRA JASPER 條紋碧玉

結合陰和陽的能量。黑白色調代表平衡。讓我們看到「糟糕狀況」中的美好，並認出美好狀況中的「壞」，以理解任何情況中的真相。

索引

注意：**斜體**頁數代表儀式（包含儀式中使用的特定水晶參考）。

粗體代表水晶／儀式物品的術語定義，以及特質和療癒特性的摘要。

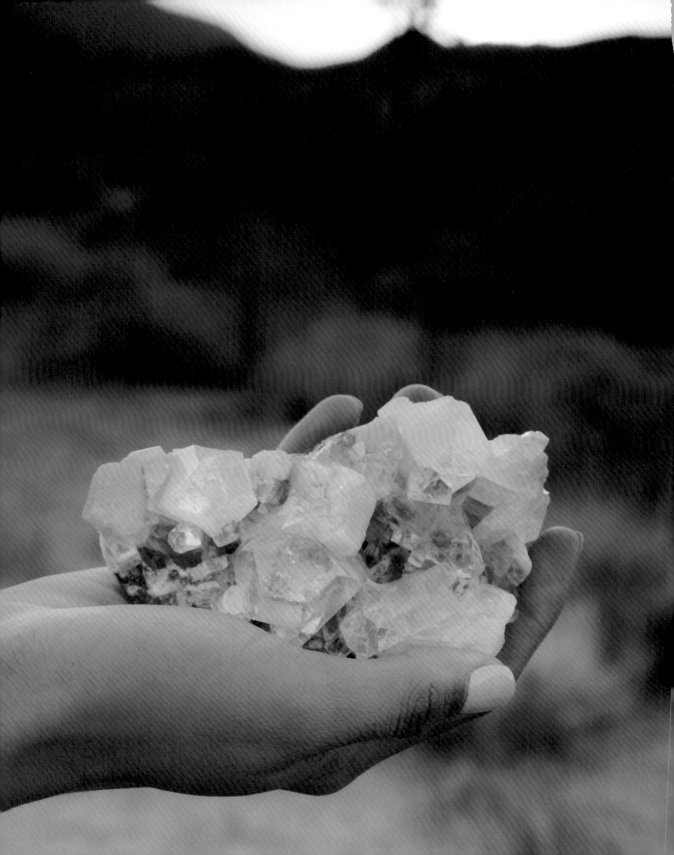

繆思／名詞／指導靈或靈感來源

終極繆思：
大地之母及其水晶

視覺繆思：帕蒂・吉弗特（Patty Gift）

指導繆思：溫蒂・雪曼（Wendy Sherman）

智慧與文字繆思：
珍妮佛古奇・漢默（Jennifer Gooch Hummer）

容忍繆思們的繆思：
莎拉・卡特（Sara Carter）

幕後繆思：
Energy Muse 團隊

無條件的愛與耐心繆思：
傑森（Jason）、奧利恩（Orion）、蘇菲亞・羅斯（Sofia Rose）、吉姆（Jim）、JB、威爾（Will），以及我們四足的毛小孩

支持繆思：迪（Dee）和丹（Dan）、丹尼（Danny）、提姆（Tim）和泰瑞（Terry）、娜娜（Nana），以及我們所有的親友

另一個世界的繆思：梅耶（Meyer）奶奶、娜塔莉亞（Natalia）奶奶、娜努（Nanu）、喬（Jo）奶奶、古斯塔夫・辛德勒（Gustav Schindler）、麥可・克里斯（Michael Crisp）、娜希・古茲曼（Nahi Guzman）、卡魯亞・凱亞華（Kalua Kaiahua）、塞西莉亞・加西亞（Cecilia Garcia），以及瑪拉娜莫恩奇（Marlana Moench）

指導繆思們：巴比・雷克托姆（Bobby Lake-Thom）、葉大師（Grand Master Yap）、桑師父（Master Sang）、梅樂蒂（Melody），以及我們所有的老師、導師，以及我們水晶之旅一路上的嚮導們

繆思部落：莎莉・林德利（Sally Lyndley）、潔西卡・卡雷羅（Jessica Carreiro）、洛瑞・布雷格曼（Lori Bregman）、貝琪・麥克勞克林（Betsy McLaughlin）、米歇爾・克雷格（Michelle Craig）、艾瑞卡・克米茨（Erica Kmiec）、利吉亞・阿萊爾（Ligia Allaire）、喬絲琳・德蘭西（Jocelyn Delancy）、梅蘭妮・沃托（Melanie Votaw）、莉娜・丹恩（Lena Dunham）、卡塔・戴蒙（Kartar Diamond）、席琳・杭特（Shirin Hunt）、潔莉・杜沃謝勒（Zelie Duvauchelle）、卡胡納・艾德（Kahuna Ed）、黛爾・布勞特（Dayle Breault）、萊特・華金斯（Light Watkins）、薩滿杜雷克（Shaman Durek）、蘇菲・傑夫（Sophie Jaffe）、凱莉・勒韋克（Kelly LeVeque）、艾希莉・尼斯（Ashley Neese）、露比・沃靈頓（Ruby Warrington）、盧多・勒費弗爾（Ludo Lefebvre）、賈格大師（Guru Jagat）、西恩・康（Seane Corn）、伊恩・弗萊席曼（Ian Freshman）、凱西・倫巴第（Kathy Lombard）、塔蒂亞娜・圖其納（Tatyana Tokina）、趙大衛（David Cho）、埃莉斯・艾許（Elise Asch）、阿爾貝托・阿姆羅（Alberto Amuro）、林恩・克萊頓（Lynn Creighton）、蕾娜・喬伊（Rena Joy）、克里斯蒂安・諾斯拉普（Christiane Northrup）、傑森・瓦喬布（Jason Wachob）、喬丹・洋格（Jordan Younger）、傑森・瑪耶茲（Jason Mraz）、吉爾・威拉德（Jill Willard）、喬迪・格森（Jody Gerson）、艾瑪・米爾登（Emma Mildon）、愛莉莎・格雷（Alexa Gray）、麥可・格雷（Michael Gray）、克萊兒・布洛克（Claire Block）、莎拉・哈蒙德（Sarah Hammond）、羅伯特・古德曼（Robert Goodman）、約翰・格里斯彭（John Grispon）、凱文・麥金尼（Kevin McKinney）、加百列・伯恩斯坦（Gabrielle Bernstein）、莫莉・西姆斯（Molly Sims）、瑪麗愛麗絲・哈尼（Mary Alice Haney）、鄭麗莎（Lisa Cheng），以及 Energy Muse 社群

獻給所有對我們誠實、給予我們建議、啟發，並在沒有人信任我們時相信我們的繆思。沒有你們，我們就不會繼續這段旅程。你們的愛與支持永遠不會受到忽視。

致謝

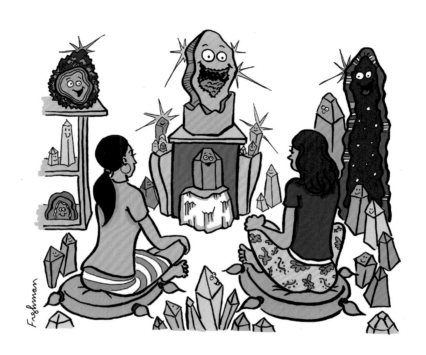

你們正在撰寫關於我們的書？ 想必是我們的性格太有磁性了！

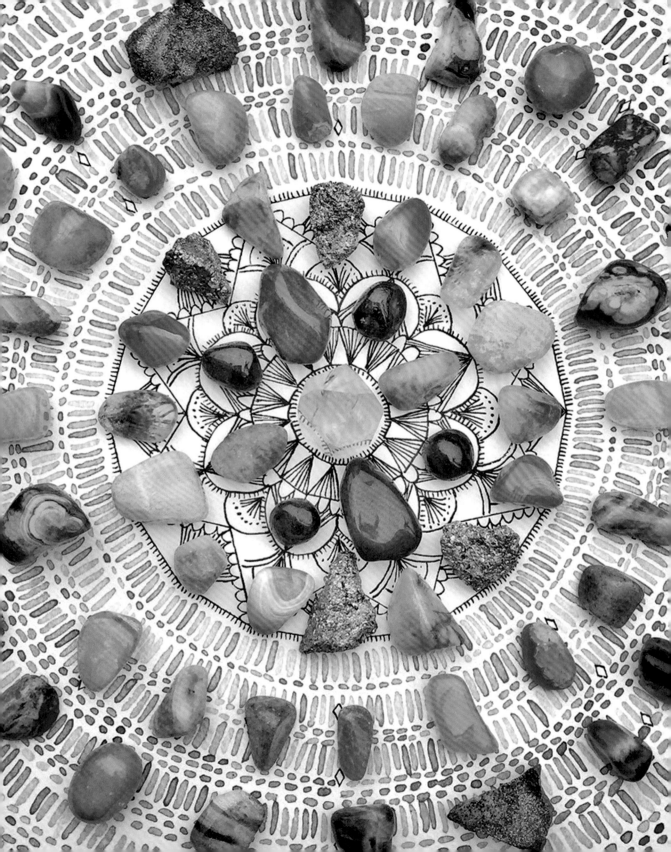

關於作者

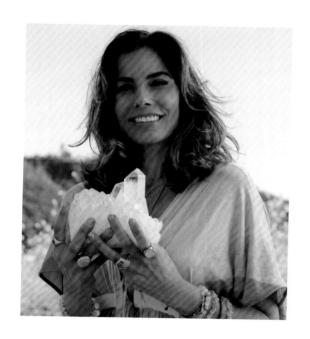

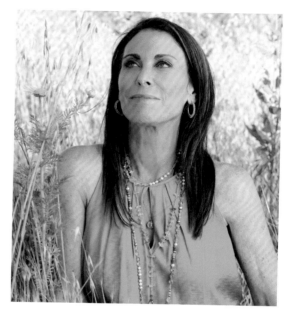

Energy Muse 的共同創辦人**海瑟·阿斯奇諾西**和**提咪·揚德羅**自六歲就認識了彼此，她們就是彼此的陰和陽。海瑟是水晶、風水和整全療癒的主流網紅。25 年來，她有幸與來自世界各地的最佳治療師一起學習，這些治療師傳授她關於如何運用能量技術的古老教義。2000 年，海瑟和她的商業夥伴提咪共同創立了 Energy Muse。提咪的行銷與商務背景有助於讓她們成為該產業的活力二人組。Energy Muse 是有意識的生活風格品牌，以首飾和水晶等有形的形式提供賦權、啟發和希望的工具。海瑟和提咪一起協助人們重新與大地的能量連結，與最高的自我保持一致，理解自己真正的使命，並挖掘個人的魅力。可造訪她們的網站 www.energymuse.com。

CRYSTAL MUSE

Copyright © 2017 by Heather Askinosie and Timmi Jandro
Originally published in 2017 by Hay House Inc. USA

儀式與水晶

出　　　版	╱楓樹林出版事業有限公司
地　　　址	╱新北市板橋區信義路163巷3號10樓
郵 政 劃 撥	╱19907596　楓書坊文化出版社
網　　　址	╱www.maplebook.com.tw
電　　　話	╱02-2957-6096
傳　　　真	╱02-2957-6435
作　　　者	╱海瑟・阿斯奇諾西
	提咪・揚德羅
譯　　　者	╱林惠敏
審　　　定	╱Ricky Otis
企 劃 編 輯	╱陳依萱
校　　　對	╱黃薇霓
港 澳 經 銷	╱泛華發行代理有限公司
定　　　價	╱750元
初 版 日 期	╱2023年3月

國家圖書館出版品預行編目資料

儀式與水晶 / 海瑟・阿斯奇諾西, 提咪・揚德羅
作；林惠敏譯. -- 初版. -- 新北市：楓樹林出版
事業有限公司, 2023.03　面；公分
　譯自：Crystal muse：everyday rituals to
　　　　tune in to the real you
　ISBN 978-626-7218-32-7（平裝）

1. 另類療法　2. 水晶

418.995　　　　　　　　　111022490